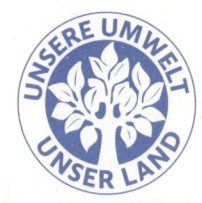

GEDRUCKT AUF RECYCLINGPAPIER
PRODUZIERT IN DEUTSCHLAND

Birgit Frohn & Swen Staack

Demenz: Leben mit dem Vergessen

Diagnose, Betreuung, Pflege – Ein Ratgeber für Angehörige und Betroffene

Haben Sie Fragen an die Autoren?
Anregungen zum Buch?
Erfahrungen, die Sie mit anderen teilen möchten?

Nutzen Sie unser Internetforum:
www.mankau-verlag.de

mankau

INHALT

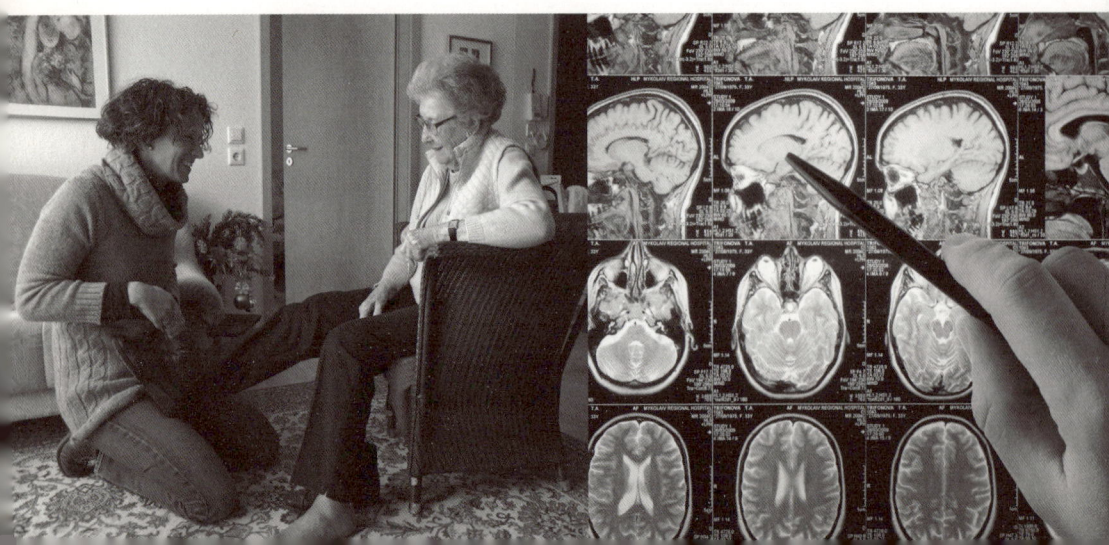

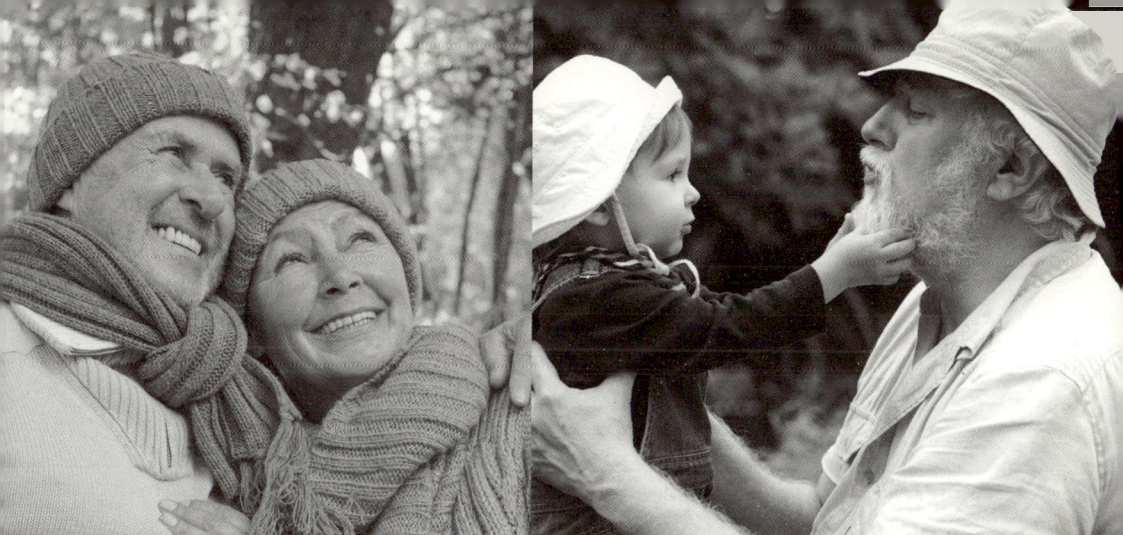

Vorwort

»...die Alzheimer-Erkrankung und andere Demenzen belasten eine wachsende Zahl unserer älteren Mitbürger und deren Familien. Das birgt eine enorme Herausforderung für unsere Gesellschaft, der wir uns zwingend stellen müssen...«

Einige Zeilen aus dem Appell von US-Präsident Barack Obama anlässlich der Veröffentlichung des Demenz-Reports 2012 der Weltgesundheitsorganisation (WHO). Diesseits des Atlantiks ist die Situation nicht anders: Die Zahl jener mit der Diagnose Demenz steigt beständig. Keineswegs nur in den Industrienationen, sondern auch in so genannten Schwellenländern wie beispielsweise Indien. So ist Demenz inzwischen allgegenwärtig. Nahezu jeder hat jemanden im Freundes- oder Bekanntenkreis, der davon betroffen ist – direkt oder indirekt, als Patient oder als pflegender Angehöriger.

Die Zunahme demenzieller Erkrankungen fordert unsere Länder in der Tat in erheblichem Maße und auf vielen Ebenen. Denn der sukzessive Verlust der geistigen Leistungsfähigkeit wirkt sich auf zahlreiche Bereiche des täglichen Lebens aus – anders ausgedrückt, er zieht weite Kreise. Dies wird im privaten und familiären Kreis deutlich spürbar, ebenso wie im sozialökonomischen und ethischen Kontext, um nur einiges aufzuführen.

Die weitreichenden und zweifelsohne schwierigen Aufgaben, mit denen Demenzen unsere Gesellschaften und Gesundheitssysteme insgesamt konfrontieren, eröffnen jedoch auch Möglichkeiten. Weil die Alzheimer-Erkrankung und andere Demenzen immer häufiger werden, sind wir gezwungen und bekommen auch die Chancen, anders und besser damit umzugehen. Das ist umso wichtiger und erfreulicher, da Demenz nach wie vor nicht heilbar ist – ungeachtet der erheblichen Anstrengungen der medizinischen Forschung.

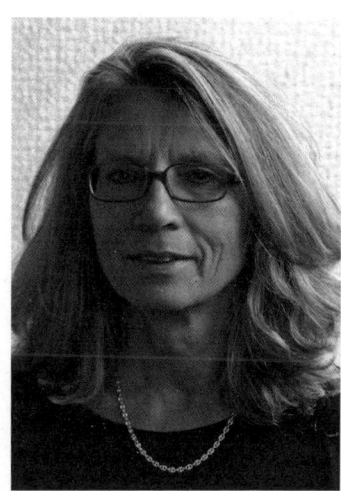

So sind die Fortschritte, die in den letzten Jahren in der Versorgung und Betreuung von Menschen mit Demenz und ihren pflegenden Angehörigen gemacht wurden, auch der Tatsache zu verdanken, dass Demenz zunehmend in das öffentliche Bewusstsein rückt. Die Zahl der Betroffenen nimmt zu und mit ihr das Verständnis sowie Hilfs- und Betreuungsangebote für Menschen mit Demenz. Ob ambulante Pflegedienste, Betreuungsgruppen und häusliche Helferkreise, Einrichtungen zur Kurzzeitpflege, ambulant betreute Wohngemeinschaften oder so genannte »demenzfreundliche Kommunen«: Das Engagement wächst – zwischenmenschlich, ehrenamtlich, gesundheits- und sozialpolitisch sowie gesellschaftlich.

Wenn die Biographie verblasst, ist noch eine ganze Menge zur positiven Gestaltung des Lebens möglich. Das gilt für die Patienten und ebenso für ihre pflegenden Angehörigen. Das Schicksal Demenz ist schwer, aber es lässt sich erleichtern. Möglichkeiten dazu haben wir an der Hand – bereits jetzt und zukünftig noch mehr.

Welche das sind, zeigt dieses Buch. Es ebnet die Wege, mit dem Vergessen (besser) zu leben: informiert, klärt auf, gibt Tipps und macht Mut – umfassend und positiv. Umso mehr freue ich mich, die folgenden Seiten zu empfehlen und nun ihren Lesern zu übergeben.

Alles Gute für Sie und Ihr Leben mit der verbleibenden Erinnerung,

Heike von Lützau-Hohlbein
1. Vorsitzende der Deutschen Alzheimer Gesellschaft e. V.
Selbsthilfe Demenz

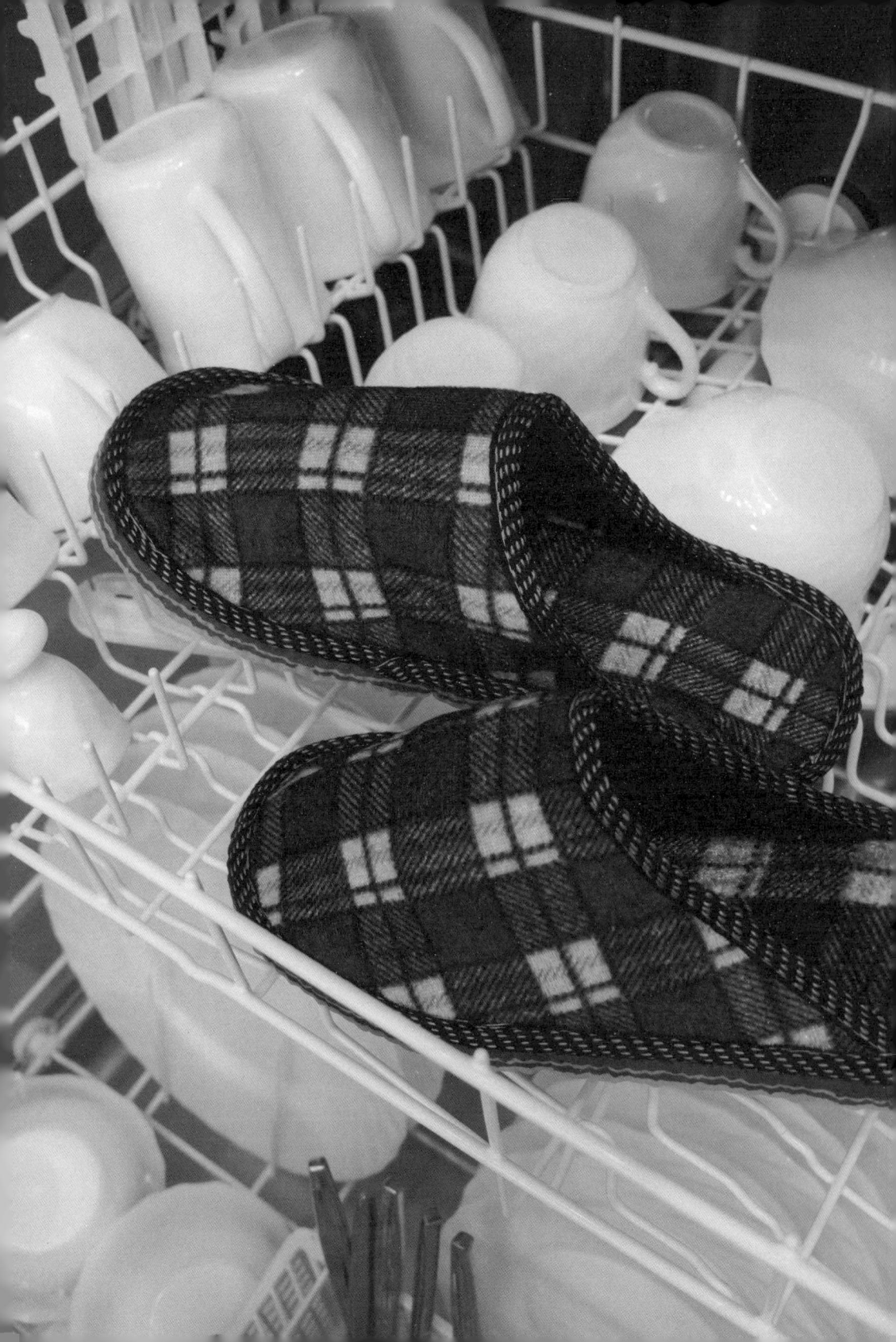

1. Irgendetwas stimmt nicht

»Ich beginne nun die Reise, die mich zum Sonnenuntergang meines Lebens führt.« Mit diesen Worten gab der ehemalige US-Präsident Ronald Reagan der Öffentlichkeit seine Diagnose Alzheimer bekannt. Er erfuhr vergleichsweise früh, dass er an der häufigsten Form der Demenz leidet – damit gehörte er zur Minderheit unter den Betroffenen.

Denn von den geschätzten 36 Millionen Menschen mit Demenz weltweit wissen drei Viertel nichts von ihrer Krankheit: Rund 28 Millionen sind also vollkommen ahnungslos, warnte die Organisation Alzheimer's Disease International (ADI) bereits 2011 in ihrem Welt-Alzheimer-Bericht. Dies befanden die Autoren des Berichtes als »eine tragisch verpasste Möglichkeit, die Lebensqualität von Millionen von Menschen zu verbessern.« Eine – leider – völlig zutreffende Einschätzung. Schließlich ist ein möglichst frühzeitiges Handeln bei Demenz äußerst wirkungs- und damit wertvoll. Inzwischen ist nämlich gesichert, dass Behandlungsmaßnahmen umso effektiver sind, je früher sie einsetzen. Das Fortschreiten des geistigen

Abbaus und die Wesensänderungen können so wirksam verlangsamt werden. Dass eine frühe Diagnose »keinen Sinn mache, da
ohnehin nichts getan werden kann« ist heute wissenschaftlich
widerlegt und daher schlichtweg falsch.

Vor diesem Hintergrund lautet gleich zum Auftakt dieses Buches
der Appell: Nehmen Sie mögliche Hinweise auf eine Demenz bitte
sehr ernst. Zunehmend vergesslich und oft unkonzentriert zu sein,
können, aber müssen nicht, möglicherweise erste Anzeichen der Erkrankung sein. Dieses »möglicherweise« muss in jedem Fall abgeklärt werden.

Noch normal oder schon krank?

Neuerdings so »sonderbar« zu sein und immer häufiger Probleme
mit dem Gedächtnis zu haben, wird nur allzu gerne als »normale
Alterserscheinung« eingeordnet. Doch Altern ist nicht immer
zwangsläufig mit Vergessen und dem sukzessiven Verlust aller
geistigen Fähigkeiten verbunden. Zwischen dem normalen alters-
bedingten Abbauprozess des Gehirns und einer Demenz bestehen
Unterschiede. Diese sind zugegebenermaßen gerade zu Beginn
der Erkrankung nicht so einfach festzustellen. Im frühen Stadium
sind die Symptome noch wenig ausgeprägt und somit eher unauf-

Was bedeutet kognitiv?

In den folgenden Abschnitten lesen Sie immer wieder von »Kognition«
oder »kognitiv«. Beides leitet sich vom lateinischen »cognoscere« ab,
das so viel wie erkennen, erfahren oder kennen lernen bedeutet.
»Kognition« und »kognitiv« sind Begriffe aus der Psychologie und
Neurologie. Damit werden jene Gehirnleistungen bezeichnet, die
mit der Verarbeitung von Informationen und Erkenntnissen in Zusammenhang stehen – also dem Wahrnehmen, Lernen, Erinnern und
Denken. Kognitive Fähigkeiten sind beispielsweise die Aufmerksamkeit, die Erinnerung und die Kreativität, aber auch Orientierung, Planen, Argumentation und Wille.

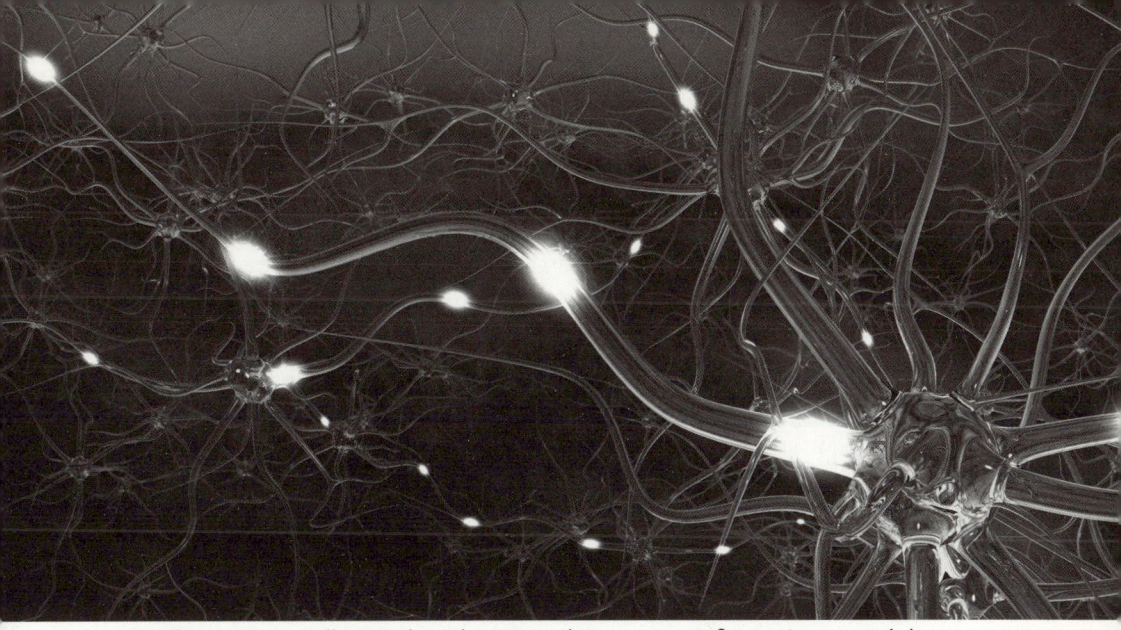

Zahllose Nervenzellen sind an der Weiterleitung von Informationen und der Speicherung von Gedächtnisinhalten beteiligt.

fällig. Erschwerend kommt hinzu, dass viele der Betroffenen ihre Defizite aus Angst und Scham oft herunterspielen und verbergen (S. 14).

Umso wichtiger ist es, Einbußen und Störungen des Gedächtnisses nicht als Bagatelle abzutun, sondern ihnen auf den Grund zu gehen. Zumal auch deshalb, da in Zukunft immer mehr Menschen an Demenz erkranken werden. Wie die Weltgesundheitsorganisation (WHO) in ihrem im April 2012 erschienenen Demenz-Report bekanntgab, wird sich die Zahl der Demenzerkrankungen bis 2030 nahezu verdoppeln. Das bedeutet, dass in 18 Jahren 66 Millionen Menschen rund um den Globus von Alzheimer und anderen Demenz-Erkrankungen betroffen sein werden.

Erste Indizien

»Sehet die Zeichen…« Dieser gute Rat steht auch bei einer möglichen Demenz im Vordergrund. Er richtet sich vor allem an das direkte Umfeld des Betroffenen – an Angehörige, Freunde und Bekannte sowie an Arbeitskollegen. Denn sie werden als Erste mit Seltsamkeiten, unerklärlichen Veränderungen im Verhalten und anderen Ungereimtheiten konfrontiert. Etwaige Anhaltspunkte für eine Demenz wahrzunehmen, leistet einen überaus wertvollen Beitrag bei der Feststellung der Erkrankung. Um die Anzeichen zu bemerken, muss man sie allerdings kennen. Deshalb finden Sie nachfolgend eine Liste typischer Symptome, die Ihnen erste wichtige Hinweise geben können. Nicht immer treten alle Anzeichen auf, zudem sind sie erst dann als Warnsignale zu werten, wenn sie über mehr als sechs Monate wiederholt zu verzeichnen sind.

Die Reihenfolge steht in keinem Zusammenhang zur Häufigkeit oder Bedeutung.

- Lang- und Kurzzeitgedächtnis sind deutlich beeinträchtigt.
- Denkvermögen und Konzentration lassen nach.
- Kurz zurückliegende Ereignisse werden immer öfter vergessen.
- Komplizierte Sachverhalte können nicht mehr vollständig erfasst werden.
- Die Probleme mit dem Gedächtnis haben konkrete Auswirkungen auf den Tagesablauf.
- Es treten Probleme mit der Sprache und Sprachstörungen auf: Komplexe Sachverhalte können nicht mehr nachvollziehbar beschrieben werden, Wörter fallen nicht mehr ein oder werden falsch verwendet.
- Die zeitliche Orientierung ist gestört. Der Betroffene kann zwar die Uhrzeit auf der Uhr ablesen, aber keinen Bezug zur tatsächlichen Tageszeit (morgens, abends) herstellen. Es kommt zu räumlichen Orientierungsproblemen: Das eigene Wohnhaus oder etwa der seit 30 Jahren bekannte Friseur wird nicht mehr gefunden.
- Der Betroffene verlässt das Haus und weiß auf einmal nicht mehr, warum.
- Das Zurechtfinden in einer fremden Umgebung führt zu Verunsicherungen.
- Bei der Durchführung gewohnter Tätigkeiten treten Schwierigkeiten auf.
- Mit Neuerungen in der direkten Umgebung kann nur schlecht umgegangen werden.

- Situationen werden falsch beurteilt: An einem heißen Sommertag wird der dicke Wintermantel angezogen.
- Gegenstände des täglichen Alltags werden an dafür nicht vorgesehenen Orten platziert: beispielsweise die Hausschuhe in der Geschirrspülmaschine oder der Salzstreuer im Zahnputzbecher.
- Der Betroffene erscheint zunehmend in sich gekehrt, oftmals traurig oder depressiv.
- Wiederholt entsteht der Eindruck, der Betroffene lebt mehr in der Vergangenheit als in der Gegenwart.
- Irrtümer oder Fehler werden hartnäckig abgestritten.
- Soziale Kontakte werden immer mehr vermieden.
- Der Spaß an Hobbys und anderen Dingen, die früher geschätzt wurden, geht verloren.
- Der Betroffene agiert übertrieben ängstlich und misstraut seiner Umwelt.
- Ohne ersichtlichen Grund reagiert der Betroffene gereizt und ist launenhaft. Mitunter beschimpft er seine Umgebung auch.

Nicht kneifen vor der unangenehmen Wahrheit

Es gehört sicherlich viel Mut dazu, sich der Frage zu stellen, ob man tatsächlich an einer Demenz leidet. Denn was dann? Die möglichen Konsequenzen wirken sich schließlich auf das gesamte Leben aus. Deshalb wird der Besuch beim Arzt gerne auf die lange Bank geschoben.

»Das wird schon wieder«, »momentan ist einfach alles etwas zu viel« – solche und andere Ausreden sind beliebt. Mitunter lehnen die Betroffenen eine Untersuchung ihrer Gedächtnisleistungen auch komplett und vehement ab.

Egal, welche scheinbar rationalen Gründe gegen einen Arztbesuch ins Feld geführt werden, sie haben alle eines gemeinsam: Sie verschwenden wertvolle Zeit.

Will ich die Wahrheit überhaupt wissen?

Eine berechtigte Frage, die jedoch ohne Umschweife mit einem »Ja« beziehungsweise »Ja, sollten Sie« zu beantworten ist. Denn wenn gesichert ist, dass die Probleme mit dem Gedächtnis wirklich krankhaft sind, kann entsprechend gehandelt werden: Hilfsangebote können in Anspruch genommen und die Chancen der Medikamente bereits im Anfangsstadium genutzt werden. Sollte es sich um eine heilbare Demenz handeln, kann diese rechtzeitig und umso erfolgreicher behandelt werden. Bei nicht heilbaren Formen kann der Verlauf verzögert und können noch vorhandene Fähigkeiten länger erhalten werden.

Egal, ob heilbar oder nicht – eine frühzeitige Diagnose trägt entscheidend zur besseren Lebensqualität der Betroffenen und ihrer

»Ich? Nein, ich doch nicht!«

»Noch bis vor gar nicht allzu langer Zeit klappte das alles besser. Aber seit Kurzem ist das mit dem Vergessen echt lästig geworden. Und vorhin war die Brille auch schon wieder nicht an ihrem gewohnten Platz...«

Vielleicht werden sie gerade immer häufiger – jene Situationen, in denen man merkt, dass mit einem etwas nicht stimmt und bestimmte Fähigkeiten ganz offensichtlich abhandengekommen sind. Dabei handelt es sich in der Regel nicht um vage Vermutungen der Betroffenen, sondern um zutreffende Beobachtungen: Die meisten Menschen, die an Demenz erkranken, registrieren ihre zunehmenden Defizite zu Beginn recht genau. Diese sind ihnen natürlich, nur allzu verständlich, überaus unangenehm und peinlich. Viele Betroffene schämen sich regelrecht dafür. Deshalb wird versucht, die Einschränkungen durch das Nachlassen des Gedächtnisses möglichst gut zu verbergen, denn niemand wird gerne vor anderen bloßgestellt.

Die verwendeten Methoden sind mitunter sehr trickreich und erfolgreich. Etwa die Bitte »Könnten Sie das mal kurz für mich erledigen? Danke, muss ganz schnell weg.«. Oder »Entschuldigen Sie, ich habe gerade meine Brille nicht bei mir. Könnten Sie...?«. Auch im pri-

nächsten Umgebung bei. Außerdem besteht so die Möglichkeit, wichtige Entscheidungen wie Vorsorgemaßnahmen in einem frühen Stadium noch selbst zu treffen und früher zu planen. Das umfasst beispielsweise Vorausverfügungen zu finanziellen Angelegenheiten, zukünftiger Pflege, Betreuung und Versorgung sowie zu gewünschten oder nicht gewünschten ärztlichen Maßnahmen.

Früh erkannt hat viele Vorteile

Die frühzeitige Diagnose einer Demenz birgt viele Pluspunkte und Chancen:

▸ Das Eintreten der Pflegebedürftigkeit kann verzögert werden.
▸ Der frühzeitige Einsatz von Medikamenten kann einen Stillstand der Symptome für durchschnittlich ein Jahr bewirken.

vaten Umfeld werden die Probleme geschickt kaschiert. Außerdem gibt es ja noch die kleinen Merkhilfen im Alltag: hier ein Zettelchen, da eine Notiz. Kein Mensch kann schließlich alles im Kopf haben.

Das verlangt ja auch keiner, und so lässt sich das Versteckspiel eine ganze Zeit lang weiterspielen: »Bist du in letzter Zeit etwas vergesslich?« »Ich? Nein, ich doch nicht!«

Früher oder später, das kann individuell sehr unterschiedlich sein, wird es für die Betroffenen immer schwieriger, dieses »Doppelleben« aufrechtzuerhalten. Das ständige Verbergen und Überspielen von Problemen mit dem Gedächtnis und täglichen Erledigungen kostet immer mehr Kraft und Energie. Der schöne Schutzschild »alles in Ordnung« bekommt Risse und die Fassade bröckelt langsam ab. Das Gefühl der Überforderung wird zu einem ständigen Begleiter. Mit den ersten Misserfolgen beim Verbergen wächst der Stress – und mit ihm sinkt die Stimmung. Die Betroffenen müssen erkennen, dass sie sich und ihrer Umwelt ihre Defizite eingestehen müssen. Das macht sie traurig, niedergeschlagen und verständlicherweise auch wütend. Nicht von ungefähr reagieren viele Menschen mit Demenz aggressiv und ablehnend, wenn Schwierigkeiten angesprochen und nachgefragt werden.

▸ In der Vergangenheit auffällige Verhaltensweisen finden eine Klärung.

▸ Missverständnisse und Schuldzuweisungen können vermieden werden, die Betroffenen und ihr Umfeld werden entlastet.

▸ Wichtige Entscheidungen lassen sich früher treffen.

▸ Die weitere Lebensplanung lässt sich gemeinsam vornehmen.

Expertenrat ist angesagt

Erste Anlaufstelle – egal bei welchen Beschwerden – ist für viele der Hausarzt. Das ist auch meist bei Problemen mit dem Gedächtnis der Fall. Grundsätzlich ist das nicht verkehrt, allerdings nicht eine so gute Idee.

Denn leider sind noch keineswegs alle niedergelassenen Allgemeinärzte mit den oft unklaren, wenig greifbaren Anzeichen einer frühen Demenz vertraut. Deshalb wird vielleicht in manchen Fällen die Brisanz der vorgetragenen Beeinträchtigungen des geistigen Leistungsvermögens nicht wahrgenommen oder aber heruntergespielt.

So kann es leider vorkommen, dass ein Hausarzt seinen Patienten nicht zur notwendigen weiteren Abklärung an einen Nervenfacharzt – einen Neurologen – verweist, sondern einfach wieder nach Hause schickt. Der Betroffene wird vielleicht noch ausgestattet mit der vermeintlichen Beruhigung »das ist das Alter«, »das ist ganz normal« und »Sie sind nur ein bisschen tüttelig«.

Dies hat zwei negative Konsequenzen: Zum einen bleibt vielleicht eine schwere Erkrankung unerkannt, zum anderen war die möglicherweise große Überwindung, zum Arzt zu gehen, ganz umsonst.

Lassen Sie sich nicht abspeisen

Angesichts solcher Szenarien sollte stets der Facharzt, also der Neurologe, zu Rate gezogen werden. Er kann als Experte die Symptome wesentlich besser beurteilen und die nötigen Schritte einleiten.

Falls sich der konsultierte Hausarzt weigert, eine Überweisung an den Fachkollegen zu tätigen, sollten Sie unbedingt auf eigene Faust einen Experten aufsuchen. Hilfestellungen dabei erhalten Sie bei den ab Seite 211 genannten Anlaufstellen. Auch so genannte Gedächtnissprechstunden und Memory Kliniken helfen bei der Diagnose weiter.

Aufmerken sollten Sie auch, wenn der Arzt eine »senile Demenz« oder ein »hirnorganisches Psychosyndrom«, kurz HOPS, feststellt. Diese angeblichen Diagnosen sind keine, sondern ein Zeichen dafür, dass der, der sie gestellt hat, zum einen nicht auf dem Stand der Dinge ist. Zum anderen zeigen sie, dass dem Hintergrund der Probleme mit dem Gedächtnis keine Bedeutung beigemessen wird.

Die Suche beginnt

Ist die Entscheidung gefallen, den Schwierigkeiten mit dem Gedächtnis, der Orientierung und inzwischen möglicherweise auch der Sprache auf den Grund zu gehen, gibt es verschiedene Möglichkeiten. Die Diagnosemethoden bei Demenz haben sich inzwischen besonders bei der Alzheimer-Krankheit um einiges verbessert und sollten deshalb viel mehr genutzt werden.

Basis der Diagnostik ist die genaue Beurteilung der vorliegenden Symptome und der Ausschluss anderer Erkrankungen. Bei den Krankheitsanzeichen sind neben Gedächtnisstörungen und Beeinträchtigungen des Denkvermögens auch Änderungen des Verhaltens von Bedeutung.

Typisch sind beispielsweise Stimmungsschwankungen, Rückzugstendenzen sowie fehlende Rücksichtnahme auf andere, vor allem auf die Angehörigen. Gerade hier ist es wichtig, auch die nahen Bezugspersonen zu befragen.

Durch die Untersuchung auf mögliche andere Ursachen können psychische (z. B. Depression) oder körperliche Erkrankungen (z. B. Hirntumor) ausgeschlossen werden. Diese Störungen können zu einer so genannten sekundären Demenz (S. 46) führen.

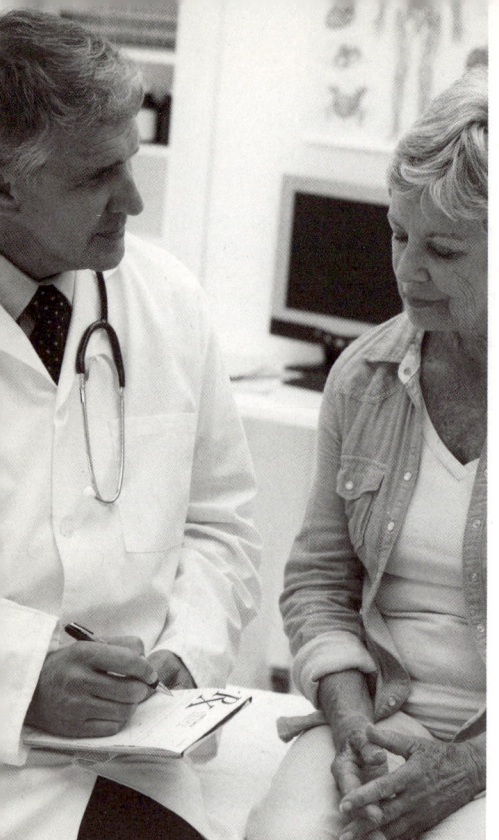

Beim Arzt werden Informationen zusammengetragen, die Hinweise auf eine Demenz sein können.

Die Diagnose im Einzelnen

Das medizinisch-diagnostische Verfahren besteht aus folgenden Untersuchungen und Tests.

Anamnese

Der Betroffene und seine Angehörigen werden eingehend befragt und bereits vorliegende medizinische Unterlagen werden zu Rate gezogen. So entsteht eine umfassende Krankheitsgeschichte.

Psychosoziale Untersuchung

Hierbei werden eine Sozialanamnese und eine Kompetenzdiagnostik erstellt. Die Sozialanamnese beleuchtet die Lebensverhältnisse, die Lebensweise sowie die sozialen Netzwerke eines Menschen und beschreibt so seine psychosoziale Situation (u. a. Beruf, Familie, finanzielle Situation, Religion). Die Kompetenzdiagnostik untersucht die Fähigkeiten eines Menschen in verschiedenen Lebensbereichen: Die soziale Kompetenz ermöglicht es, neue Menschen kennen zu lernen, die lebenspraktische Kompetenz bezieht sich auf alltägliche Verrichtungen, durch die informative Kompetenz kann z. B. zu politischen Ereignissen Stellung bezogen werden.

Internistische und psychiatrisch-neurologische Untersuchungen

Sie sollen darüber Aufschluss geben, ob der Patient eine andere Grunderkrankung oder eine Infektion hat. Hierzu werden einige Laboruntersuchungen durchgeführt sowie Herz und Kreislauf, Lungen, Schilddrüse und Urin untersucht.

Hirnmorphologische Diagnose

Dabei wird durch unterschiedliche Bildgebungsverfahren (S. 20ff.) geprüft, ob sich im Körper Tumore oder Ergüsse gebildet haben, die für die Symptome verantwortlich sein könnten.

Hirnfunktionelle Diagnose

Das EEG (= Elektroenzephalogramm, S. 20) gibt Aufschluss über die Hirnströme sowie über die Stoffwechselvorgänge und die Durchblutung des Gehirns.

Psychometrische Tests

Mit Hilfe von wissenschaftlich erprobten und standardisierten Fragebögen wird die Hirnleistung beurteilt. Diese Tests dienen sowohl der Diagnoseabsicherung als auch der Verlaufskontrolle. Der nach wie vor am meisten verwendete psychometrische Test ist der Mini-Mental-Status-Test, kurz MMST, den Sie ab Seite 24 finden.

In weit über 90 Prozent der Fälle ist die Diagnose zutreffend. Zur Erhöhung der Treffsicherheit können zusätzliche spezielle Untersuchungen durchgeführt werden, z. B. die Darstellung der regionalen Hirndurchblutung oder des regionalen Hirnstoffwechsels in der SPECT (S. 22). Mit absoluter Sicherheit lässt sich die Diagnose einer Demenz erst nach dem Tod des Betreffenden stellen. Denn dazu muss das Gehirn des Betreffenden obduziert werden.

Differenzialdiagnostik ist sehr wichtig

Es ist unerlässlich, mögliche andere Ursachen für die Gedächtnisprobleme auszuschließen. Dies geschieht im Rahmen der so genannten Differenzialdiagnostik. Dabei erfolgt unter anderem eine Abgrenzung zu anderen Krankheitsbildern wie Delir oder Depression sowie zur normalen Altersvergesslichkeit. Können andere Ursachen so ausgeschlossen werden, handelt es sich um eine Demenz. In diesem Fall muss noch abgeklärt werden, ob eine primäre oder sekundäre Demenz (S. 33) vorliegt, um einen adäquaten Behandlungsplan ausarbeiten zu können.

Hilfe bei der Spurensuche

Die moderne Technik hat Einzug in die Diagnostik von Demenzen gehalten. Der medizinische Fortschritt macht sich auch hier verdient. Folgende Verfahren kommen bei den Untersuchungen zum Einsatz.

Elektroenzephalogramm (EEG)

Mit Hilfe dieses Verfahrens werden die elektrischen Ströme im Gehirn gemessen. Sie sind Zeichen der Aktivität und Funktionstüchtigkeit der Nervenzellen im Gehirn. Damit erfasst ein EEG auch krankhafte Veränderungen der Nervenzellaktivität und liefert so wichtige Indizien über eine mögliche Demenz.

Beim EEG leitet man die Spannungsschwankungen an der Hirnrinde – die ganz natürlich sind – über ein Messgerät ab. Dem Patienten werden hierfür kleine Metallplättchen, die Elektroden, auf die Kopfhaut gesetzt. Zwischen jeweils zwei dieser meist 16 Elektroden werden dann die Unterschiede der elektrischen Spannung gemessen. Diese Daten verstärkt man anschließend mit einem speziellen Gerät und kann sie so als Hirnstromwellen aufzeichnen. Anschließend werden ihre Frequenz, ihre Wellenhöhe sowie ihre Steilheit und Lokalisation auf der Gehirnoberfläche beurteilt.

Ein EEG dauert in der Regel zwanzig bis dreißig Minuten und ist absolut schmerzfrei.

Computertomographie (CT)

Eine Computertomographie ist genau genommen eine Röntgenuntersuchung, die durch einen Computer unterstützt wird. Sie liefert detailgenaue Querschnittaufnahmen vom Körper. Dazu werden die Millionen von Einzeldaten der vielen Röntgenbilder von dem Computer in wenigen Sekunden zu einem dreidimensionalen Bild verknüpft. Dies ermöglicht dann den gewünschten Einblick in die zu untersuchenden Strukturen. Das Aufnehmen der Bilder dauert zwischen fünf und dreißig Minuten – je nach Größe und Lage des untersuchten Bereiches. Der Patient wird dazu auf einer Liege in den Computertomographen geschoben. Anschließend fährt das Röntgengerät automatisch Schicht für Schicht den zu untersuchenden Bereich ab, bis dieser komplett geröntgt ist.

Das Prinzip der CT nutzt den Umstand, dass alle Gewebe eine unterschiedliche Dichte haben: Wird der Körper schichtweise mit Röntgenstrahlen abgetastet, durchdringen die Strahlen die verschiedenen Gewebe je nach ihrer Dichte einfacher oder schlechter. So können Knochen, die eine hohe Dichte besitzen, nur schwer durchdrungen werden und erscheinen deshalb im Bild heller. Andere Gewebe mit geringerer Dichte können besser durchdrungen werden und nehmen einen größeren Anteil der Röntgenstrahlen auf. Deshalb erscheinen sie im Bild dunkler. Die verschiedenen Grautöne zeigen die anatomischen Gegebenheiten an und ermöglichen so wertvolle diagnostische Schlüsse. Im Fall einer Demenz zeigen sich Minderungen beziehungsweise Schrumpfungen des Hirnvolumens am Schläfenlappen. Dieser Bereich, medizinisch Hippocampus genannt, spielt beispielsweise eine entscheidende Rolle bei der Bildung von Erinnerungen.

Magnetresonanztomographie (MRT)

Dieses bildgebende Verfahren, auch Kernspintomographie genannt, funktioniert ebenfalls computergestützt. Mittels magnetischer Felder und Radiowellen werden dabei detaillierte Querschnittaufnahmen des Körpers gemacht. Die MRT nutzt die Tatsache, dass Wasser im Körper in verschiedenen Konzentrationen gespeichert ist: Je lockerer ein Gewebe, desto mehr Wasser enthält es. Die MRT arbeitet mit einem starken Magnetfeld und Radiowellen, die die positiv geladenen Kerne der Wasserstoffatome, die so genannten Protonen, beeinflussen.

Für eine MRT wird der Patient auf einer Liege in einen großen röhrenförmigen Magneten gefahren. Die Untersuchung ist für den Patienten schmerzfrei, allerdings entstehen währenddessen sehr laute Klopfgeräusche. Deshalb erhalten die Patienten einen Gehörschutz oder Kopfhörer mit Musik. Der Patient muss während der

Messungen sehr ruhig liegen, um eine optimale Bildqualität zu gewährleisten. Wie lange die MRT dauert, ist von der zu untersuchenden Körperregion abhängig und variiert zwischen wenigen Minuten bis maximal einer Stunde.

Da sich mit Hilfe der MRT Gewebekontraste sehr gut darstellen lassen, wird das Verfahren speziell für Untersuchungen von Weichteilen, Gehirngewebe, Rückenmark und Bandscheiben angewandt. Bei der Diagnostik einer Demenz dient die Magnet-Resonanz-Tomographie zum Ausschluss von Hirntumoren.

Single-Photon-Emissionscomputertomographie (SPECT)

Mit dieser Methode lässt sich der Stoffwechsel verschiedener Organe darstellen. Vor der Untersuchung werden radioaktive Substanzen, so genannte Tracer, gespritzt. Sie verteilen sich im Körper und reichern sich im zu untersuchenden Organ an – je aktiver der Stoffwechsel ist, desto höher ist die Tracerkonzentration. Mit einer Spezialkamera wird dann die Gamma-Strahlung, die vom Gewebe ausgeht, gemessen. Diese Daten setzt der Computer zu einem dreidimensionalen Bild zusammen. Die unterschiedlich stoffwechselaktiven Teile eines Gewebes sind meist farblich gekennzeichnet: Intensive Farben signalisieren eine hohe Stoffwechselaktivität und weniger intensiv gefärbte Bereiche eine schwache bis fehlende Gewebefunktion.

Am häufigsten wird die SPECT zur Untersuchung des Herzens durchgeführt. Mit ihrer Hilfe lassen sich Gefäßverengungen, so genannte Stenosen, ausfindig machen. Die zweite Domäne dieses Verfahrens sind Analysen des Gehirns. Sie liefern Hinweise auf degenerative Erkrankungen wie eben Demenzen oder auch die Parkinson-Krankheit. Von besonderem Interesse bei der Untersuchung auf eine Demenz ist die Aktivität des Stoffwechsels im Schläfenlappen sowie im Scheitellappen.

Die SPECT gehört auf Grund der Verwendung radioaktiv wirksamer Stoffe zu den nuklearmedizinischen Untersuchungsmethoden. Sie kann ambulant durchgeführt werden und ist schmerzfrei. Die

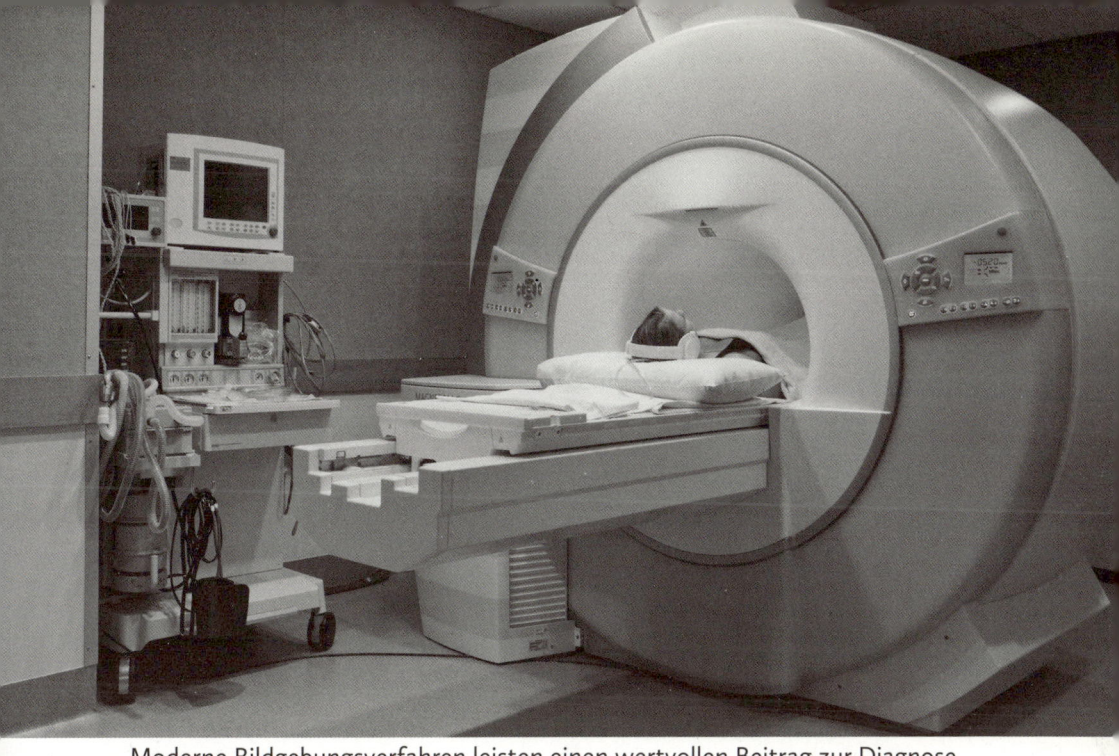

Moderne Bildgebungsverfahren leisten einen wertvollen Beitrag zur Diagnose von Demenz.

Untersuchung dauert je nach Körperregion einige Minuten bis über eine Stunde. Währenddessen wird der Patient von einem medizinisch-technischen Assistent (MTA) und einem Arzt betreut.

Positronen-Emissions-Tomographie (PET)

Die Positronen-Emissions-Tomographie gehört ebenso zu den nuklearmedizinischen Verfahren. Wie bei der SPECT werden mit Hilfe winziger radioaktiv markierter Teilchen und einer speziellen Kamera Stoffwechselvorgänge im Körper sichtbar gemacht.

Die PET wird zur Früherkennung und Beurteilung bei Krebserkrankungen, Herzinfarkten sowie bei Demenz eingesetzt: Aus dem Verbrauch an Sauerstoff und Zucker lassen sich Rückschlüsse auf den Zustand der Nervenzellen im Gehirn ziehen. So können mögliche Veränderungen bereits in einem frühen Stadium der Demenz erkannt werden. Die PET ist allerdings sehr teuer und aufwändig und auch nicht in allen Fällen anzuwenden. Auch diese Untersuchung ist ambulant durchführbar und schmerzfrei.

Wie steht es mit der Hirnleistung?

Wie es um die geistige Leistungsfähigkeit bestellt ist, lässt sich anhand spezieller Tests prüfen. Diese Verfahren heißen psychometrische Tests. Mit ihnen allein lässt sich aber noch keine Diagnose stellen, sie sind nur ein Teil der Untersuchung.

Wichtig zu wissen ist zudem, dass die Bewertungen dieser Tests nach Standardkriterien erfolgen – gesucht wird also nach Auffälligkeiten und Abweichungen von Erfahrungswerten oder der »Norm«.

Mini-Mental Status-Test

Der Mini-Mental Status-Test (MMST) ist der derzeit gängigste Test zur Prüfung der Hirnleistung. Er erlaubt anhand eines einfachen Fragebogens eine Abschätzung der kognitiven Fähigkeiten eines älteren Menschen.

Geprüft werden dabei unter anderem Gedächtnis, Orientierung, Aufmerksamkeit und Rechnen sowie die Sprache. Die Testpersonen werden beispielsweise nach Datum und Ort sowie nach den Bezeichnungen gezeigter Gegenstände befragt. Den MMST finden Sie nebenstehend zum Ausfüllen.

Auswertung

Der MMST umfasst einen Wertebereich von 0 bis 30. 0 entspricht einer sehr schweren kognitiven Störung – das heißt keine Frage beziehungsweise Aufgabe wurde richtig gelöst. 30 ist der maximal erreichbare Wert bei einer komplett fehlerfreien Beantwortung.

Die Grenze zwischen einem normalen Befund und einem Defizit der Hirnleistung wird von Fachleuten bei Werten von 24 bis 26 angesetzt. Bei Werten darunter sollte eine Differentialdiagnose vorgenommen werden. Bei Werten von 18 bis 20 liegt der Übergang von einer leichten zu einer mittelschweren Demenz, bei etwa 10 der Übergang von einer mittelschweren zu einer schweren Demenz.

Mini-Mental Status Test (MMST)

Name _____ Datum _____ Score ____

A. Orientierung   Score

Zeit   1. Jahr   ①
(z.B. Welchen   2. Jahreszeit   ①
Tag haben wir?)   3. Datum   ①
                              4. Wochentag   ①
                              5. Monat   ①
Ort   6. Land/Staat   ①
(z.B. Wo sind wir?)   7. Bundesland   ①
                              8. Stadt/Ortschaft   ①
                              9. Praxis/Klinik/   ①
                                 Altersheim
                             10. Stockwerk   ①

                              Summe (max. 10) |_|_|

B. Merkfähigkeit   Score

Der Untersucher nennt   1. >Auto<   ①
folgende drei Gegenstän-   2. >Blume<   ①
de und fordert den Pati-   3. >Kerze<   ①
enten auf, die Begriffe zu
wiederholen (1 Punkt für
jede richtige Antwort).
Der Untersucher wieder-
holt die Wörter so lange,
bis der Patient alle drei
gelernt hat (höchstens 6
Wiederholungen).   Summe (max. 3) |_|_|

C. Aufmerksamkeit und Rechenfähigkeit   Score

Von 100 sind jeweils 7   1. >93<   ①
abzuziehen. Falls ein Re-   2. >86<   ①
chenfehler gemacht wird   3. >79<   ①
und die darauffolgenden   4. >72<   ①
Ergebnisse »verschoben«   5. >65<   ①
sind, so wird nur ein
Fehler gegeben.
ODER:
Falls der Patient die Auf-   1. O   ①
gabe nicht durchführen   2. I   ①
kann oder will, »RADIO«   3. D   ①
rückwärts buchstabieren   4. A   ①
lassen: O-I-D-A-R.   5. R   ①

                              Summe (max. 5) |_|_|

D. Erinnerungsfähigkeit   Score

Der Untersucher fragt   1. >Auto<   ①
nach den zuvor genann-   2. >Blume<   ①
ten Wörtern.   3. >Kerze<   ①

                              Summe (max. 3) |_|_|

E. Sprache   Score

Der Untersucher zeigt   1. Armbanduhr   ①
zwei Gegenstände und   2. Bleistift   ①
fordert den Patienten auf,
sie zu benennen.

Der Untersucher fordert   3. »Sie leiht ihm   ①
den Patienten auf, nach-   kein Geld mehr«
zusprechen.

Der Untersucher lässt   4. »Nehmen Sie   ①
den Patienten folgendes   dieses Blatt in
Kommando befolgen: die rechte Hand«
                              5. »Falten Sie es   ①
                                 in der Mitte«
                              6. »Legen Sie es   ①
                                 auf den Boden«

Der Untersucher bittet   7. die Anweisung   ①
den Patienten,   auf der Rück-
                                 seite zu befolgen.

Der Untersucher dreht   8. einen vollstän-   ①
das Blatt um und fordert   digen Satz zu
den Patienten auf,   schreiben
                                 (Rückseite).

Der Untersucher lässt   9. Nachzeichen   ①
den Patienten die auf der   (Rückseite)
Rückseite vorgegebene
Figur malen (1 Punkt,
wenn alle Seiten und
Winkel stimmen und
die sich überschneiden-
den Linien ein Viereck
bilden).   Summe (max. 9) |_|_|

Gesamtsumme bitte oben eintragen!

Bitte schließen Sie die Augen!

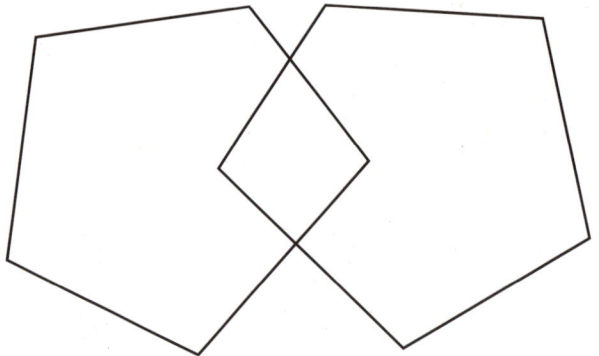

_____

_____

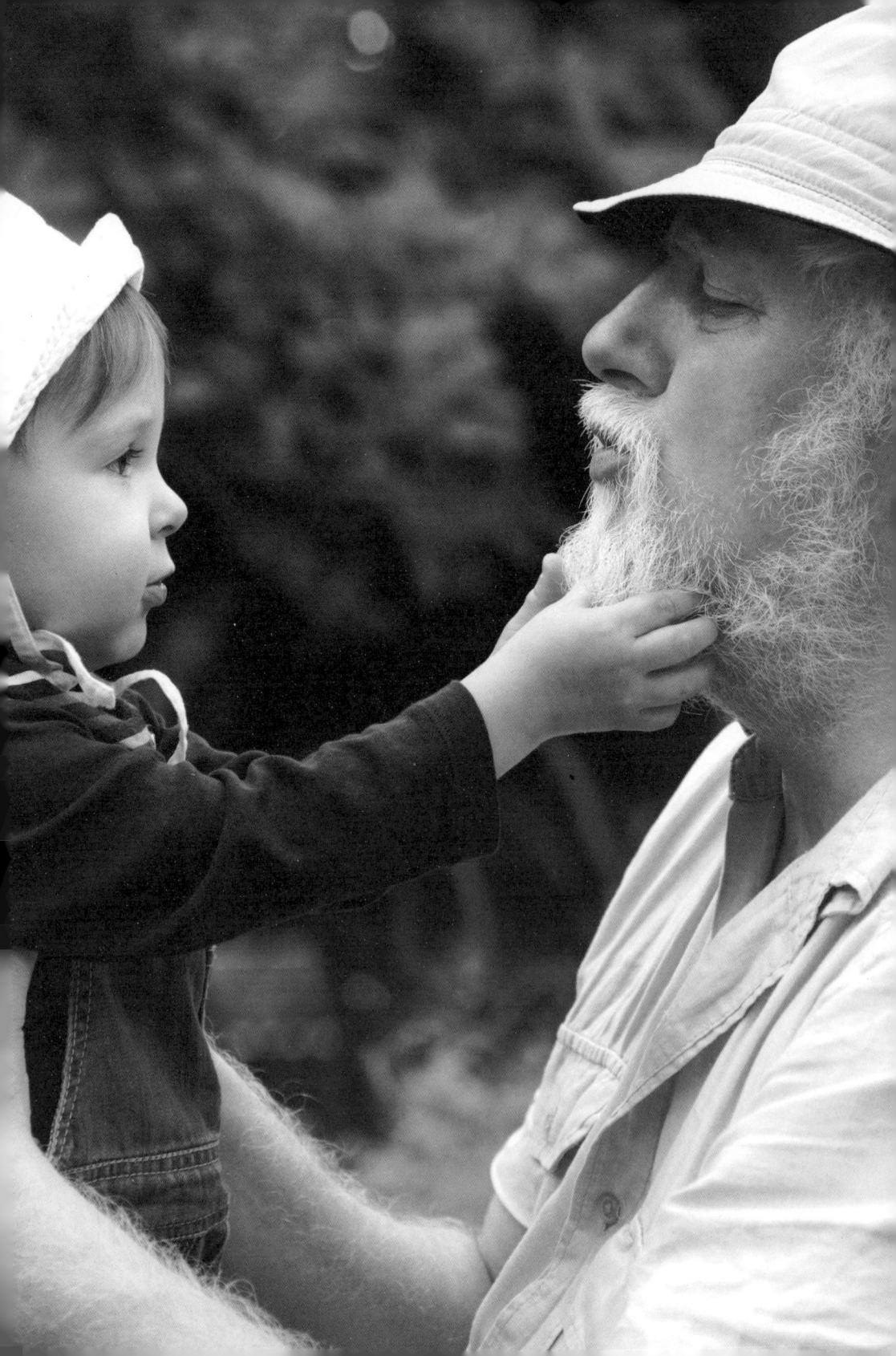

2. Wenn die Biographie verblasst

Zu Beginn sind es nur Kleinigkeiten, die nicht mehr aus dem Kurzzeitgedächtnis abrufbar sind. Mit der Zeit verschwinden allerdings immer mehr der über lange Zeit hinweg gespeicherten Informationen: Selbst die eigene Lebensgeschichte, die Biographie, verblasst zusehends.

So könnte man sehr grob zusammenfassen, was bei einer Demenz geschieht. Die Dimensionen dieser Erkrankung sind jedoch viel weitreichender, wie die weiteren Kapitel dieses Buches zeigen.

Verlust des Ichs

»Demenz bedeutet am Ende den Verlust nahezu aller geistig-seelischen Kräfte...«, so Dr. Jens Bruder, Neurologe und Gerontologe in Norderstedt bei Hamburg, »und beraubt die Patienten ihrer einzigartigen Lebensgeschichte«.

Damit beschreibt er überaus treffend, was Menschen bei einer Demenz erleiden müssen: Mit dem sukzessiven Verlust des Gedächtnisses und damit der gesamten Erinnerungen verlieren sie alles, was ihre Person, ihr Ich, einmal ausgemacht hat. In der persönlichen Bibliothek, die wir alle unser Leben lang aufbauen, klaffen immer mehr Lücken. Ein Buch nach dem anderen fällt aus den Regalen…

»Weg vom Geist«

Der Begriff »Demenz« stammt aus dem Lateinischen und bedeutet sinngemäß »weg vom Geist« oder »weg vom Verstand«. Nomen est omen: Sie können bereits erahnen, dass es sich bei Demenz insbesondere um den Verlust von geistiger Leistungsfähigkeit handelt. Grundsätzlich werden Demenz-Erkrankungen als eine Hirnleistungsschwäche oder eine Hirnleistungsstörung definiert. Die Störungen beziehen sich in der Regel auf die geistig-intellektuellen und gedächtnisbezogenen Fähigkeiten. Zu den Letztgenannten gehören beispielsweise Sprache, Denkvermögen, Planen, abstraktes Denken und das bewusste Gefühlsleben.

Hinter dem Begriff Demenz verbirgt sich eine ganze Reihe von verschiedenen Krankheiten – die häufigsten unter ihnen lernen Sie ab Seite 33 kennen. Diese Erkrankungen berauben die Betroffenen nach und nach ihrer kompletten intellektuellen Fähigkeiten und verlaufen überwiegend chronisch-irreversibel, das heißt, sie sind nicht umkehrbar.

Das Syndrom Demenz wurde inzwischen auch von der Weltgesundheitsorganisation (WHO) in die internationale statistische Klassifikation der Krankheiten, die so genannte ICD 10, aufgenommen. Hier findet sie sich in den Bereichen der psychischen Störungen und Verhaltensstörungen F00 bis F03.

Immer mehr Betroffene

Derzeit leben in Deutschland rund 1,7 Millionen Menschen mit Demenz. 60 Prozent davon sind Frauen. Auf Grund des demogra-

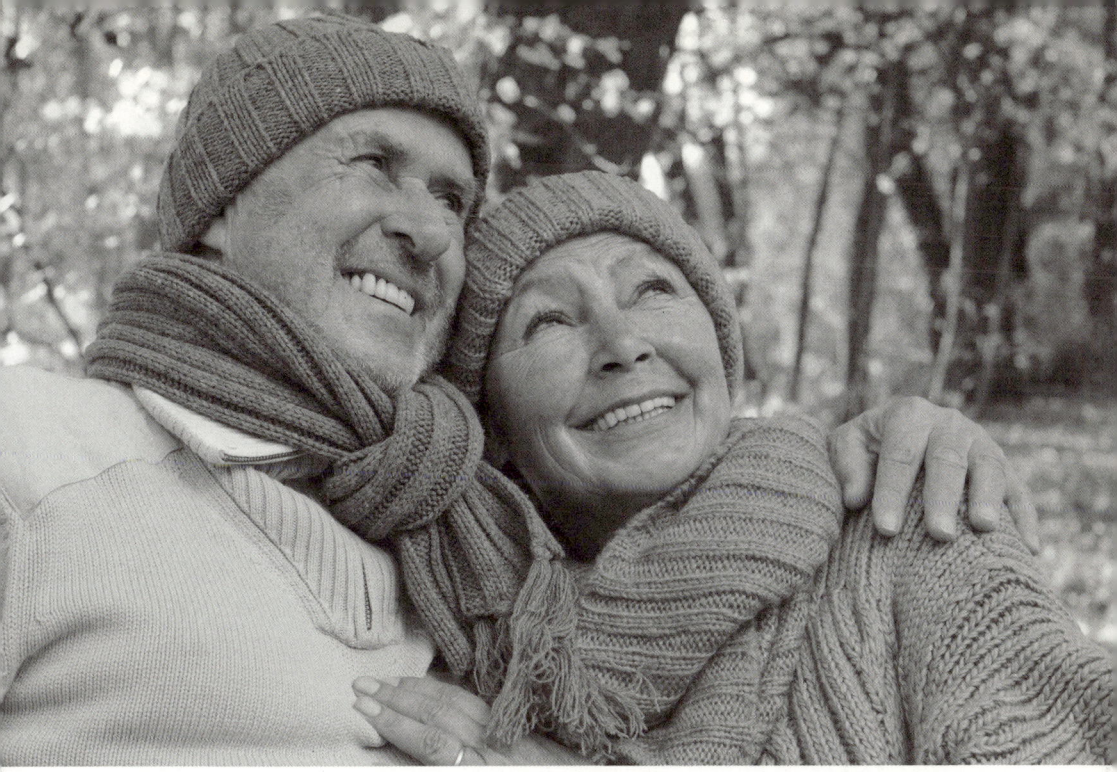

Die Diagnose Demenz wird in den kommenden Jahren immer mehr Menschen betreffen.

phischen Wandels ist damit zu rechnen, dass die Zahl der Erkrankten bis zum Jahr 2020 schätzungsweise auf bis zu zwei Millionen steigen wird. Bereits heute sind die Pflegeeinrichtungen unseres Landes überwiegend mit Menschen mit Demenz besetzt: Mittlerweile leiden bis zu 60 Prozent der Bewohner unter einer Demenz.

Die Wahrscheinlichkeit, an einer Demenz zu erkranken, steigt mit fortschreitendem Alter. Unser Alter ist also der größte Risikofaktor – allerdings auch ein vorhersehbarer. Die Tabelle zeigt die Zunahme des Risikos im Lauf der Lebensjahre.

Lebensalter	Prävalenz
75–79 Jahre	7 %
80–84 Jahre	20 %
85–89 Jahre	25 %
90–95 Jahre	40 %
über 95 Jahre	45 %

MCI – ein Vorstadium der Demenz?

Häufig ist das Krankheitsbild einer Demenz, besonders der Alzheimer-Demenz, durch ein Vorstadium geprägt, das sich in der Regel nur eingeschränkt durch medizinische Testverfahren abbilden lässt. Hierfür wurde der Begriff der leichten kognitiven Beeinträchtigung (= Mild Cognitive Impairment, MCI) eingeführt. Dabei handelt es sich um ein eigenständiges Krankheitsbild. Die Symptome des MCI sind uneinheitlich und es können weder in Bezug auf den Krankheitsverlauf noch auf die Ursache verbindliche Prognosen getroffen werden. Unterschiedlichste Faktoren wie andere Erkrankungen, Bildung, Beruf und genetische Faktoren können den Krankheitsverlauf beeinflussen. Bei vielen Betroffenen treten die Symptome des MCI mehrere Jahre lang auf und können sich zu einer Demenz weiterentwickeln. Kennzeichnend für alle Formen der leichten kognitiven Störung ist das Vorliegen kognitiver Einschränkungen, die über altersbedingte Leistungsverluste eindeutig hinausgehen, aber nicht den Grad einer Demenz erreichen. In der Altersbevölkerung sind schätzungsweise zehn bis 25 Prozent von einer leichten kognitiven Störung betroffen. Zehn bis 15 Prozent von ihnen entwickeln im Lauf eines Jahres eine diagnostizierbare Demenz.

Nicht jeder Hund ist ein Dackel...

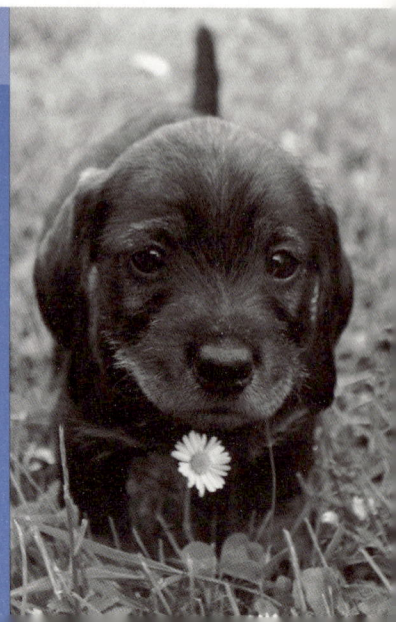

...aber jeder Dackel ist ein Hund. Ebenso verhält es sich mit der Alzheimer-Krankheit: Sie ist eine von vielen Formen der Demenz.

Alzheimer ist sozusagen der Dackel und Demenz der Hund. Dennoch wird Alzheimer sehr oft synonym mit dem Begriff Demenz verwendet und angesehen. Das liegt sicherlich daran, dass die Alzheimer-Krankheit mit Abstand die häufigste Form unter den Demenzen ist. Entsprechend ist ihr im weiteren Verlauf auch ein eigener Abschnitt gewidmet (S. 48).

Demenz ist nicht gleich Demenz

Wie eingangs erwähnt, hat die Demenz verschiedene Gesichter und eine ganze Menge an unterschiedlichen Ursachen. Experten haben inzwischen fast hundert Ursachen an der Zahl ausfindig gemacht. Das klingt zwar zunächst sehr komplex, ist aber überschaubar.

Primär oder sekundär

Zum Glück hält es die Medizin mit der Ordnung und geht gerne systematisch vor. So ist es auch bei der Demenz: Diese wird grundsätzlich unterteilt in **primäre** und **sekundäre** Formen. Damit ist schon mal viel im Dienst der besseren Übersichtlichkeit gewonnen.

Primäre Demenzen

Bei primären Demenzen beginnt der Krankheitsprozess direkt im Gehirn – daher ihre Bezeichnung. Sie sind, zumindest derzeit, alle unheilbar und nicht rückgängig zu machen. Leider sind sie weitaus stärker verbreitet als die sekundären Demenzen: Die primären Formen machen 90 Prozent aller Krankheitsfälle bei den über 65-Jährigen aus. Sie werden abhängig von ihrer Ursache weiter unterteilt in neurodegenerativ und vaskulär – dazu aber später mehr.

Die häufigste unter den primären Demenzen ist die Alzheimer-Krankheit, der deshalb ein eigener großer Abschnitt später in diesem Kapitel gewidmet ist (S. 48). Weitere Vertreter dieser Gruppe sind die vaskuläre, also gefäßbedingte, Demenz (S. 34) sowie die frontotemporale Demenz (S. 37). Beide treten im Vergleich zur Alzheimer-Krankheit deutlich seltener auf, belegen jedoch nach ihr Platz zwei und drei auf der Häufigkeits-Skala.

Weitere Beispiele für primäre Demenzen sind die Lewy-Körper-Demenz, die Demenz bei Parkinson sowie die Creutzfeldt-Jakob-Krankheit.

Vaskuläre Demenz

Sie tritt am zweithäufigsten nach der Alzheimer-Krankheit auf: Bei 15 Prozent der Menschen, die unter einer primären Demenz leiden, liegt die Ursache in wiederholten Störungen der Durchblutung im Gehirn. Darauf deutet auch der Name hin: Vaskulär bedeutet gefäßbedingt und die Gefäße sind für die Durchblutung zuständig. Eine besondere Form der vaskulären Demenz ist die Multiinfarkt-Demenz, bei der das Gehirn durch viele kleine Schlaganfälle geschädigt wird.

Durch die immer wieder auftretenden Durchblutungsstörungen werden bestimmte Bereiche des Gehirns nicht mehr ausreichend mit Nährstoffen und Sauerstoff versorgt. Daraufhin kommt es zu einer Zerstörung von Hirngewebe sowie Nervenverbindungen und zu Schädigungen des Gehirns.

Ursachen

Ursache der Durchblutungsstörungen sind überwiegend kleine, unbemerkte Schlaganfälle. Von ihrem Ausmaß und ihrer Anzahl hängt es unter anderem ab, wie die Krankheit verläuft. Risikofaktoren für eine vaskuläre Demenz sind unter anderem Bluthochdruck, Diabetes mellitus, Cholesterin, Rauchen und Alkoholkonsum.

Anzeichen

Die vaskuläre Demenz wird meist erst relativ spät erkannt, da das Gehirn die beschädigten Bereiche und Ausfälle noch über einen längeren Zeitraum kompensieren kann. Da auch die motorischen

Im Verbund mit der Alzheimer-Krankheit

Nicht selten tritt die vaskuläre Demenz in Kombination mit der Alzheimer-Demenz auf. Solche Mischformen werden in etwa zehn Prozent aller Fälle diagnostiziert. Bei ihnen können sowohl die für Alzheimer typischen senilen Plaques (S. 50) als auch kleinere Infarkte die Ursache für die Ausbildung der Symptome sein und in Kombination auftreten.

Fähigkeiten durch die Hirnschäden beeinträchtigt sein können, leiden viele Patienten unter unsicherem Gang. Charakteristisch ist außerdem Inkontinenz, die Patienten können also ihren Harndrang nicht mehr kontrollieren.

Im Gegensatz zur Alzheimer-Erkrankung verläuft die vaskuläre Demenz häufig in Schüben.

Der berühmte Knoten im Taschentuch – er hilft bei Demenz leider nicht mehr...

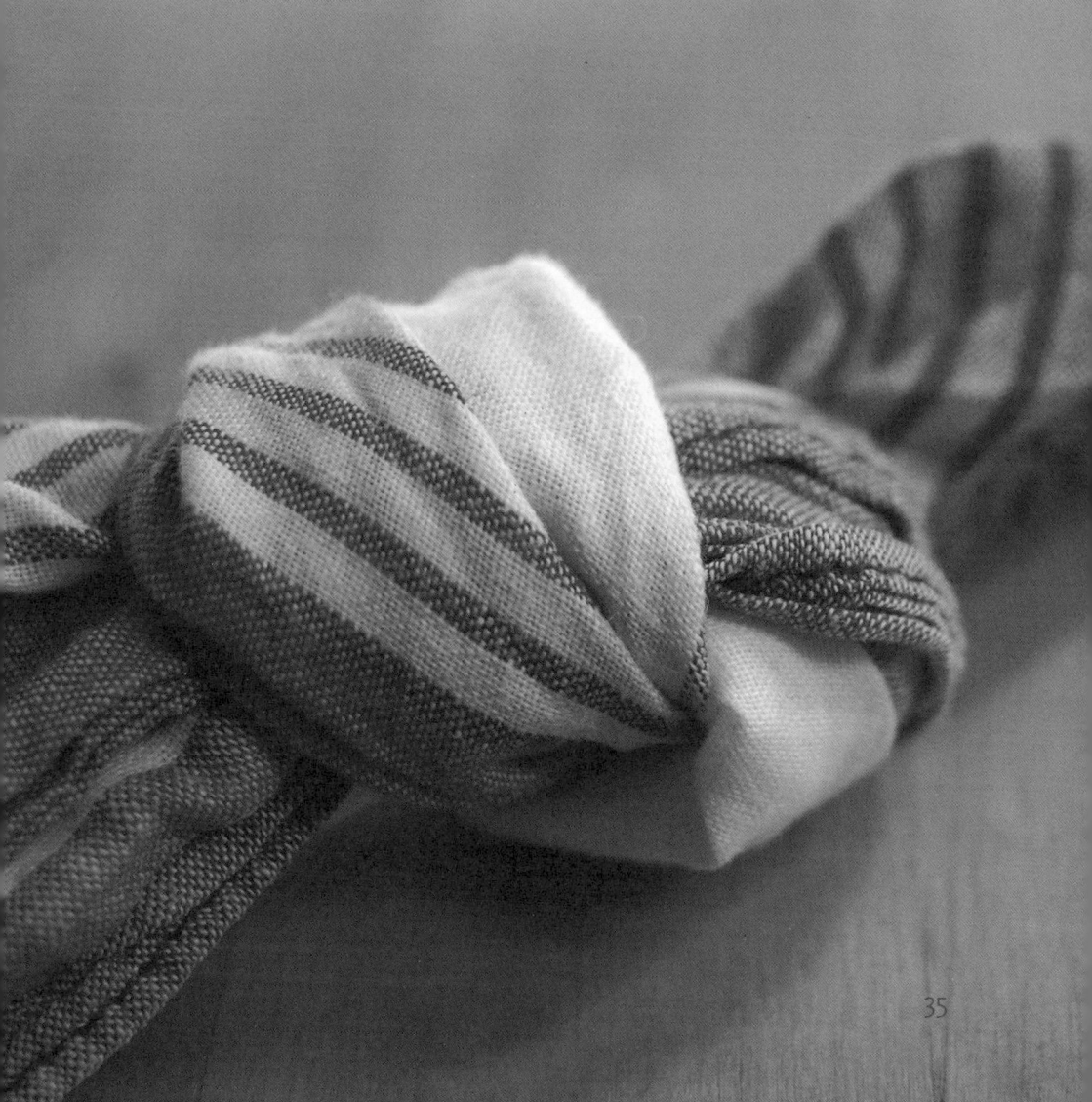

Diagnose

Eine vaskuläre Demenz lässt sich von Fachärzten verhältnismäßig einfach diagnostizieren, da die Schlaganfälle eindeutige Spuren im Gewebe des Gehirns hinterlassen. Um die Diagnose zu sichern, wird eine Computertomographie (CT) oder eine Magnetresonanztomographie (MRT) durchgeführt. Im Rahmen dieser radiologischen Untersuchungen kann endgültig geklärt werden, ob und wie sehr das Hirngewebe bei dem betreffenden Patienten geschädigt ist. Um andere Ursachen für die nachlassenden geistigen Fähigkeiten auszuschließen, z. B. Entzündungen des Gehirns oder Borreliose (eine Infektionskrankheit), sind zusätzlich Blutuntersuchungen, ein Hormonstatus und neurologische Diagnosemethoden erforderlich.

Behandlung

Ebenso wie die Alzheimer-Krankheit ist auch die vaskuläre Demenz unheilbar. Dennoch ist es unerlässlich, die Risikofaktoren zu vermindern beziehungsweise zu beseitigen. So müssen etwa Blutdruck, Blutfettwerte und Blutzucker eingestellt und kontrolliert werden, um die Gefahr weiterer Hirnschläge zu reduzieren. Rauchen sollten Sie auf jeden Fall aufgeben! Die geistigen Defizite können durch kognitives Training sowie intensive Betreuung und Pflege behandelt werden.

Vaskuläre Demenz in Kürze

- ▸ Sie ist die zweithäufigste Demenz nach der Alzheimer-Krankheit (ca. 15 Prozent aller primären Demenzen).
- ▸ Sie verläuft in der Regel schubartig.
- ▸ Etwa zehn Prozent aller Fälle sind Mischformen mit der Alzheimer-Krankheit.
- ▸ Ursache sind kleine Schlaganfälle, die zu Schäden im Gehirn führen.
- ▸ Im CT und MRT lässt sich die vaskuläre Demenz nachweisen.
- ▸ Typische körperliche Symptome sind unsicherer Gang und Harninkontinenz.
- ▸ Risikofaktoren sind Typ-2-Diabetes, hohe LDL- und Triglycerid-Werte, Bluthochdruck, Arteriosklerose, Übergewicht und Rauchen.

Frontotemporale Demenz

Bei dieser Form der Demenz gehen zu Beginn vor allem die Nervenzellen im Gehirn im Bereich von Stirn und Schläfen verloren. Daher
leitet sich der Name frontotemporale Demenz ab: Diese Region unseres Gehirns wird Frontotemporal-Lappen genannt. Von dort aus
werden unter anderem das soziale Verhalten und die Gefühlswelt
gesteuert. Entsprechend betreffen die Symptome dieser Demenz
auch als Erstes diese Bereiche. Weitere Bezeichnungen für die
frontotemporale Demenz sind Morbus Pick oder Pick-Krankheit.
Frontotemporale Demenzen treten in der Regel früher auf als
die Alzheimer-Krankheit – meist bereits zwischen dem 50. und
60. Lebensjahr, manchmal sogar noch früher. Auf diese Demenz-
form entfallen etwa 15 Prozent der Demenzerkrankungen.

Ursachen

Bei der frontotemporalen Demenz werden wie erwähnt zuerst
die Nervenzellen im Stirn- und Schläfenhirn abgebaut. Dadurch
verkleinern sich diese Bereiche des Gehirns. Darüber hinaus entwickeln sich so genannte Pick-Zellen, angeschwollene Nervenzellen
in der Hirnrinde. Diese Zellen standen Pate für die Namen Morbus
Pick sowie Pick-Krankheit. Wie es zum Absterben der Hirnzellen
im frontotemporalen Bereich kommt, ist bislang nicht bekannt.
In 20 bis 50 Prozent der Fälle gibt es allerdings eine familiäre
Häufung – demnach ist eine direkte Vererbung, zumindest der
Veranlagung zu dieser Krankheit, zu vermuten.

Anzeichen

Bei nahezu allen Betroffenen zeigen sich zu Beginn der Erkrankung
sehr auffällige Veränderungen der Persönlichkeit und des zwischen-
menschlichen Verhaltens. Besonders häufig sind Aggressivität,
Taktlosigkeit und Heißhungerattacken sowie Maßlosigkeit beim
Essen und Trinken, Enthemmung der Sexualität, Teilnahmslosigkeit
und Gleichgültigkeit sowie Apathie. Weiterhin typisch sind Ruhe-

losigkeit, leichte Reiz- und Erregbarkeit sowie eine falsche Einschätzung von Situationen: Die Patienten machen äußerst unpassende, auch verletzende und peinliche Bemerkungen gegenüber anderen. Nicht selten beginnen die Betroffenen zu stehlen und entwickeln Ticks. Werden sie auf ihr Fehlverhalten angesprochen oder deshalb kritisiert, reagieren sie überwiegend empört und aggressiv. Grund dafür ist die fehlende Krankheitseinsicht bei der frontotemporalen Demenz – die auch die Selbstkritik betrifft.

Im weiteren Verlauf der frontotemporalen Demenz kommt es zu Schwierigkeiten mit der Sprache, die sich in Wortfindungs-, Benennungs- und Sprachverständnisstörungen sowie fehlendem Mitteilungsbedürfnis bis hin zum völligen Verstummen äußern.

Im Anfangsstadium der frontotemporalen Demenz sind die geistigen Fähigkeiten noch nicht merklich beeinträchtigt. So sind beispielsweise Vergesslichkeit oder Probleme mit der Orientierung nicht vorhanden. Zeigen sich dann Störungen des Gedächtnisses, sind diese bei Weitem nicht so stark ausgeprägt wie bei der Alzheimer-Krankheit.

Diagnose

Die Feststellung der frontotemporalen Demenz kann einige Schwierigkeiten bereiten. Da zu Beginn der Erkrankung starke Veränderungen der Persönlichkeit und des Verhaltens im Vordergrund stehen, kommt es nicht selten zu Verwechslungen mit psychischen Störungen, z. B. mit Depression, Burn-Out-Syndrom, Schizophrenie oder Manie.

Durch neurologische Untersuchungen lässt sich feststellen, wie sehr sich Verhalten, Sprache, Orientierung und Gedächtnisleistung der Betroffenen im Vergleich zu früher verändert haben.

Um andere Ursachen wie etwa Hormonmangel und Entzündungen sowie andere Erkrankungen des Gehirns wie beispielsweise eine Borreliose auszuschließen, müssen Blutuntersuchungen und eine Liquorpunktion, eine Untersuchung des Nervenwassers, durchgeführt werden. Auch bildgebende Verfahren werden eingesetzt. Dazu gehören Computertomographie (CT) und Magnetresonanztomographie (MRT) sowie die Positronen-Emissions-Tomographie (PET). Mit diesen Diagnosemethoden wird geklärt, ob und wie sehr sich das Gewebe und die Nervenzellen in der Stirn und den Schläfen bereits verändert haben beziehungsweise abgestorben sind.

Behandlung

Da die Vorgänge, die zum Absterben der Nervenzellen im Frontotemporal-Lappen führen, bislang nicht genau bekannt und demgemäß nicht zu beeinflussen sind, gibt es auch keine gezielten Therapiemöglichkeiten. Die medikamentöse Behandlung konzentriert sich darauf, die Symptome – allen voran die Verhaltensauffälligkeiten – der Patienten zu lindern. Dazu werden vor allem Antidepressiva eingesetzt. Auch nicht-medikamentöse Verfahren wie Kunst-, Musik- und Tanztherapie haben sich als sehr hilfreich erwiesen.

Das Zusammenleben mit einem Patienten, der an einer frontotemporalen Demenz leidet, bedeutet für die Angehörigen eine enorme Belastung. Die Verhaltensauffälligkeiten wie Aggressionen, enthemmtes Verhalten und Unberechenbarkeit sind für das Umfeld oft nur schwer zu ertragen.

Frontotemporale Demenz in Kürze

▸ Bei dieser Demenz-Form sterben zuerst die Nervenzellen in der Stirn- und Schläfenregion ab.

▸ Die Betroffenen zeigen starke Verhaltensauffälligkeiten und werden zunehmend sozial unverträglich.

▸ Typische Symptome sind Veränderungen der Persönlichkeit und der Sprache.

▸ Störungen des Gedächtnisses und der Orientierung treten erst im weiteren Verlauf der Erkrankung auf.

▸ Im späteren Stadium gleicht die Erkrankung sehr stark der Alzheimer-Krankheit.

▸ Nicht-medikamentöse Methoden sind in der Behandlung sehr wichtig.

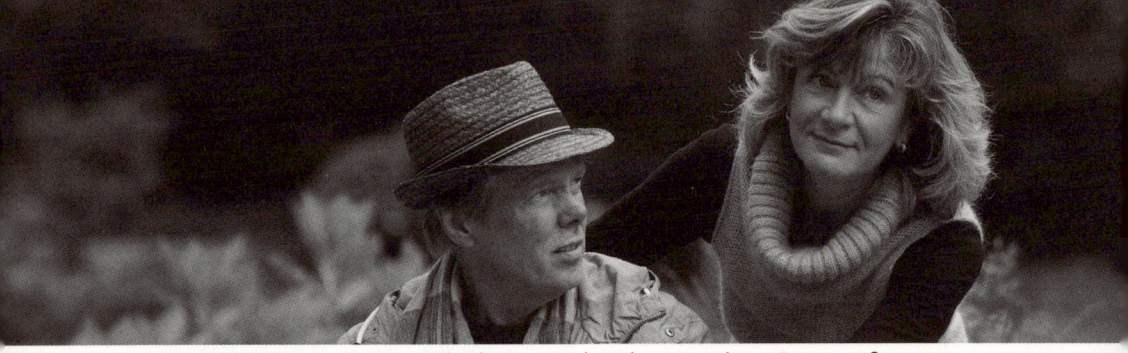

Der Abbau der geistigen Fähigkeiten ist bei den einzelnen Demenzformen unterschiedlich.

Lewy-Körperchen-Demenz

Diese Demenz wurde nach ihrem Entdecker Dr. Friedrich Lewy benannt. Der Pathologe war ein Mitarbeiter von Dr. Alois Alzheimer (S. 49) und fand im Gehirn von verstorbenen Menschen mit Demenz Eiweißpartikel. Diese Lewy-Körperchen genannten Einschlüsse werden vom Körper nur unvollständig abgebaut. Sie finden sich vor allem in den Nervenzellen im Hirnstamm und in der Großhirnrinde.

Ursachen

Die Lewy-Körperchen behindern die Kommunikation der betroffenen Nervenzellen untereinander. Sie sind zwar weitaus seltener im Gehirn der Patienten zu finden als die Plaques (S. 50) bei Menschen mit Alzheimer, verursachen jedoch bereits im frühen Stadium der Erkrankung die typischen Beschwerden von Alzheimer-Krankheit.

Was zu einer Lewy-Körperchen-Demenz führt, ist bisher nicht geklärt. Einer der Faktoren, welche die Erkrankung begünstigen, ist wie bei allen Formen von Demenz das fortgeschrittene Alter.

Anzeichen

Typische Anzeichen der Lewy-Körperchen-Demenz sind Halluzinationen und Sinnestäuschungen. Vor allem visuelle Halluzinationen, die sehr detailliert sind, treten sehr häufig auf. Zudem geht die Erkrankung meist mit Symptomen der Parkinson-Krankheit wie Zittern (Tremor), Steifigkeit der Bewegungen sowie schwankendem, trippelndem Gang und verstärkter Neigung zum Stürzen einher. Charakteristisch ist außerdem, dass die geistige und körperliche

Verfassung der Patienten mitunter stark schwankt: Mal sind sie hellwach und unternehmungslustig, dann wieder in sich gekehrt, verwirrt und orientierungslos.

Diagnose

Die Lewy-Körperchen lassen sich erst nach dem Tod des Betroffenen durch mikroskopische Untersuchungen des Gehirns nachweisen. Dementsprechend ist die Diagnose nur dadurch zu stellen, dass die typischen Symptome dieser Demenz-Form vorliegen und andere Formen der Demenz ausgeschlossen wurden. Darüber hinaus tragen wie bei den anderen Demenzerkrankungen Laboruntersuchungen, Liquorpunktion sowie bildgebende Verfahren wie MRT und PET zur Feststellung einer Lewy-Körperchen-Demenz bei.

Behandlung

Die Lewy-Körperchen-Demenz ist ebenfalls unheilbar – zumindest im Moment. Bei der Verabreichung von Medikamenten zur Linderung der Symptome ist Vorsicht angebracht, da die Betroffenen auf bestimmte Wirkstoffe überempfindlich reagieren. So werden z. B. durch die Einnahme von Neuroleptika die Parkinson-Symptome verstärkt.

Lewy-Körperchen-Demenz in Kürze

▸ Diese Form der Demenz tritt oft gemeinsam mit der Parkinson-Krankheit auf.

▸ Die körperliche und geistige Verfassung der Betroffenen ist starken Schwankungen unterworfen.

▸ Das Gedächtnis bleibt relativ lange intakt, zunächst treten andere kognitive Beschwerden auf.

▸ Typische Anzeichen sind Sinnestäuschungen und Parkinson-Symptome.

▸ Nicht-medikamentöse Methoden haben einen hohen Stellenwert bei der Linderung der Symptome, da viele Medikamente wie vor allem Neuroleptika nicht gut vertragen werden.

Demenz bei Parkinson-Krankheit

Auch im Rahmen der Parkinson-Krankheit kann eine Demenz auftreten – dies ist bei 30 bis 60 Prozent der Patienten der Fall. Im Mittelpunkt der Beschwerden stehen dabei Störungen der Konzentration und Aufmerksamkeit sowie eine Verlangsamung der Geschwindigkeit, mit der Informationen verarbeitet werden. Zudem liegen ausgeprägte Beeinträchtigungen des Gedächtnisses sowie Störungen der Bewegungsfähigkeit vor.

Schüttellähmung – das große Zittern

Die Hände zittern, der gesamte Körper ist steif, der Gang unsicher – klassische Symptome von Morbus Parkinson, umgangssprachlich Schüttellähmung genannt. Benannt nach dem britischen Arzt Dr. James Parkinson und deshalb mit dem Zusatz Morbus versehen, weil es jenseits der eben genannten viele weitere Symptome gibt.

Parkinson betrifft überwiegend die ältere Generation: Bei den über 60-Jährigen ist einer von hundert daran erkrankt. So gehört die Parkinson-Krankheit unter den Älteren heute zu den häufigsten Erkrankungen des Nervensystems neben der Demenz. Dennoch ist sie keineswegs nur eine »Krankheit der Alten«, auch jüngere Menschen kann es treffen.

Die eigentliche Ursache der Parkinson-Krankheit ist noch immer unklar. Gesichert ist, dass die Symptome auf das langsame Absterben von Nervenzellen im Gehirn zurückgehen. Diese Nervenzellen sitzen in einem ganz bestimmten Bereich des Gehirns: der schwarzen Substanz, Substantia nigra. Sie ist mit für die Steuerung unserer Bewegungen zuständig. Wenn die Nervenzellen der schwarzen Substanz nach und nach absterben, entsteht ein Mangel an einem sehr wichtigen Nervenbotenstoff, dem Dopamin. Dieser ist an unzähligen Reaktionen in unserem Körper beteiligt – nicht nur an den Bewegungen. Wird Dopamin weniger und weniger, kommt es schrittweise zu den klassischen Anzeichen der Parkinson-Krankheit. Ist rund die Hälfte jener Zellen abgestorben, die den Botenstoff herstellen, zeigen sich die ersten Symptome.

Ursachen, Anzeichen und Diagnose
Ursache, Symptome sowie die Diagnose sind dieselben wie bei der Parkinson-Krankheit an sich.

Behandlung
Diese Form der Demenz lässt sich durch die adäquate Behandlung der Parkinson-Krankheit oftmals wirksam bessern. Dabei kommen unter anderem Medikamente gegen den Dopamin-Mangel zum Einsatz.

Warum aber sterben die Nervenzellen in der schwarzen Substanz einfach ab? Diese Frage kann bis jetzt nur in zehn Prozent der Fälle eindeutig beantwortet werden. Am wahrscheinlichsten gilt derzeit, dass Giftstoffe, die der Körper selbst bildet, die Nervenzellen in der schwarzen Substanz angreifen.

Parkinson hat viele Gesichter. Es gibt eine ganze Reihe von Anzeichen, die den klassischen Symptomen oft um Jahre vorausgehen. Das sind unter anderem Verlangsamung des Denkens, Nachlassen der Konzentration, gesellschaftlicher Rückzug und depressive Verstimmungen. Später kommen dann Steifheit und zunehmende Bewegungsunfähigkeit bis zur Starre sowie Zittern der Hände in Ruhe dazu. Typisch sind außerdem der trippelnde Gang, die heisere, leise Sprache, Gang- und Gleichgewichtsstörungen sowie eine vermehrte Neigung zu Stürzen.

Bislang kann der Zellabbau in der schwarzen Substanz nicht verlangsamt oder gestoppt werden. Die Parkinson-Krankheit ist also nicht heilbar. Moderne Behandlungsstrategien haben ihr jedoch einiges an Schrecken genommen: Die medikamentöse Therapie umfasst vor allem Levodopa, Dopamin-Agonisten sowie MAO-B-Hemmer und COMT-Hemmer. Sie werden generell in Kombination angewendet und führen alle zu einer anhaltenden und deutlichen Linderung der Symptome. Ein weiterer Eckpfeiler der Parkinson-Therapie sind begleitende Maßnahmen wie Krankengymnastik sowie Ergo- und Logotherapie. Sie werden gleichzeitig mit den Medikamenten eingesetzt und unterstützen die Behandlung äußerst wirksam.

Creutzfeldt-Jakob-Krankheit

Sie ist beim Menschen das, was der Rinderwahnsinn – auch bekannt als BSE, kurz für bovine spongiforme Enzephalopathie – bei unserem lieben Weidevieh ist: eine degenerative Erkrankung des Gehirns, die sehr rasch fortschreitet. Die Creutzfeldt-Jakob-Krankheit ist überaus selten.

Ursachen

Die Erkrankung kann ohne erkennbare Ursachen (»sporadisch«), erblich bedingt sowie infolge einer Infektion auftreten. Ist Letzteres der Grund für die Creutzfeldt-Jakob-Krankheit, sind die Gewebe und Körperflüssigkeiten der Betroffenen potenziell infektiös. Eine Übertragung dieser seltenen Demenz von Tieren auf den Menschen ist nicht bekannt.

Lange wurde angenommen, dass die Creutzfeldt-Jakob-Krankheit eine schleichende Viruserkrankung ist – nach der so genannten Slow-Virus-Theorie. Inzwischen ist jedoch belegt, dass diese Demenz-Form durch die Ablagerungen von atypischen Eiweißteilchen verursacht wird. Diese so genannten Prionen setzen eine fortschreitende Zerstörung des Hirngewebes in Gang. Die davon betroffenen Areale sehen unter dem Mikroskop schwammartig aus, deshalb spricht der Mediziner von einer spongiformen (lat.: Spongia = Schwamm) Enzephalopathie.

Anzeichen

Die Creutzfeldt-Jakob-Krankheit zeigt sich als sehr rasch fortschreitende Demenz: Ihr Verlauf ist deutlich schneller als bei allen anderen Demenz-Erkrankungen. Die meisten Patienten versterben binnen eines Jahres nach dem Auftreten der ersten Symptome.

Zu diesen Anzeichen gehören die klassischen Beschwerden durch die schwindende geistige Leistungsfähigkeit. Charakteristisch für die Creutzfeldt-Jakob-Krankheit ist jedoch, dass auch ausgeprägte motorische Symptome hinzukommen. Dabei handelt es sich vor

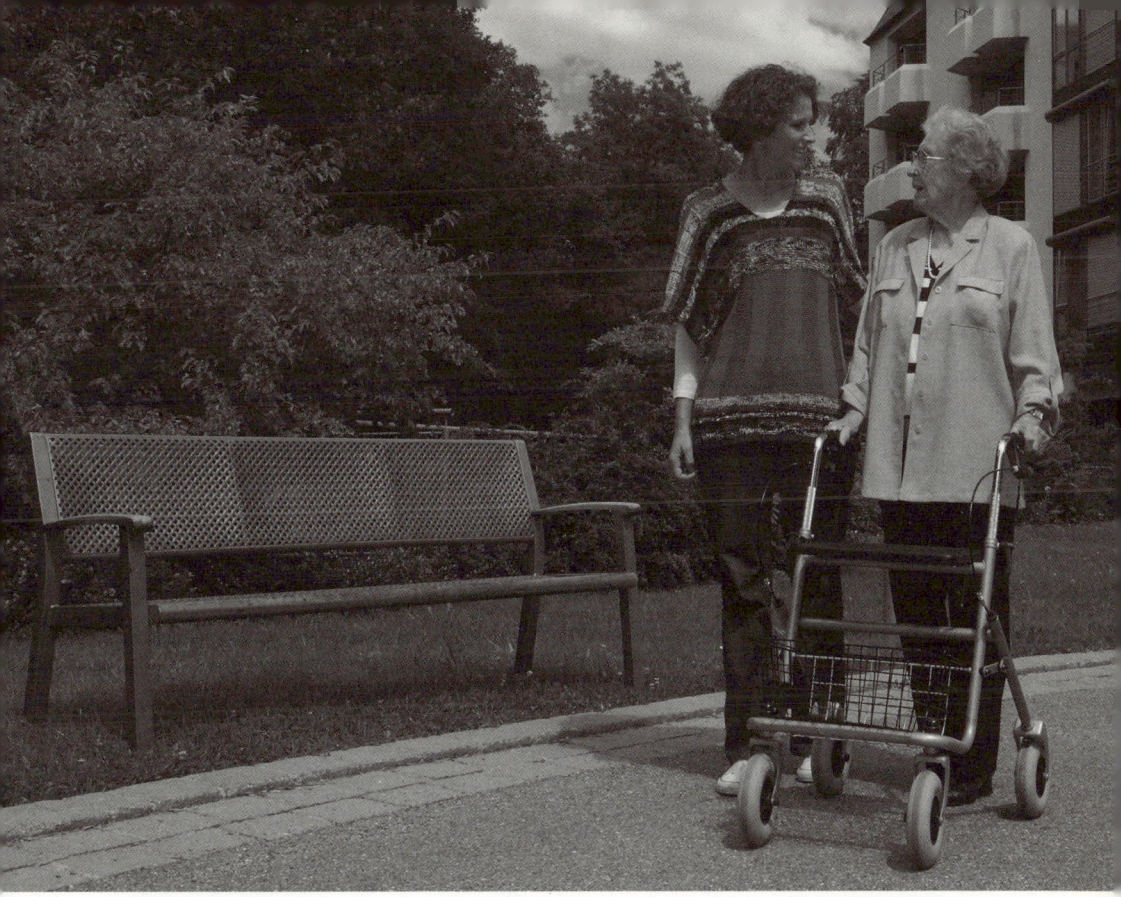

Beeinträchtigungen der Bewegungsfähigkeit sind typisch für die Creutzfeldt-Jakob-Krankheit.

allem um unwillkürliche Muskelzuckungen sowie um Störungen bei der Koordination von Bewegungen und des Gleichgewichts.

Diagnose

Die Diagnose der Creutzfeldt-Jakob-Krankheit lässt sich durch charakteristische Veränderungen im Elektroenzephalogramm (EEG) stellen und sichern. Zudem sollte eine Untersuchung des Liquors, des Nervenwassers, auf das 14-3-3-Protein erfolgen.

Behandlung

Die Erkrankung ist weder heil- noch therapierbar. Möglich ist lediglich eine zumindest leichte Linderung der neurologischen und psychiatrischen Beschwerden durch geeignete Medikamente.

Sekundäre Demenzen

Nach den primären Demenzen wenden wir uns nun den sekundären Formen zu, die erheblich seltener sind. Sie stellen rund zehn Prozent aller Demenz-Erkrankungen. Der Ursprung dieser Störungen liegt nicht direkt im Gehirn. Bei den sekundären Formen tritt die Demenz infolge einer anderen Erkrankung, einer so genannten Grunderkrankung, auf. Das können unter anderem Stoffwechselkrankheiten, Tumore oder Verletzungen im Gehirn sein. Auch Herz-Kreislauf-Krankheiten und Vergiftungen durch zu viel Alkohol, Drogen oder Medikamentenmissbrauch können sekundäre Demenzen verursachen. Sogar ausgeprägte Mangelzustände an Vitaminen können hinter einer sekundären Demenz stecken. Im Zusammenhang mit Depressionen kann es zur so genannten Pseudo-Demenz kommen.

Anders als die primären sind die sekundären Demenzen zum Teil heilbar: Mit einer wirksamen Behandlung der Grunderkrankung normalisiert sich die geistige Leistungsfähigkeit bei einer ganzen Reihe der Patienten wieder.

Die durch Alkoholmissbrauch hervorgerufene sekundäre Demenz wird nachstehend genauer beleuchtet.

Morbus Korsakow

Diese Erkrankung wird auch amnestisches Syndrom genannt. Es handelt sich um eine schwere, chronische Schädigung des Gehirns, die vor allem jene Bereiche betrifft, die für die Steuerung und Kontrolle der Emotionen sowie für die Gedächtnisbildung zuständig sind.

Ursachen
Das Korsakow-Syndrom wird sehr häufig durch einen über Jahre hinweg übermäßigen Alkoholkonsum verursacht. In einigen Fällen können allerdings auch Infektionen wie etwa eine Hirnhautentzündung oder schwere Schädelverletzungen ursächlich sein.

Anzeichen

Zentrales Symptom bei Morbus Korsakow ist die gestörte bis gänzlich verlorene Merkfähigkeit. Die Patienten können neue Informationen nicht mehr speichern, was medizinisch als anterograde Amnesie bezeichnet wird. Um die dabei entstehenden Lücken im Gedächtnis und der Wahrnehmung zu füllen, behelfen sich die Betroffenen mit frei erfundenen Geschichten. Dies geschieht jedoch in der Regel unbewusst, sodass man hier keineswegs von Lügen sprechen kann und darf. Durch diese Störungen der Merkfähigkeit verändern sich oftmals die Gefühlswelt und der emotionale Ausdruck der Patienten. Ihre Sozialkompetenz und Alltagstauglichkeit können so weit beeinträchtigt sein, dass ein selbstständiges Leben nicht mehr möglich ist.

Behandlung

Eine komplette und lebenslange Alkoholabstinenz kann mitunter die Beschwerden bei Morbus Korsakow bessern. Manchmal kann die Gabe von Vitamin B1 einige Symptome lindern. Weitere Optionen zur Therapie gibt es jedoch leider nicht.

Weitere seltene Formen von Demenzen

▸ **Endokrinologische Demenzen:** Ursachen sind Stoffwechselstörungen wie etwa eine Schilddrüsenunterfunktion.

▸ **Infektiöse Demenzen:** verursacht durch Krankheitserreger; dazu gehören Creutzfeldt-Jakob-Krankheit, HIV-Enzephalopathie und Neuroborreliose.

▸ **Toxische Demenzen:** Ursachen sind Giftstoffe wie Schwermetalle, Kohlenwasserstoffe (in Farblösungsmitteln), exzessiver Alkoholkonsum (Morbus Korsakow) und mitunter bestimmte Arzneimittel.

▸ **Traumatische Demenzen:** Sie werden durch äußere Einwirkungen verursacht, wie beispielsweise Unfälle, Gehirntumore oder -operationen. Zu ihnen gehört auch die Boxer-Demenz (Dementia pugilistica).

▸ **Hypoxische Demenzen:** verursacht durch Sauerstoffmangel nach Reanimation (Wiederbelebung), Strangulation oder nach unzureichend behandelter Epilepsie.

Der Fall Auguste Deter

Auguste Deter ist der Name jener Patientin, die mit ihrer »eigenartigen« Krankheit Medizingeschichte schrieb. Ihr Arzt, der Neurologe und Psychiater Alois Alzheimer, hatte die so eigenartigen Verhaltensweisen und unerklärlichen Veränderungen ihres Zustandes exakt aufgezeichnet. Nach ihrem Tod am 8. April 1906 ergaben sich auch bei ihrer Obduktion erstaunliche Ergebnisse. Heute, über ein Jahrhundert später, wissen wir, was man damals bei Auguste Deter fand.

»Eine eigenartige Krankheit der Hirnrinde«

Die 51-jährige Patientin, die am 25. November 1901 Alzheimers Behandlungszimmer in Frankfurt betrat, hatte bereits starke Einbußen ihrer geistigen Leistungsfähigkeit erlitten. Von sich und ihrem bisherigen Leben war ihr kaum mehr als die Erinnerung an ihren Vornamen geblieben. Nachdem Alzheimer sie nach ihrem Namen gefragt hatte, kam erst nach längerem Zögern ein gestammeltes »Auguste« über ihre Lippen. Die gleiche Antwort erhielt der Arzt auf die Frage nach ihrem Familiennamen. Auch ihr Mann, so meinte die Dame, heiße »glaube ich Auguste«.

So trat Auguste Deter in Alzheimers medizinisches Leben und beschäftigte ihn bis zu ihrem Tod beinahe tagtäglich.

Wort für Wort hielt Alzheimer fest, was ihm seine verwirrte Patientin in den umfassenden Befragungen offenbarte. Außerdem untersuchte er sorgfältig ihre intellektuellen und sprachlichen Fähigkeiten, ihre Reflexe und Organfunktionen. Diese eingehende Diagnose wiederholte Alzheimer regelmäßig, um Veränderungen und etwaige Verschlechterungen festzustellen.

Trotz all dieser Bemühungen ließ sich nicht erklären, was sich hinter der so auffallenden Gedächtnisschwäche der Patientin verbarg. Auch ihre ausgeprägte Orientierungslosigkeit, die stetig schlimmer wurde, und die Halluzinationen stellten Alzheimer vor Rätsel – ebenso wie seine Kollegen, die er hinzuzog. Der Expertenzirkel war schlichtweg ratlos.

»Alzheimer«

Wie viele andere Erkrankungen hat auch diese ihren Namen jenem Forscher zu verdanken, der sie entdeckte beziehungsweise erstmals beschrieb. Doch wer war eigentlich dieser Alzheimer, dessen Name uns inzwischen so geläufig ist?

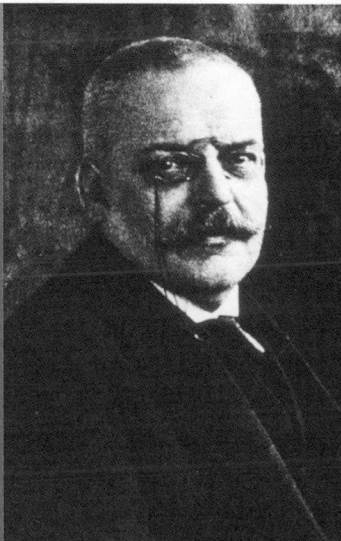

Der Neurologe und Psychiater Alois Alzheimer wurde am 14. Juni 1864 in Marktbreit am Main geboren. Der Notarsohn machte 1887 sein Staatsexamen und promovierte anschließend in Würzburg. 1888 begleitete er eine geisteskranke Patientin über fünf Monate hinweg auf Reisen.

Danach wurde Alzheimer erst als Assistenz-, dann als Oberarzt an der Städtischen Irrenanstalt in Frankfurt am Main tätig. Diese war für damalige Verhältnisse bereits recht fortschrittlich und

Alois Alzheimer

betrieb auch Forschung. In diese Klinik wurde Ende des Jahres 1901 Auguste Deter eingeliefert, die viele Jahre später traurige Berühmtheit als erste Alzheimer-Patientin erlangte.

1903 wurde Alzheimer dann von dem bekannten Psychiater Emil Kraepelin als Leiter des anatomischen Laboratoriums an die Nervenklinik der Universität München berufen. Seine Patientin Auguste Deter betreute er weiter und hielt bis zu deren Tod akribisch alles zu dieser ungewöhnlichen Krankengeschichte fest. Parallel dazu untersuchte Alzheimer weitere Fälle von – wie wir heute wissen – Demenz. Er habilitierte mit der Veröffentlichung »Histologische Studien zur Differentialdiagnose der progressiven Paralyse« und wurde 1908 zum außerordentlichen Professor ernannt. 1910 verwendete Emil Kraepelin in einem von ihm neu verfassten Lehrbuch erstmals den Begriff »Alzheimer'sche Krankheit«, als er den Fall Auguste Deter beschrieb.

Dem engagierten ersten Demenz-Forscher blieb nicht mehr viel Zeit für seine Arbeiten: Alzheimer starb am 19. Dezember 1915 mit nur 52 Jahren. Die Krankheit, die er 1906 erstmals wissenschaftlich beschrieb, sollte jedoch fortan seinen Namen tragen.

Indizien dafür, was Auguste Deter widerfahren war, fanden sich erst, nachdem sie mit 56 Jahren verstarb. Zu diesem Zeitpunkt war sie, wie Alzheimer gewissenhaft wie üblich notiert hatte, »allgemein verblödet und völlig stumpf«.

Bei der Obduktion wurde natürlich auch das Gehirn der Toten genauestens untersucht. Alzheimer selbst stand dabei am Sektionstisch.

Jetzt zeigte sich, was möglicherweise die Gründe für das Schicksal seiner ehemaligen Patientin waren – nämlich eine ganze Reihe von Abnormitäten. Zum einen war die Hirnrinde dünner als üblich und beträchtliche Teile davon waren erheblich verändert. Interessanterweise gerade jene, die für Gedächtnis, Orientierung und das Gefühlsleben zuständig sind. Zum anderen entdeckte Alzheimer »hirsekorngroße Herdchen in der Hirnrinde«. Diese führte er auf die »Einlagerung eines eigenartigen Stoffes« zurück. Worum es sich bei diesem »Stoff« handelte, wissen wir heute genauer: Ablagerungen des Eiweißes Amyloid, die so genannten Plaques. Neben diesen Einlagerungen ließen sich noch weitere Strukturen, so genannte Fibrillen, im Gehirn von Auguste Deter nachweisen, die inzwischen ebenso nach ihrem Entdecker Alzheimer benannt sind.

Eine Diagnose konnte anhand dieser Befunde allerdings nicht gestellt werden – schließlich gab es die Alzheimer-Krankheit ja bis

Notizen über Auguste D.

»Seit einem halben Jahr verändert. Eifersuchtsideen, Abnehmen des Gedächtnisses, öfters beim Zubereiten des Essens. Zweckloses Herumwirtschaften in der Wohnung. Furcht vor ganz bekannten Leuten. Versteckt alle möglichen Gegenstände, die sie dann nicht mehr finden konnte. Schien sich nicht mehr auszukennen. Bei der Aufnahme völlig rastloses Verhalten. Zeitlich und örtlich desorientiert, außerordentlich widerstrebend. Benimmt sich ganz ratlos, goss im Saal den anderen Kranken Wasser ins Gesicht, gibt auf Befragen an, sie wolle aufräumen (...)«.

dato nicht. Doch immerhin hatten Alzheimer und seine wissenschaftlichen Wegbegleiter nun Anhaltspunkte dafür, was Auguste Deter ihrer Biographie und ihres Gedächtnisses beraubt haben könnte: vorbildlich festgehalten, auch aus heutiger Sicht, in der Fallstudie »Eine eigenartige Krankheit der Hirnrinde«.

Wissenschaftliches Stiefkind

Alzheimers Arbeit wurde zur Kenntnis genommen und zu den Akten gelegt. Das war's. Der Fall Auguste Deter geriet flugs in Vergessenheit, da es für Wissenschaftler der damaligen Zeit wenig attraktiv war, sich mit der Tristesse ihres Leidens auseinanderzusetzen. Zumal die Erforschung einer derartig exotischen und – wie man noch meinte – seltenen Krankheit keine Forscherlorbeeren erwarten ließ. So ruhte Alzheimers Vermächtnis in den Archiven. Ab und an widmete ein Lehrbuch ihm ein paar Zeilen, jedoch nur als Fall von »Altersschwachsinn«.

Daran änderte sich über viele Jahrzehnte hinweg nichts: Die Alzheimer-Krankheit blieb ein Stiefkind der medizinischen Forschung. Und das bis in die achtziger Jahre des letzten Jahrhunderts hinein, obwohl zu dieser Zeit bereits Hunderttausende von Bundesbürgern darunter litten.

Erst die im Zuge der steigenden Lebenserwartung rasch wachsende Zahl der Patienten rückte die Alzheimer-Krankheit allmählich wieder in das Licht der Wissenschaft. Zweifelsohne sehr hilfreich war dabei der Umstand, dass sich unter den Betroffenen auch Menschen des öffentlichen Lebens befanden – wie beispielsweise der ehemalige US-Präsident Ronald Reagan und andere Prominente.

Mit der Erforschung dessen, was einst bei Auguste Deter zum ersten Mal beobachtet worden war, erwachte auch das Bewusstsein, dass für Alzheimer-Patienten und vor allem auch deren Angehörige spezielle Beratungs- und Hilfsangebote unerlässlich sind. Die großen Lücken im Wissen über die Pflege und Betreuung von Alzheimer-Kranken begannen sich langsam zu schließen.

Auf Alzheimers Spuren

Mit seiner Einschätzung von »Einlagerungen eines eigenartigen Stoffes« lag der Neurologe Alzheimer schon ziemlich richtig. Die von ihm entdeckten »Herdchen« entpuppten sich als Ablagerungen eines Eiweißes, fachlich Protein genannt, dem Beta-Amyloid. Diese finden sich im Gehirn von Alzheimer-Patienten und werden Amyloid-Plaques oder Alzheimer-Plaques genannt. Dabei handelt

Unsere Nervenbotschafter

Zwischen den rund hundert Milliarden Nervenzellen unseres Körpers werden permanent Informationen ausgetauscht und weitergeleitet. Diesen aufwändigen Job übernehmen so genannte Neurotransmitter: Die Botenstoffe geben die als elektrische Impulse gespeicherten Informationen in blitzartigem Tempo von einer Nervenzelle zur anderen weiter. An den Kontaktstellen zwischen den einzelnen Nervenzellen – den so genannten Synapsen – sitzen kleine Kammern, in denen die Nervenbotenstoffe gespeichert sind. Hier parken sie und warten darauf, in Aktion zu treten: Sobald ein elektrischer Impuls eintrifft, werden die Botenstoffe ruck, zuck aus den Speichern, den Vesikeln, freigesetzt. In Windeseile springen sie über den kleinen Spalt der Synapse zur benachbarten Nervenzellen. Hier docken sie an bestimmte Empfängerstellen an und geben ihr Signal weiter. Die Nervenzelle, die diese Botschaft erhalten hat, übersetzt diese ebenfalls sofort wieder in einen elektrischen Impuls. Der gibt den Neurotransmittern erneut das Signal zum Aufbruch: Raus aus den Vesikeln und die Botschaft weiterfunken. So werden Nachrichten wie der Blitz von einer Nervenzelle zur nächsten hinübergereicht – vom Gehirn bis in die Spitze des kleinen Zehs.

Es gibt viele verschiedene Botenstoffe, schließlich ist unser Körper ein komplexes System und entsprechend beschäftigt er nicht nur einen Gesandten. So kreisen unter anderem Acetylcholin, Adrenalin und Noradrenalin, Dopamin sowie GABA (= gamma-Aminobutyric Acid) durch das Nervensystem.

es sich um eine fehlerhafte Version des Proteins Amyloid. In seiner richtigen Form kommt es auch im Gehirn von gesunden Menschen vor. Nach der Umwandlung der normalen Amyloid-Proteine in nutzlose und leider schädliche Endprodukte nennt man diese Beta-Amyloide. Sie lagern sich anstelle der »guten« Amyloide in den Nervenzellen des Gehirns ab und beschädigen diese.

Bei den fadenförmigen Fibrillen, die Alzheimer ebenfalls im Gehirn seiner verstorbenen Patientin Auguste Deter entdeckte, handelt es sich um veränderte Mikrotubuli: Diese Strukturen bestehen aus dem so genannten Tau-Protein und helfen normalerweise in der Zelle beim Transport von Stoffen mit. Die Alzheimer-Fibrillen bestehen aber aus chemisch missgebildetem Tau-Protein, was zur Zerstörung der Nervenzellen führt. Auf Grund dieser Umwandlungen und besonders der Ablagerung von Beta-Amyloiden zeigt sich bei der Alzheimer-Krankheit ein eher langsamer und schleichender Verlauf, der sich über Jahrzehnte entwickeln kann. Durch das unterschiedliche Fortschreiten der Krankheit ist deren Verlauf sehr individuell.

Die drei Stadien der Alzheimer-Krankheit

Trotz der eben erwähnten Individualität wird die Erkrankung in der Regel in drei Stadien oder Phasen (leichte, mittelschwere und schwere Stufe) eingeteilt. Die typischen Symptome finden Sie in folgender Tabelle (S. 54/55) aufgeführt.

Typische Anzeichen

Die Alzheimer-Demenz ist gekennzeichnet durch den kontinuierlichen Untergang von Nervenzellen und den Verbindungen zwischen ihnen. Dabei sind vor allem jene Nervenzellen betroffen, die für die Produktion von Acetylcholin zuständig sind, einem der wichtigsten Botenstoffe in unserem zentralen Nervensystem (S. 52). Er ist maßgeblich verantwortlich für Erinnern, Denken, Lernen und räumlich Orientierung. Durch das Absterben der Acetylcholin-produzierenden Nervenzellen entsteht ein Mangel an diesem Botenstoff.

Symptomkreis	Stufe 1	Stufe 2	Stufe 3
Verschlechterung des Gedächtnisses und des Denkvermögens	▸ Vergesslichkeit bei kurz zurückliegenden Ereignissen ▸ beeinträchtigte Merkfähigkeit ▸ komplexe Aufgaben sind nur noch schwer zu bewältigen ▸ Probleme besonders im Kurzzeitgedächtnis ▸ geringe Konzentrationsspanne ▸ Schwierigkeiten bei der Planung von Handlungen und beim Schlussfolgern	▸ Fortschreiten der Gedächtnisstörungen ▸ erhebliche Einschränkung beim Erkennen von Zusammenhängen und planvollem Denken ▸ Beeinträchtigung des Urteilsvermögens ▸ abstraktes Denken eingeschränkt	▸ sukzessive vollständiger Verlust des Gedächtnisses
Orientierungsstörungen	▸ Orientierungsstörungen im zeitlichen und räumlichen Bereich	▸ Orientierung zu Raum, Zeit und Personen geht verloren ▸ vertraute Personen werden nicht erkannt ▸ Gegenwart, Zukunft und Vergangenheit können nicht mehr unterschieden werden ▸ Störung des Tag-Nacht-Rhythmus	▸ vollständiger Verlust der Orientierungsfähigkeit ▸ Angehörige werden nicht mehr erkannt
Antriebsstörungen und Motivationsverlust	▸ Antriebsschwäche ▸ zeigt keine Initiative ▸ Rückzugs- und Vermeidungsverhalten	▸ Apathie ▸ ziellose Unruhe und Wandern ▸ ständiges Suchen	▸ völlig apathisch

Symptomkreis	Stufe 1	Stufe 2	Stufe 3
Aphasie (= Sprach-störung) **Apraxie** (= Unfähig-keit zur Ausführung erlernter zweckmäßi-ger Handlungen und Bewegungen) **Agnosie** (= Störung des Erkennens)	▸ Schwierigkeiten, Gespräche zu ver-folgen ▸ Wortfindungsstö-rungen ▸ Verwenden von Umschreibungen	▸ Sprache floskelhaft und inhaltsarm ▸ ständige Wieder-holungen ▸ Koordinationsstö-rungen ▸ neurologische Symptome ▸ Nichterkennen von Gegenständen	▸ Reduzierung auf wenige sprachliche Automatismen ▸ totaler Sprachver-lust ▸ völliger Verlust der praktischen Fähig-keiten
Änderung der Stimmung und des Verhaltens	▸ Stimmungsschwan-kungen ▸ Gereiztheit, Un-sicherheit, Angst, Wut ▸ Verleugnen der Schwierigkeiten ▸ Wahrung der Fas-sade ▸ Depression	▸ Unruhe, Angst ▸ oberflächlich heiter getönte Grund-stimmung ▸ Ratlosigkeit ▸ Wahnvorstellungen ▸ Verkennungen, Halluzinationen ▸ Aggression ▸ starker Bewe-gungsdrang	▸ nur noch wenig reaktionsfähig ▸ schreit, läuft weg, ist unruhig
Probleme in der Alltagskompetenz und der selbststän-digen Versorgung	▸ Routinehandlungen werden bewältigt ▸ soziale Umgangs-formen schwinden	▸ Beeinträchtigungen in den Aktivitäten des täglichen Le-bens wie Waschen, Anziehen usw. ▸ Essstörungen ▸ wirklichkeitsfremde Überzeugungen ▸ beginnende Inkon-tinenz	▸ Harn- und Stuhl-inkontinenz ▸ hinzutretende körperliche Erkran-kungen ▸ Schluckstörungen ▸ vornüber geneig-ter, kleinschrittiger Gang (»Trippeln«) ▸ völlige Abhängig-keit von anderen ▸ Bettlägerigkeit

Wie auch die Tabelle zeigt, sind deshalb zentrale Symptome bei der Alzheimer-Krankheit Gedächtnis- und Orientierungsprobleme sowie Störungen des Denk- und Urteilsvermögens. Sie machen die Bewältigung des normalen Alltagslebens immer schwieriger: Die Betroffenen sind zunehmend mehr auf Hilfe und Unterstützung anderer angewiesen.

In der Anfangsphase der Krankheit fallen nur leichte Gedächtnisstörungen, kleinere Probleme mit der Sprache und bei der räumlichen Orientierung auf.

Im weiteren Verlauf wird dann auch das Langzeitgedächtnis mehr und mehr in Mitleidenschaft gezogen, sodass auch alte Erinnerungen verloren gehen. Selbst in vertrauter Umgebung wird der Patient nach und nach unsicherer und orientierungslos, sein Sprachverständnis schwindet. Die körperlichen Beschwerden nehmen zu, das Gehen fällt schwerer und entsprechend steigt die Gefahr von Stürzen.

Diagnose

Zur Diagnose der Alzheimer-Krankheit lesen Sie auf den Seiten 18 bis 23 alles Wissenswerte.

Alzheimer-Demenz in Kürze

▸ Häufigste Demenz-Erkrankung überhaupt – mehr als 60 Prozent aller Fälle.
▸ Tritt überwiegend nach dem 65. Lebensjahr auf, in sehr seltenen Fällen auch früher.
▸ Ist gekennzeichnet durch sukzessives Absterben von Nervenzellen im Gehirn.
▸ Beginnt schleichend und schreitet langsam fort.
▸ Darüber, warum es zur Bildung von Beta-Amyloid und Alzheimer-Fibrillen kommt, gibt es verschiedene Thesen unter Experten. Die genaue Ursache ist jedoch noch weitgehend ungeklärt.
▸ Das Alter ist ein Risikofaktor, zusätzlich können Vorschädigungen des Gehirns wie auch Erbanlagen eine Rolle spielen.

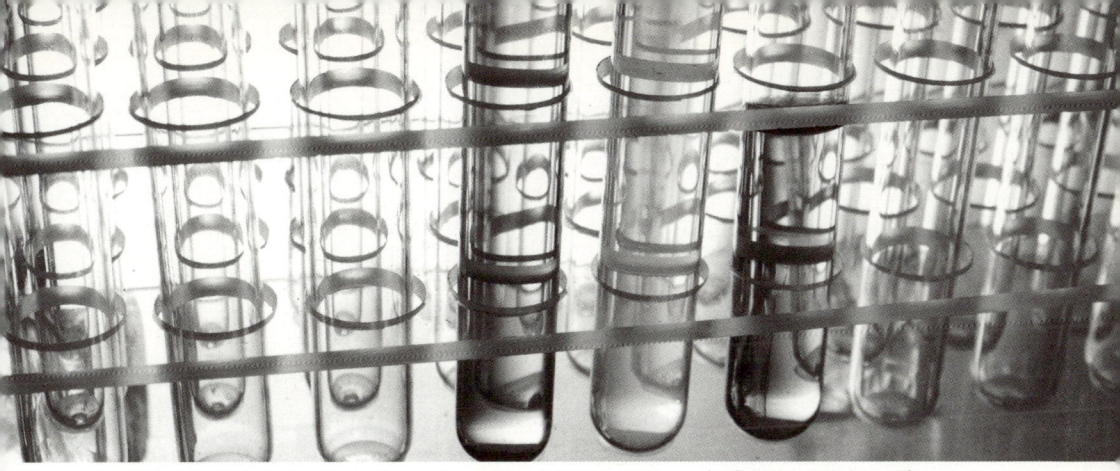

Die medizinische Forschung bemüht sich intensiv um effektive Wirkstoffe gegen primäre Demenzen.

Heilung Fehlanzeige

Dies ist leider noch immer der aktuelle Stand der Wissenschaft: Trotz vieler Fortschritte in der Forschung sind die primären Demenzen derzeit nach wie vor noch nicht heilbar. Bei den sekundären Demenzen kann je nach deren Auslöser eine Behandlung die demenziellen Beschwerden bessern beziehungsweise deren Verschlimmerung aufhalten.

Medikamentöse Unterstützung

Die Therapie bei den weitaus häufigeren primären Demenzen, allen voran der Alzheimer-Krankheit, konzentriert sich darauf, deren Verlauf zu verlangsamen. Das klappt mit Hilfe spezieller Medikamente, so genannter Antidementiva. Worum es sich hier handelt und was diese Wirkstoffe können, lesen Sie ab Seite 95. Neben den Antidementiva kommen auch noch andere Arzneimittel zur Anwendung, Einzelheiten hierzu finden Sie ab Seite 94.

Nicht-medikamentöse Maßnahmen

Neben Medikamenten haben Verfahren wie Musik- und Kunsttherapie einen sehr großen Stellenwert in der Betreuung von Menschen mit Demenz. Diesen nicht-medikamentösen Behandlungsmaßnahmen und deren Durchführung und Wirkung sind deshalb auch eigene Abschnitte gewidmet (S. 107).

Nennen Sie mich nicht die Dame von Bett Nummer neun

Ich möchte mich Ihnen vorstellen, weil ich im Jahre 2010 siebzig sein werde und dann vielleicht eine Ihrer Patientinnen bin. Da es mir dann vielleicht nicht mehr möglich ist, meine Wünsche auszudrücken, möchte ich Ihnen bereits jetzt erklären, wie ich als Langzeitpatientin behandelt werden möchte.

Erstens möchte ich meine Identität bewahren

Ich heiße Frau Mills und möchte auch so genannt werden. Nicht Oma oder Rose und schon gar nicht die Dame von Bett Nummer neun, sondern Frau Rosemary Mills – das ist der Name, mit dem ich am besten vertraut bin. Auch sehr wichtig für mich ist mein Privatleben. Könnte ich vielleicht ein eigenes Zimmer bekommen? Wahrscheinlich nicht, aber liebe Schwester, sorgen Sie doch bitte dafür, dass mein Bett durch eine Stellwand abgeschirmt wird, während ich gewaschen und angezogen werde oder Toilette mache.

Wäre es möglich, dass, wenn ich gewaschen werden muss, das Wasser angenehm warm ist, nicht nur lauwarm? Ich wasche mich nicht so gern kalt, und wenn ich alt bin, bin ich noch kälteempfindlicher. Bitte trocknen Sie mich sorgfältig ab, es ist so unangenehm, noch Feuchtigkeit auf dem Körper zu spüren. Und wenn ich gebadet werde, hätte ich es gerne, wenn dies in einem getrennten Raum geschieht, sodass meine Würde nicht verletzt wird. Wenn Sie dann noch das Handtuch für mich vorwärmen könnten, wäre ich Ihnen sehr dankbar.

Solange ich noch als Krankenschwester tätig war, habe ich immer besonders auf meine Fingernägel geachtet. Ich hoffe, dass man sie mir kurz und sauber hält. Außerdem werde ich alle paar Wochen eine Fußpflege benötigen. Falls ich mich nicht mehr alleine anziehen kann, hätte ich gerne, dass die Krankenschwester, die mir dabei hilft, sorgfältig vorgeht, damit ich so nett wie möglich aussehe. So

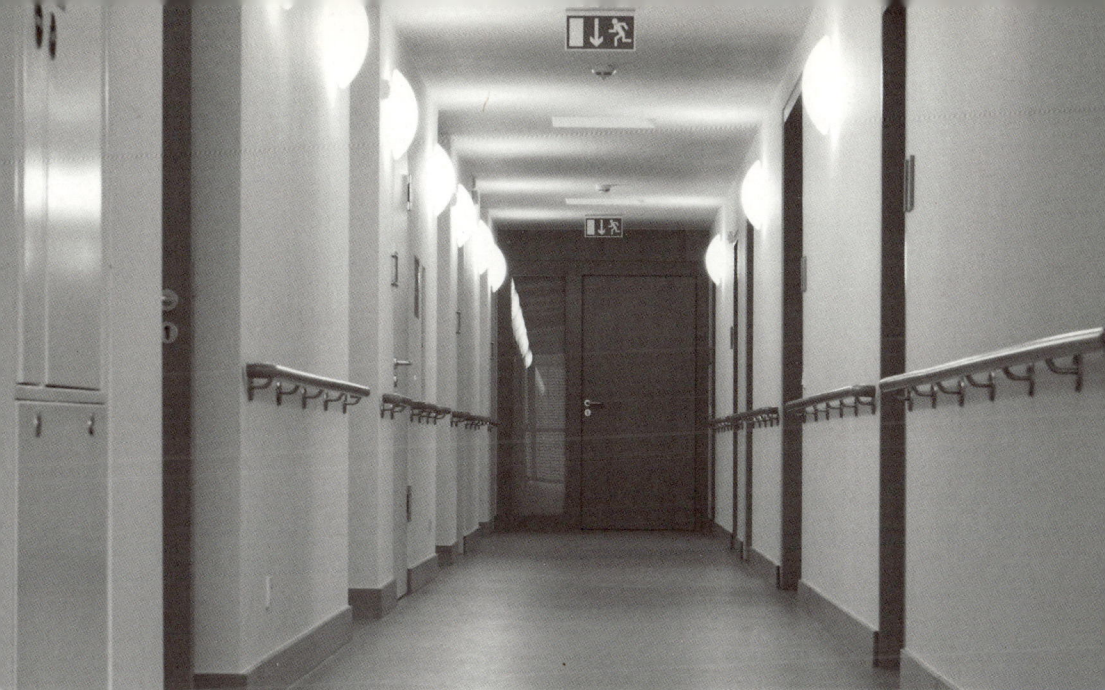

sollen die Blusen und Pullover, die sie mir anzieht, zu meinen Röcken passen, und meine Strickjacken zum jeweiligen Kleid. Ich würde nicht gern verschiedenfarbene Strümpfe und Strumpfhosen mit Laufmaschen tragen oder sehen müssen, dass der Unterrock unter dem Kleid heraushängt, und bitte, Schwester, drehen Sie nicht meine Strümpfe überm Knie. Wäre es bitte auch möglich, dass man mich nach dem Anziehen kämmt? Und bitte, vergessen Sie nicht, mir die Zähne zu putzen!

Einmal in der Woche hätte ich gerne...

...dass man mir die Haare wäscht und legt, aber bitte keine farbigen Spangen oder Schleifen ins Haar. Falls ich tagsüber im Gemeinschaftsraum sitzen muss: Wäre es möglich, dass hier zeitweilig etwas Ruhe herrscht? Es ist doch sicher nicht nötig, den ganzen Tag das Fernsehen anzustellen, ganz gleich, ob jemand zuschaut oder nicht. Wenn man mir ein Buch zu lesen gibt, wäre es schön, wenn auch meine Brille, falls ich eine brauche, in Reichweite läge. Wenn ich bei den Mahlzeiten nicht in der Lage bin, mein Essen mundgerecht zu zerkleinern, würden Sie das dann für mich tun? Falls nötig, werde ich auch mit dem Löffel essen, nur sollte das Gericht dann in einer Schüssel serviert werden, damit ich die Speise nicht um den ganzen Teller herumjagen muss. Könnte ich anstelle eines Lätzchens eine Serviette, selbst eine aus Papier, bekommen? Werden Sie nicht gleich ungeduldig, wenn ich etwas von meinem Tee verschütte oder ich zu langsam bin. Bitte verfallen Sie auch nicht gleich darauf, mich füttern zu wollen, wenn ich etwas Mühe beim Essen habe. Und: Sollte ich Blase und Darm nicht mehr kontrollieren können, wäre es trotzdem möglich, mich weiterhin als einen normalen Menschen zu behandeln? Könnten Sie versuchen, nicht die Nase zu rümpfen, wenn Sie beim Bettaufschlagen bemerken, dass dieses verschmutzt ist?

Nennen Sie mich nie einen »Schmutzfinken«

Schimpfen Sie bitte auch nicht mit mir und bringen Sie mich nicht in Verlegenheit: Sie dürfen nicht glauben, dass ich absichtlich das Bett beschmutzt habe. Darf ich in diesem Fall hoffen, Binden und entsprechende Höschen zu bekommen, anstatt dass mir aus Bequemlichkeitsgründen ein Katheter eingesetzt wird? Ich möchte nicht mit einem Urinbeutel als ständigem Begleiter herumlaufen. Dieser würde zwar die Neugier meiner Enkelkinder wecken, mich selbst aber in Verlegenheit bringen. Könnte man mich trotzdem noch regelmäßig zur Toilette bringen, mir die Binden wechseln und mich nicht den ganzen Tag im Stuhl sitzen lassen, obwohl es eine undankbare Aufgabe ist?

Es wäre weiterhin sehr freundlich von Ihnen, wenn Sie sich für meine Familie interessierten, für die Fotografien auf dem Schrank, für meine Enkelkinder, wenn diese mich besuchen. Es wäre jedoch nicht nett zu fragen, warum meine Tochter sich nicht um mich kümmert oder warum mein Sohn oder meine Familie mich nicht zu sich genommen haben. Vielleicht bin ich bereits zu behindert, als dass sie mich pflegen könnten, oder sie wollen es erst gar nicht versuchen. Was auch immer der Grund sein mag – ich möchte nicht darauf angesprochen werden.

Ich würde es zudem schätzen, falls dies möglich ist, gelegentlich ausgeführt zu werden, vielleicht in einem Kleinbus, um im Frühling die Bäume blühen zu sehen oder die Lämmer auf den Weiden, um im Sommer einen Blick auf das Meer zu werfen oder einfach, um bei schönem Wetter im Garten zu sitzen. Sollte ich senil sein und ihre Wünsche nicht verstehen: Bitte schelten Sie mich nicht, das macht mich nur unruhig und verwirrt. Vielleicht werde ich auch aggressiv, behandeln Sie mich trotzdem freundlich und mit Nachsicht.

Meine Welt wird hier auf der Langzeitstation immer kleiner

Darum lassen Sie mich an Ihrer Welt teilhaben. Erzählen Sie mir von Ihrer Familie, Ihren Freunden oder was Sie an Ihrem freien Tag gemacht haben. Meinerseits möchte ich Ihnen von früher erzählen. Tun Sie doch so, als ob es Sie wirklich interessiert, wenn ich Ihnen das Gleiche wie gestern und vorgestern erzähle... Bedenken Sie, dass etwa die Nachricht von der Heirat einer jungen Krankenschwester oder der Geburt eines Kindes, das Bild einer Braut in ihrem Hochzeitsgewand oder der Blick auf ein Neugeborenes mich wochenlang beschäftigen und mir Gesprächsstoff liefern können.

Meine Wünsche und Bedürfnisse scheinen kein Ende nehmen zu wollen, Schwester, doch sind sie alle einfach zu erfüllen. Was ich brauche, ist Wärme, richtiges Essen und jemanden, der mich liebevoll versorgt. Ich habe Ihnen viel zum Nachdenken gegeben. Sie werden jetzt nicht nur an mich, sondern auch für mich denken müssen.

Rosemary Mills

Die Verfasserin dieses Schreibens leitet in England ein Altenpflegeheim. Sie hat mit diesem Beitrag den Essay-Wettbewerb der Gesellschaft für Altenpflegewesen des Royal College of Nursing gewonnen. Entnommen aus: »Informationen Pflegewesen« der Liga der Gesellschaften vom Roten Kreuz und vom Rotem Halbmond, Genf.

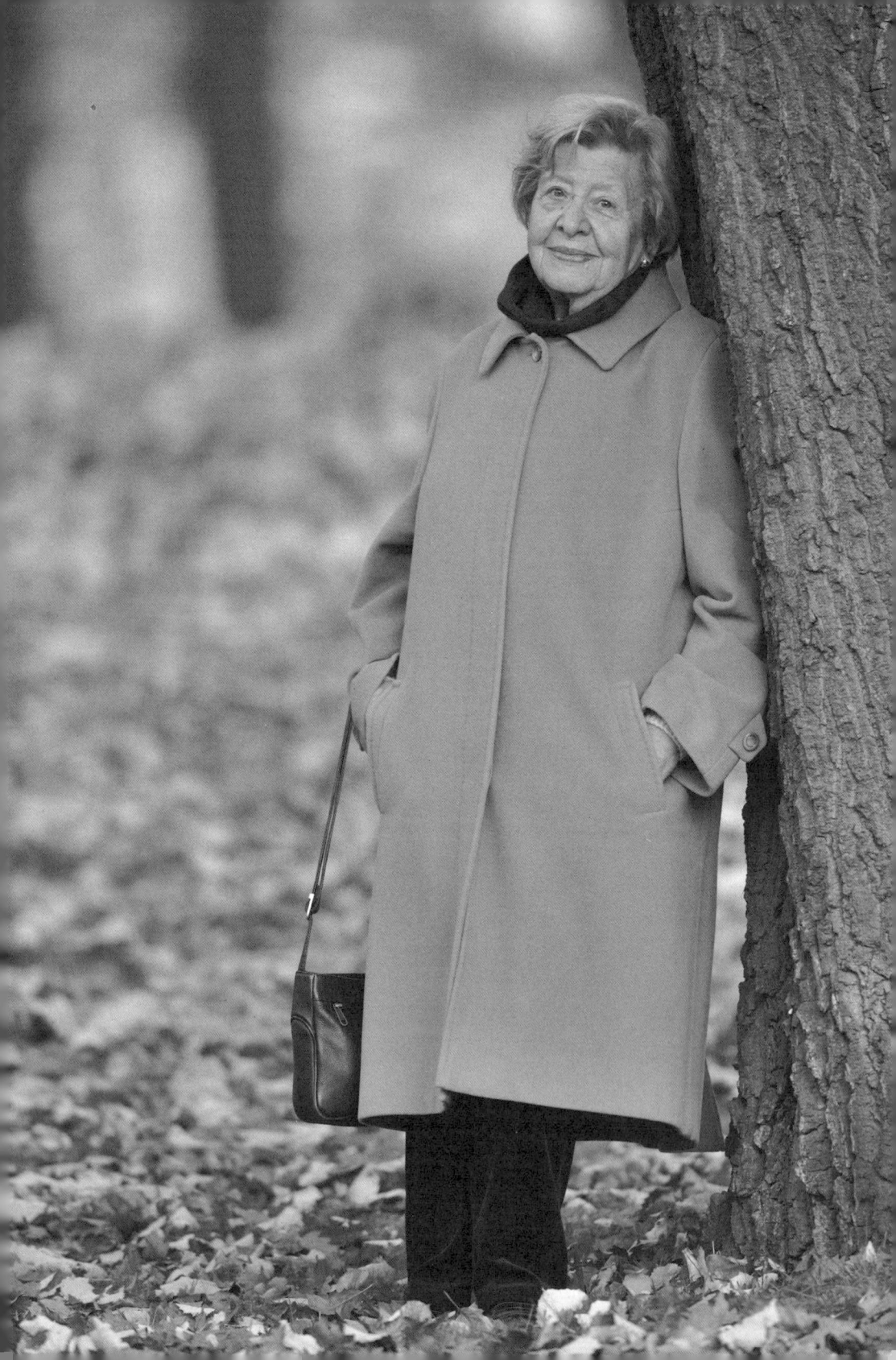

3. Die andere Welt

Hat sich der Verdacht bestätigt und hinter der häufigen Vergesslichkeit und dem zusehends schlechter werdenden Gedächtnis steckt tatsächlich eine Demenz, ist das oft ein Schock. Angst kommt auf, auch Wut und vor allem viele Fragen: Wie soll es weitergehen, was ist zu tun, wo gibt es Hilfe? Das ist nur zu verständlich, denn die Diagnose Demenz ist nicht so einfach zu verkraften. Zum einen ist die Krankheit immer noch nicht heilbar. Zum anderen verändert sie die Betroffenen nach und nach. Der stete Verlust von Hirnzellen wandelt das Wesen der geliebten Person – Nahestehende werden zu Fremden. Dieses zweite Gesicht, mit dem sich die Krankheit zeigt, wird vielfach noch belastender empfunden als der Verlust der Hirnleistung selbst.

Um den Betroffenen und ihrem Umfeld den Umgang mit ihrer Situation und besonders auch miteinander zu erleichtern, ist eines von enormer Bedeutung: die andere Welt, in die eine Demenz entführt, zu kennen und zu verstehen. Denn in diesem Universum haben die Dinge und Ereignisse einen vollkommen anderen Sinn, als ihn gesunde Menschen kennen und gewohnt sind.

Bevor es um Strategien gegen das Vergessen, konkrete Hilfsangebote, rechtliche und finanzielle Dinge geht, gehen wir deshalb auf eine Reise – in den Kosmos von Menschen mit Demenz.

Mit den Augen der Betroffenen

Wie nehmen Menschen mit Demenz ihre Krankheit wahr? Und wie erleben sie sich und ihre Umwelt? Dazu können sich die Betroffenen im frühen Stadium ihrer Erkrankung selbst noch gut äußern. Im weiteren Verlauf der Demenz wird dies jedoch zunehmend schwieriger und irgendwann unmöglich.

Deshalb es ist so wichtig, die Perspektive der Patienten zu kennen und auch einnehmen zu können. Dazu muss man berücksichtigen, dass Menschen mit Demenz versuchen, sich unsere Umwelt und unsere Realität mit den ihnen zur Verfügung stehenden kognitiven Möglichkeiten zu erklären.

Zwischen den Fronten

Ein gutes Gedächtnis ist fast jedem von uns wichtig. Schließlich steht es – zumal in unserer Leistungsgesellschaft – für Intelligenz, Wissen und Gesundheit sowie für Anerkennung und Erfolg. Ein schlechtes Gedächtnis ist deshalb einfach peinlich und sogar ein Makel. Deshalb lässt sich die erhebliche Verunsicherung und Angst der Betroffenen gut nachvollziehen, wenn sich das Gedächtnis trotz aller Anstrengungen langsam immer mehr verschlechtert. Vor allem auch die Scham: Probleme im »Oberstübchen« sind ein Tabuthema. Also wird alles dafür getan, die Fassade so lange wie möglich aufrechtzuerhalten. Denn was sollen die anderen von einem halten? Die Umwelt reagiert tatsächlich zunächst oft mit wenig Verständnis und interpretiert das Verhalten gründlich fehl. Deshalb werden die Bemühungen um das Kaschieren der geistigen Defizite weiter verstärkt. So stehen die Betroffenen im Anfangsstadium zwischen zermürbenden Fronten: dem stetig fortschreitenden Verlust ihrer kognitiven Fähigkeiten und dem aufreibenden Bemühen, dieses zu verdrängen und zu verstecken.

Als Betreuer eines Menschen mit Demenz muss man sich deshalb tatsächlich ein Stück weit in dessen Welt begeben und auf dieser Ebene mit ihm in Kontakt treten. Nur so lässt sich herausfinden, was der Betroffene braucht, was ihm guttut und was nicht. Und nur so lassen sich Reaktionen und Verhaltensweisen einordnen, die scheinbar sinnlos und unerklärlich sind. Auf dieser Basis sind die Ziele einer guten Pflege und Betreuung eines Menschen mit Demenz zu erreichen:

▸ Sein Wohlbefinden und seine Lebensqualität fördern.
▸ Auf ihn und sein verändertes, neues Wesen eingehen.
▸ Ihm größtmögliche Sicherheit und Vertrautheit vermitteln.
▸ Auf seine besonderen Bedürfnisse achten.
▸ Seine noch vorhandenen Fähigkeiten fördern und erhalten.
▸ Seine Selbstständigkeit möglichst lange bewahren.
▸ Erkennen und fördern, was ihm Freude macht.
▸ Ihm eine entspannte Atmosphäre frei von Überforderung, Bevormundung und Korrekturen schaffen.

Nachfolgend lesen Sie eine Zusammenfassung der Empfindungen und Veränderungen, wie sie von den Menschen mit Demenz und ihrer nächsten Umgebung wahrgenommen werden.

Die erste Phase

Dieses Stadium der Erkrankung ist häufig sehr belastend: Die Betroffenen empfinden es oft als narzisstische Kränkung, wenn ihre lange und mit großer Energie verheimlichten Defizite zu Tage treten. Entsprechend niedergeschlagen, depressiv und manchmal auch aggressiv sind sie. Im Zuge dessen ist auch die Gefahr eines Suizids, einer Selbsttötung, in dieser Phase am größten. Das betrifft besonders jene Erkrankten, die vormals sehr korrekt und intellektuell anspruchsvoll waren. Einzig die wenigen Menschen, die schon immer der Ansicht waren, ein »schlechtes« Gedächtnis zu haben, kommen mit der Bewältigung der Diagnose Demenz anscheinend ein wenig besser zurecht; offensichtlich trifft sie der schleichende Verlust ihrer geistigen Leistungskraft nicht ganz so hart.

Die mittlere Phase

Das Voranschreiten der Demenz ist zunächst vor allem geprägt durch das immer schlechter werdende Kurzzeitgedächtnis. Das Langzeitgedächtnis ist häufig noch vorhanden – jedoch wird sein willentlicher, bewusster Abruf schwerer. Dies geschieht zunehmend eher zufällig oder der Mensch mit Demenz verharrt regelrecht in seinen Erinnerungen. Diese können dann so plastisch und intensiv sein, dass sie mit der momentanen Realität verwechselt werden. So darf es nicht verwundern, wenn der Betroffene vielleicht mit 88 plötzlich erklärt, dass er nun ins Büro gehen oder die Tochter vom Kindergarten abholen muss. Die Zeiten – Vergangenheit, Gegenwart und Zukunft – vermischen sich zusehends und spielen nur noch eine untergeordnete Rolle. Unterschieden wird noch in »kurz« oder »lang«, ansonsten wird im Augenblick gelebt.

Paradoxerweise ist es eigentlich genau das, was man sich in gesunden Zeiten so oft vorgenommen hat: den Augenblick zu genießen, nicht in Gedanken schon vier Schritte weiter zu sein. Weniger schön ist, dass die Fähigkeit zum Treffen sinnvoller Entscheidungen und zum richtigen Einordnen von Situationen zunehmend schwindet. Die Beziehung zwischen Ursache und Wirkung kann nicht mehr erfasst werden. Ebenso kann die Orientierung im Raum und zu Objekten darin nicht mehr hergestellt werden. Die Eigenwahrnehmung und die Wahrnehmung durch die Umwelt entfernen sich zudem immer weiter voneinander.

Vergessen der eigenen Vergesslichkeit

Im Verlauf der Demenz wird die Kluft zwischen Selbst- und Fremdwahrnehmung immer größer: Das Verhalten der Betroffenen ist geprägt durch das Vergessen der eigenen Vergesslichkeit. So wird beispielsweise das soziale Verhalten anderer oft noch sehr genau wahrgenommen und teilweise empört kritisiert – obwohl es vielleicht weitaus verträglicher ist als das eigene. Und das sind beileibe nicht die einzigen Fehleinschätzungen. Menschen mit Demenz füh-

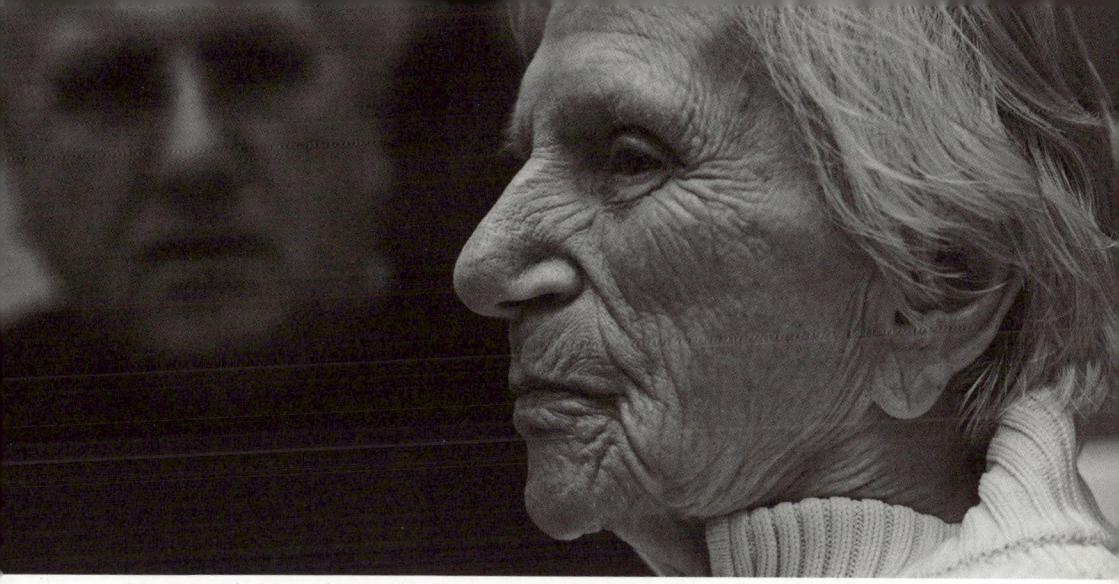

Mit Fortschreiten der Demenz verändert sich die Wahrnehmung der Umwelt.

len sich vielfach keineswegs hilflos, gebrechlich oder krank. Ihnen fehlt die so genannte Krankheitseinsicht, deshalb **können** sie sich selbst gar nicht als krank wahrnehmen. Vielmehr sind sie in ihren Augen durchaus noch sehr rüstig, leistungsfähig, gesund sowie vor allem selbstständig.

Für die Erkrankten ist diese verzerrte Wahrnehmung genau genommen ein Geschenk. Denn sie ermöglicht es ihnen, sich selbstständig und jung zu fühlen und aus der ihnen eigenen Logik heraus sinnvoll zu handeln. Weniger positiv wirkt es sich indessen auf ihr Umfeld aus, wenn Menschen mit Demenz aus dieser Sicht der Dinge heraus jede Hilfe konsequent ablehnen. Das macht es für die Angehörigen mitunter sehr schmerzhaft, vielleicht dringend nötige Maßnahmen auch gegen den Widerstand der Erkrankten durchzusetzen.

Die späte Phase

Darüber, wie das späte Stadium einer Demenz wahrgenommen wird, ist wenig bekannt. Dies liegt in der Natur der Erkrankung begründet. Schließlich sind die Fähigkeiten zur Mitteilung nur noch sehr rudimentär oder gar nicht mehr vorhanden. Das gilt auch für die nonverbale Kommunikation. Die Erkrankten fühlen sich zweifelsohne immer fremder in ihrer Umwelt. Dies äußert sich in einem

67

verstärkten Bedürfnis nach Nähe, Berührungen und emotionaler Zuwendung: In den Wogen des Vergessens ist die Hand des Pflegenden ein dringend benötigter Anker.

Vielleicht kann uns die Theorie einiger Experten, die diese Phase der Erkrankung mit einem traumähnlichen Empfinden vergleichen, dabei helfen, die Erlebenswelt von Menschen im späten Stadium der Demenz leichter zu begreifen. In unseren Träumen sind Zeit und Raum aufgehoben, wir haben ein anderes Alter, sind an fremden Orten, erleben ungewöhnliche Dinge, verhalten uns vielleicht völlig inakzeptabel und können uns nach dem Aufwachen nur noch an Weniges erinnern. Eine interessante These, die es uns Gesunden vielleicht ermöglicht, ab und zu in das Erleben von Menschen mit Demenz einzutauchen. Dieses Verständnis für die Welt des Erkrankten ist unendlich wichtig.

Wir sind ein Team

Einen Menschen mit Demenz auf seinem Weg mit der Krankheit zu begleiten, ist Teamarbeit, jeden Tag in vielen Situationen und mit jedem Tag mehr. Das betrifft vor allem den Umgang und die Kommunikation miteinander. Da der Betroffene immer weniger in der

Den Lebensweg verfolgen

Unsere Biographie prägt uns: Sie formt unser Selbstbild, unsere Persönlichkeit und Identität sowie unsere Umgangsformen. Aus diesem Grund ist es so wichtig, den Lebensweg eines Menschen mit Demenz zu kennen und ihn gemeinsam mit ihm zurückzuverfolgen. Dieser Kontakt zur eigenen Biographie gibt dem Erkrankten Sicherheit und hilft ihm, sein Selbst etwas länger festhalten zu können.

Außerdem entdeckt der Betroffene dabei sicherlich auch Dinge wieder, auf die er stolz ist – die Fähigkeiten von einst sind zwar nicht mehr vorhanden, aber es gab sie. Nicht zuletzt ist die Biographie eine wichtige Quelle dafür, ungewöhnliche Verhaltensweisen besser nachzuvollziehen und angemessener mit dem Erkrankten umzugehen.

Lage dazu sein wird, seinen Teil zum Miteinander beizutragen, muss dies zunehmend das Umfeld übernehmen. Begegnen und Kommunizieren müssen sich der Krankheit entsprechend anpassen, und auch die Gestaltung des Lebensbereichs muss darauf abgestimmt werden.

Vertrautheit, Sicherheit, Geborgenheit

Diese drei Dinge brauchen Menschen mit Demenz am allermeisten und sie stellen zugleich eine anspruchsvolle Herausforderung dar. Denn in ihrem Vergessen vereinsamen die Betroffenen innerlich immer mehr und verlieren den Halt. Um dies zu verhindern und möglichst viel an Vertrautheit, Sicherheit und Geborgenheit zu vermitteln, helfen Ihnen folgende Tipps und Vorschläge.

»Hilfs-Ich« werden

Hier erhalten Sie eine Art Spickzettel für den täglichen Umgang mit dem Betroffenen. Dieser hilft Ihnen auch dabei, ein wenig zum »Hilfs-Ich« zu werden, das den Erkrankten unterstützt und respektiert.

▸ Versuchen Sie immer wieder, sich in die Erlebenswelt des Menschen mit Demenz einzufühlen. In dieser ist sein Verhalten logisch. Und vergessen Sie nicht, dass schwieriges Verhalten keine Schikane, sondern Folge der Erkrankung ist (S. 74).

▸ Bemühen Sie sich, stets Ruhe und Gelassenheit auszustrahlen.

▸ Vermeiden Sie Reizüberflutung, unübersichtliche Situationen und Unruhe. Das verunsichert und verängstigt Menschen mit Demenz.

▸ Üben Sie normale tägliche Aktivitäten mit dem Erkrankten, aber schaffen sie keine künstlichen Trainingssituationen. Diese würden nur Leistungsdruck erzeugen, der dem Betroffenen ein weiteres Mal seine Defizite aufzeigt.

▸ Stellen Sie sich auf den verlangsamten Zeittakt des Erkrankten ein und berücksichtigen Sie seine kürzere Konzentrationsspanne.

▸ Vermeiden Sie jeglichen Leistungs- und Zeitdruck.

▸ Knüpfen Sie oftmals an Bekanntes von früher an und pflegen Sie Rituale.

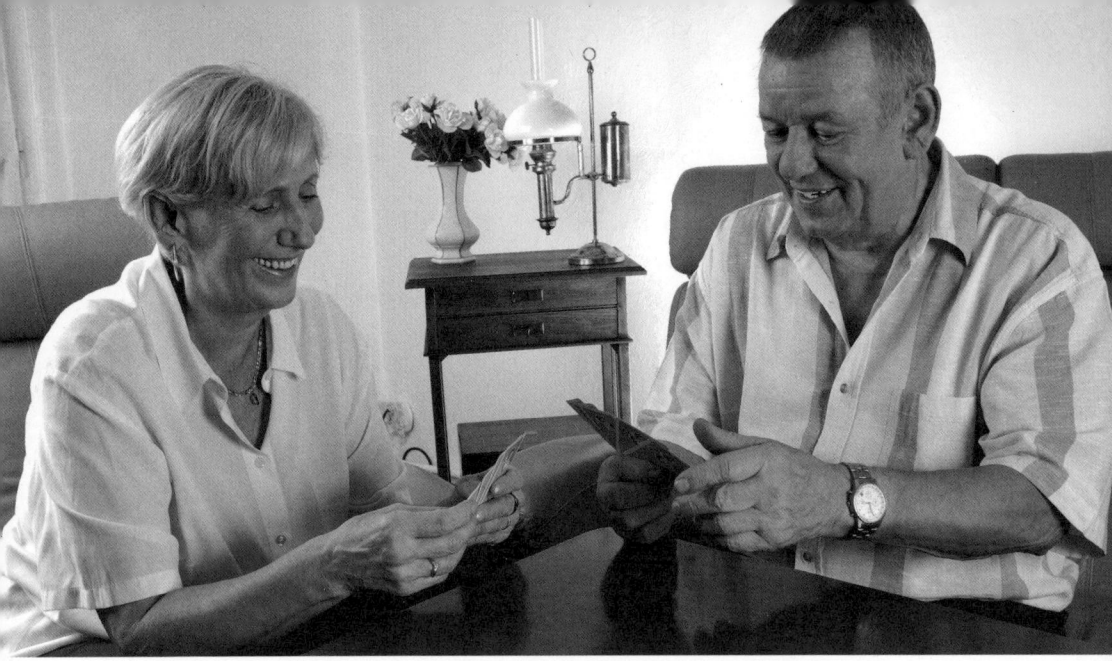

Oft sind es Kleinigkeiten, die das tägliche Miteinander erleichtern.

▸ Wiederholen Sie Aktionen und Aussagen. Das ist für Menschen mit Demenz angenehm.
▸ Korrigieren Sie Ansichten und Äußerungen des Betroffenen nicht – er hat seine eigene Realität erlangt. Diese mag von der Sichtweise eines gesunden Menschen abweichen. Diskussionen sind aber völlig sinnlos, da sie auf unterschiedlichen Ebenen stattfinden würden.
▸ Auch wenn es manchmal sehr schwerfällt: Schimpfen Sie nicht und vermeiden Sie Vorwürfe oder Kritik. Zum einen ist es völlig sinnlos, zum anderen macht es die Erkrankten betroffen und verwirrt sie noch mehr.
▸ Weisen Sie den Erkrankten möglichst häufig auf seine noch vorhandenen Ressourcen hin und fördern Sie diese. Das macht ihm Freude und stärkt sein Selbstwertgefühl.
▸ Versuchen Sie, den Betroffenen weder zu über- noch zu unterfordern. Das Gleiche gilt für Ihre Fürsorglichkeit. Beides sind schwierige Spagate, die jedoch mit der Zeit immer besser gelingen.
▸ Lassen Sie sich nicht in den Zwiespalt zwischen Ihren eigenen Vorstellungen und jenen des Menschen mit Demenz hineinziehen. Es gibt hier kein »richtig« oder »falsch«.

Mehr als tausend Worte

Die Wahrnehmung und das Verständnis ändern sich bei Menschen mit Demenz im Lauf ihrer Krankheit grundlegend. Das wirkt sich auch sehr deutlich auf ihre Kommunikation und ihre Sprache aus. Nicht von ungefähr ist der sprachliche Ausdruck von Menschen mit Demenz oft das Spiegelbild ihres inneren Chaos.

Mit zunehmendem Krankheitsverlauf verkümmern die verbalen kommunikativen Fähigkeiten immer mehr. Die Stimme wird ausdrucksärmer, monotoner und leiser, bis irgendwann gar nicht mehr gesprochen wird. Auch das Verständnis der Sprache geht verloren, der Sinn der Worte wird nicht mehr verstanden. Mediziner nennen das Aphasie. Entsprechend wird die nonverbale Kommunikation immer bedeutender (S. 113).

Werden Sie Souffleur

Im Theater hilft der Souffleur den Schauspielern, wenn sie ihren Text vergessen oder die nächste Szene nicht mehr exakt im Kopf haben. Menschen mit Demenz brauchen hin und wieder auch einen Souffleur, denn sie wollen gerne kommunizieren und sich ihrer Umwelt mitteilen. Viele Betroffene sind oftmals regelrecht verzweifelt darüber, wenn ihnen das immer weniger gelingt.

Um ihnen dabei zu helfen, mit ihrer Umwelt zu kommunizieren und diese auch zu verstehen, sollten Sie:

▸ klar, langsam und nicht zu laut sprechen sowie eher in tiefer als in hoher Tonlage,
▸ kurze und einfache Sätze formulieren,
▸ konkrete Aussagen machen,
▸ das noch vorhandene Altgedächtnis mit bekannten Redewendungen oder Sprichwörtern ansprechen – im wahrsten Sinn des Wortes,
▸ W-Fragen vermeiden wie »Warum tust du das?« oder »Was möchtest du trinken?«,
▸ keine offenen Fragen stellen; also nicht »Möchtest du Spaghetti, Steak oder Erbsensuppe?«, sondern »Möchtest du Steak?«,

▸ Gesagtes rücksichtsvoll wiederholen, das hilft dem Erkrankten beim Verständnis,
▸ Äußerungen mit Gegenständen verdeutlichen, etwa den Vorschlag zu einem Spaziergang mit den entsprechenden Schuhen,
▸ geduldig und unvoreingenommen zuhören,
▸ den Erkrankten nicht unterbrechen, auch nicht bei längeren Pausen,
▸ der Erzählung durch Blickkontakt und eine zugewandte Körperhaltung aufmerksam folgen,
▸ den Betroffenen bei unsinnigen oder falschen Aussagen nicht korrigieren oder kritisieren – seine Ansichten machen für ihn schließlich Sinn.
▸ Nicht wie mit einem kleinen Kind sprechen – das ist nicht nur bei Menschen mit Demenz respektlos und deshalb zu vermeiden (S. 73).

Eine andere Sprache

Kommunikation und Wahrnehmung der Umwelt erfahren durch die Demenz einen grundlegenden Wandel: Die Betroffenen verständigen sich zunehmend ohne Worte, da sie ihre Sprachfähigkeit und ihre verbalen Ausdrucksmöglichkeiten immer mehr verlieren. Deshalb wird zunehmend die Körpersprache anstatt oder zusätzlich zur verbalen Kommunikation eingesetzt. Für das Umfeld ist das zunächst ungewohnt, da wir normalerweise sehr auf das Gesicht fixiert sind. Aus diesem Grund übersehen wir nur allzu schnell, dass Hände, Arme und Beine auch eine Sprache sprechen und vielleicht sogar gegenteilige Botschaften als das Gesicht senden.

Infolge der »anderen« Sprache, die sie nun nutzen, werden die Betroffenen auch wesentlich sensibler für die Signale der Körpersprache anderer Menschen. Sie verlieren zwar die Fähigkeit, Gesichter zu identifizieren, können den Gesichtsausdruck aber weiterhin gut deuten. Deshalb können die Betroffenen die Verfassung ihres Gegenübers an dessen Stimme, Körperhaltung und Mimik bestens erkennen. Und: Sie durchschauen oft, wenn wir versuchen, unser Befinden zu kaschieren oder zu vertuschen.

Verschlüsselte Botschaften

Während Menschen mit Demenz nonverbale Botschaften gut dechiffrieren können, wird für ihre Umwelt die Interpretation ihrer Körpersprache zusehends schwieriger, da sie sukzessive spärlicher und undeutlicher ausfällt. So werden die Botschaften der Betroffenen immer verschlüsselter. Dies sollten Sie ebenfalls im Umgang mit den Erkrankten wissen und berücksichtigen.

Die Mimik bleibt erhalten, wird aber schwächer. Die Bedeutung von Gesichtsausdrücken ist daher oft unklar. Feinere Nuancen von Emotionen wie Freude oder Ärger sind beispielsweise nur noch schwer zu erkennen. In emotional neutralen Situationen wirken die Gesichter vieler Betroffener regelrecht erstarrt. Außerdem stellen Menschen mit Demenz im fortgeschrittenen Stadium kaum noch Blickkontakt her. Ausnahmen sind rituelle Situationen wie etwa Begrüßungen.

Die Gestik ist nach wie vor flüssig, aber langsamer, weniger komplex und daher unverständlicher. Lediglich aus der Körperhaltung lassen sich noch lange Schlüsse ziehen: Zuwenden und Vorbeugen des Oberkörpers zeigen Kommunikationsbereitschaft und Interesse des Betroffenen an. Das Abwenden lässt hingegen auf Desinteresse, Distanz und Abneigung schließen.

Es sind keine Kinder

Menschen mit Demenz sind in der Regel ältere Menschen, die ihr eigenes – oft spannendes und faszinierendes – Leben gelebt haben. Sie bleiben ungeachtet ihrer Erkrankung erwachsene Menschen, denen trotz ihrer kognitiven Einschränkungen mit Respekt und Achtung begegnet werden muss. Verniedlichungen wie etwa »mein kleiner Prinz« oder »meine Süße« oder auch das Verwenden von Babysprache sind völlig fehl am Platz. Ebenso sollte das Duzen der Betroffenen durch Pflege- und Betreuungskräfte unterbleiben. Lediglich in einigen Ausnahmen, die ein besseres Miteinander erlauben und dann deutlich der Umwelt kommuniziert werden müssen, ist dies angemessen.

Ist das alles schwierig

Vieles sieht aus Sicht eines Menschen mit Demenz ganz anders aus als für Nicht-Betroffene. Nämlich mitunter so, dass ihn seine Umwelt mal wieder total falsch versteht. Denn natürlich darf er die Blumen aus der Vase aufessen. Die sind schließlich so schön gelb und rosa und deshalb bestimmt lecker. Und selbstverständlich ist es wahr, dass Herr XY Geld aus seinem Portemonnaie geklaut hat. Der hat ihn schließlich schon so seltsam angesehen. Und natürlich will der Betroffene heute keinen sehen und hat schon gleich gar keine Lust, sich nachher in die Sonne zu setzen.

Uff, ist das alles schwierig. Da gibt man sich andauernd solche Mühe und wird nur noch getadelt und sogar beschimpft. Mitunter wird man auch noch richtig aggressiv angegriffen. So ist das eben. Menschen mit Demenz tun und lassen, was sie gerade wollen.

Von wegen. Hinter dem vermeintlichen »wollen« steckt etwas ganz anderes.

Was tun und wie?

Irgendjemand hat mal gesagt: Einen Menschen mit Demenz zu betreuen und zu pflegen, bedeutet 365 Tage Abenteuer im Jahr. Das trifft es ziemlich gut. Schließlich sorgen die Erkrankten mit ihrem Verhalten immer wieder für Überraschungen, positive wie negative. Des Weiteren bereiten sie immer mal wieder Sorgen und oft immense Anstrengungen. Und vor allem: Sie stellen ihr Umfeld immer wieder vor Fragen. Diese tagtäglichen Abenteuertrips, auf die einen die Erkrankten schicken, sind ein fester und insofern natürlicher Bestandteil der Krankheit: nicht zu ändern und auch nicht mit schlechten Absichten versehen. Ebenso wie bei Gesunden wird auch das Verhalten von Menschen mit Demenz unter anderem durch Unwohlsein, Beklemmung, Angst und emotionale Bedürfnisse beeinflusst. Nur sind die Anpassungsmöglichkeiten des Erkrankten an solche Empfindungen durch die Demenz eingeschränkt. Wenn wir das nicht verinnerlichen, tragen wir unseren Teil zu schwierigen Situationen bei. Außerdem gilt es zu verstehen, dass viele Verhaltensweisen etwas mit den früheren Lebensweisen und -gewohnheiten des Menschen mit Demenz zu tun haben. Dieser Umstand muss bei den Reaktionen der Betroffenen berücksichtigt werden – Unverständnis vergrößert die Probleme nur. Nicht zuletzt ist es wichtig zu wissen, dass jegliches herausfordernde Verhalten der Betroffenen aus ihren Defiziten resultiert. Ziel ist es folglich, sie von ihren Defiziten abzulenken.

Auf den folgenden Seiten werden Ihnen Wege aufgezeigt, wie Sie besser mit bestimmten schwierigen Situationen umgehen können. Vorab aber noch einmal eine Zusammenfassung von Verhaltensweisen, die den Umgang miteinander angenehmer und leichter gestalten.

- Gewöhnen Sie sich an, stets möglichst ruhig, entspannt und freundlich zu sein.
- Versuchen Sie, sich in die Lage des Betroffenen zu versetzen.
- Denken Sie immer daran, dass Probleme nicht durch bösen Willen, sondern durch die Demenz verursacht werden.
- Versuchen Sie in schwierigen Situationen, sich zu lösen und das Verhalten des Erkrankten als neutraler Beobachter zu sehen.
- Vermeiden Sie unvermittelte Handlungen oder Bewegungen, denn diese könnten als bedrohlich missverstanden werden.
- Nähern Sie sich dem Erkrankten nicht abrupt von hinten. Das kann ihn erschrecken und entsprechende impulsive Reaktionen auslösen.
- Nehmen Sie Augenkontakt auf oder berühren Sie eventuell den Menschen, um Vertrauen herzustellen.
- Reden Sie nie in Anwesenheit des Betroffenen so, als sei er nicht da.
- Achten Sie stets die Persönlichkeit in dem Erkrankten, die er oder sie einmal war.
- Erklären Sie immer, was Sie tun, z. B. dass Sie keine Schmerzen verursachen oder nichts Schlimmes tun.
- Geben Sie dem Betroffenen stets genug Zeit, zu reagieren.
- Versuchen Sie nie, anzutreiben oder zu drängeln.
- Nehmen Sie Ablehnung nicht persönlich.
- Achten Sie auf Kontinuität und Beständigkeit im Miteinander.

Immer auf Achse

Kaum hat sich der Erkrankte auf den Stuhl gesetzt, steht er schon wieder auf. Das Mittagessen wird kalt? Egal, es gibt Wichtigeres zu erledigen. Nämlich in allen Räumen umherwandern, einmal kurz auf den Balkon schauen und dann die Treppe hinunter- und wieder hinaufgehen.

Diese Rastlosigkeit ist ein ganz typisches Phänomen bei Menschen mit Demenz: Manche wandern einfach im Haus oder in der Wohnung herum, andere wollen nach draußen. Sind die Betroffenen dann dort, wo sie hinwollten, haben sie oftmals bereits vergessen, warum sie überhaupt dorthin gegangen sind. Sie kehren um und beginnen eine neue Tätigkeit.

Auch die Hände können ständig in Bewegung sein. So wird beispielsweise an der Tischdecke gezupft, die Strickjacke unermüdlich auf- und zugeknöpft oder werden die Finger geknetet. Auf diese Weise spüren Menschen mit Demenz sich und ihren Körper (S. 138).

Ich bin dann mal weg

Ein Schreckgespenst beim Umgang mit Menschen mit Demenz: Sie laufen einfach weg. Der Kranke war nur kurze Zeit unbeaufsichtigt, und schon hat er das Zuhause oder die Einrichtung verlassen, in der er lebt. Das Weglaufen stellt ein großes Problem dar, da viele der Betroffenen bereits Schwierigkeiten mit der Orientierung haben. Entsprechend kann es passieren, dass sie von ihrem Ausflug nicht mehr zurückfinden und hilflos umherirren. Dazu kommt die erhöhte Unfallgefahr. Denn rote Lichter oder Männchen an der Ampel werden nicht mehr wie selbstverständlich als Signal zum Stehenbleiben erkannt. Ebenso werden Straßen und das Überqueren derselben vielleicht nicht mehr als Situationen wahrgenommen, die besondere Achtsamkeit erfordern.

Nicht zuletzt ist das Weglaufen auch aus rechtlicher Sicht äußerst problematisch. Wer haftet, wenn der Erkrankte verunglückt, andere Menschen schädigt oder Sachgegenstände beschädigt?

Das ewige Hin und Her ist für pflegende Angehörige enorm anstrengend. Schließlich müssen sie den Erkrankten permanent im Auge behalten und ihn unter Umständen von gefährlichen Stellen zurückholen – etwa von der steilen Treppe oder dem Balkongeländer, über das sich der Betroffene gerade viel zu weit beugt. Zugleich gilt es, bei diesem sorgsamen Aufpassen stets darauf zu achten, den Menschen mit Demenz nicht zu sehr in seiner Bewegungsfreiheit einzuschränken.

Was dahintersteckt

Das Bedürfnis nach Umherlaufen und ständiger Bewegung wird häufig durch innere Unruhe und Nervosität bedingt. Sie sind Anzeichen der krankhaften Veränderungen, die sich im Gehirn des Betroffenen vollziehen.

Weitere Auslöser für das ruhelose Hin und Her können Langeweile und Unbehagen an dem Ort sein, an dem sich der Erkrankte gerade befindet. Da er nicht mehr ausdrücken kann »hier gefällt es mir nicht« oder »es zieht so stark durch das Fenster«, steht er einfach auf und geht weg.

Oftmals haben die Betroffenen das Gefühl, schlicht am falschen Ort zu sein: Sie haben vergessen, dass dies ihr Zuhause ist, und begeben sich entsprechend auf die Suche nach ihrem vermeintlichen »richtigen« Heim.

Manchmal drückt das ständige Wandern auch aus, dass der Betroffene auf der Suche ist: nach einem Gegenstand, einem Menschen oder einer Situation aus der Vergangenheit, nach Geborgenheit und Ruhe.

Wichtig zu wissen ist zudem, dass das Gehen eine ganz besondere Bedeutung für Menschen mit Demenz hat. Da es zu den wenigen Dingen gehört, die sie noch recht lange selbstständig ausführen können, stärkt es ihr Selbstwertgefühl und ihre Gemütsverfassung ungemein. Sehr frei nach Descartes könnte man sagen: »Ich gehe, also bin ich.«

Wie am besten zu reagieren ist

▸ Lassen Sie den Betroffenen einfach laufen – natürlich in einer Umgebung, in der ihm nichts zustoßen kann. Dies befriedigt den Bewegungsdrang und ist insofern oft eine gute Lösung in rastlosen Momenten.

▸ Versuchen Sie, den Erkrankten zu beschäftigen und ihn so vor Langeweile zu bewahren. Dazu eignen sich sehr gut einfache Tätigkeiten im Haushalt wie beispielsweise Wäsche zusammenlegen oder Blumengießen (S. 163).

▸ Schimpfen Sie auf keinen Fall und wenden Sie auch keine Maßnahmen wie gewaltsames Festhalten an. Das verschlimmert die Unruhe nur und versetzt den Erkrankten zudem in Angst und möglicherweise auch in Wut.

▸ Ein Ortswechsel – etwa in ein anderes Zimmer oder auf den Balkon – oder eine Aufgabe können den Zustand der Rastlosigkeit oft recht rasch bessern.

▸ Beobachten Sie den Wanderdrang. Vielleicht können Sie herausfinden, ob es dafür eine Regel oder einen Auslöser gibt, und so rechtzeitig versuchen, den Erkrankten abzulenken.

▸ Sorgen Sie dafür, dass der Betroffene regelmäßige und ausreichende körperliche Bewegung hat. Nicht selten ist die Unruhe auch ein Zeichen für Bewegungsmangel.

▸ Stellen Sie sicher, dass nicht körperliche Beschwerden wie z. B. Schmerzen der Auslöser für das Umherwandern sind – der Betroffene also nicht etwa versucht, seinem Unwohlsein »davonzulaufen«.

▸ Im Lebensumfeld des Erkrankten sollten möglichst wenige Veränderungen vorgenommen werden. Eine gleichbleibende, vertraute Umgebung ist nicht nur im Hinblick auf die charakteristische Rastlosigkeit sehr wichtig. So wirken sich Umzüge nicht von ungefähr meist negativ auf einen Menschen mit Demenz aus: Das Zurechtfinden an dem neuen Ort kann immense Probleme bereiten.

▸ Das Zuhause und besonders, falls vorhanden, der Garten sollten unbedingt so gestaltet sein, dass der Erkrankte gefahrlos darin

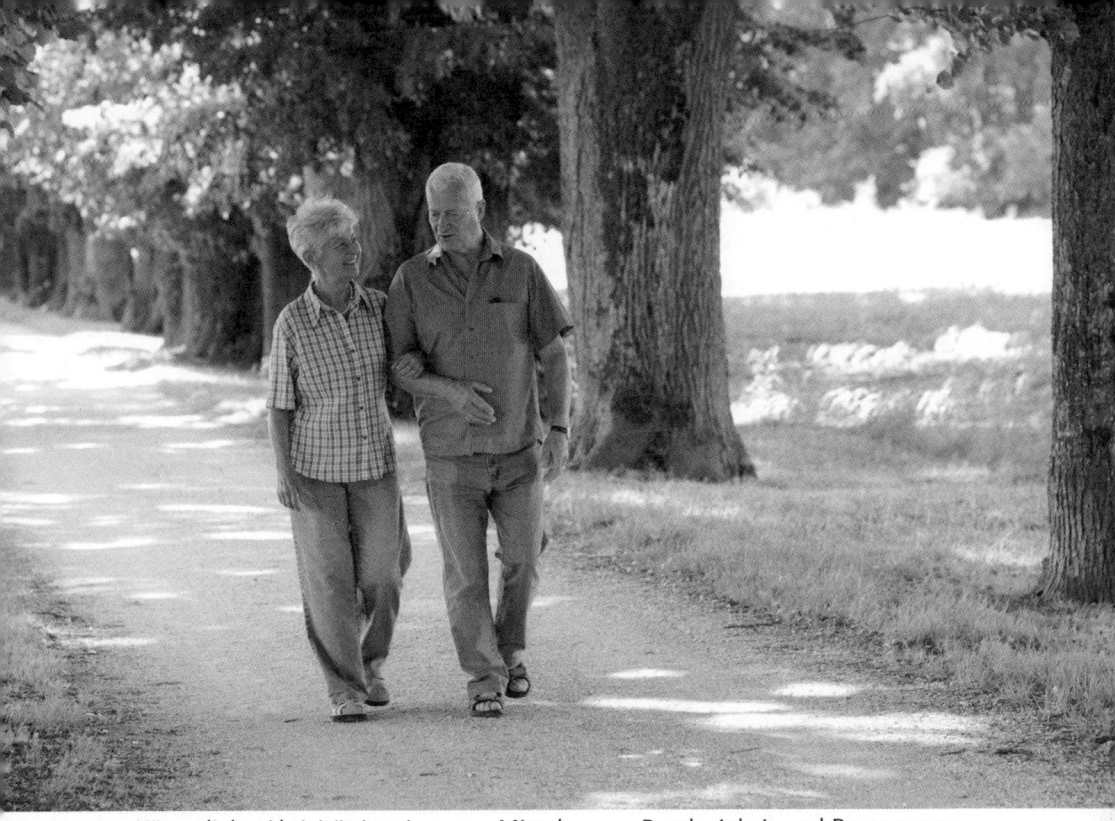

Körperliche Aktivität ist ein gutes Mittel gegen Rastlosigkeit und Bewegungs-drang.

umherwandern kann. Informieren Sie Ihre Nachbarn über die Neigung zum Umherwandern und Weglaufen. So können diese Sie unterstützen und sind auch nicht erstaunt über das Verhalten des Betroffenen.

▸ Ist es dann doch passiert und der Erkrankte hat das Zuhause unbemerkt verlassen, geraten Sie bitte nicht in Panik. Suchen Sie in der Nachbarschaft und an Plätzen nach ihm, wo er oder sie gerne ist oder früher gerne war. Falls das ohne Erfolg bleibt, informieren Sie die Polizei.

▸ Last but not least etwas ganz Wichtiges: Sorgen Sie in jedem Fall dafür, dass man den Erkrankten identifizieren und so auch wieder nach Hause bringen kann. Dazu empfiehlt sich beispielsweise eine Kette oder ein Armband mit Namen, Adresse und Telefonnummer, die der Betroffene stets trägt. Hilfreich ist auch ein GPS-Sender, etwa im Handy oder in der Kleidung des Erkrankten.

Tagsüber matt, nachts aktiv

Der zu Betreuende steht nachts auf, wühlt in Schubladen herum, macht alle Lichter an oder zieht sich an, um aus dem Haus zu gehen – kurz, er macht die Nacht zum Tag. Tagsüber ist er dann, wenig erstaunlich, müde und teilnahmslos.

Der nächtliche Aktionsdrang ist für die Angehörigen eine große, vor allem auch meist gesundheitliche Belastung. Denn sie werden nachts oft geweckt und können den entgangenen Schlaf tagsüber kaum nachholen.

Was dahintersteckt

Mit zunehmendem Alter ändert sich das Schlafverhalten ohnehin: Man schläft nicht mehr ununterbrochen die gesamte Nacht durch, sondern wacht schon nach wenigen Stunden wieder auf und benötigt oft auch insgesamt weniger Schlaf als in jüngeren Jahren.

Bei Menschen mit Demenz findet außerdem häufig eine Umkehrung des normalen Tag-Nacht-Rhythmus statt. So dösen sie tagsüber und sind dann nachts verständlicherweise wach. Darüber hinaus verlieren auch viele der Betroffenen die Fähigkeit, zwischen Tag und Nacht zu unterscheiden.

Wie am besten zu reagieren ist

▸ Achten Sie darauf, dass sich der Betroffene tagsüber ausreichend bewegt. Anregungen dazu finden Sie ab Seite 138.
▸ Der Erkrankte sollte außerdem tagsüber möglichst nicht zu viele Nickerchen halten.
▸ Ab dem Nachmittag sollten keine aufputschenden Getränke wie Kaffee oder schwarzer Tee serviert werden.
▸ Vermeiden Sie möglichst vor dem Zubettgehen aufwühlende oder emotional belastende Dinge wie aufregende Fernsehsendungen oder laute Musik.
▸ Sorgen Sie dafür, dass sich der Mensch mit Demenz in seinem Bett und seinem Schlafzimmer wohlfühlt.

▸ Da das nächtliche Herumirren im Dunkeln zu Unfällen und Verletzungen führen kann, sorgen Sie für eine gute Nachtbeleuchtung.

▸ Die Haus- oder Wohnungstür sollte so verschlossen sein, dass der Erkrankte sie nicht öffnen kann. Installieren Sie zur Sicherheit auch einen Bewegungsmelder in diesem Bereich.

▸ Klären Sie mit dem Arzt ab, ob eventuell Medikamente daran schuld sind, dass der Betroffene tagsüber müde ist und deshalb nachts nicht schlafen kann. So verstärken etwa falsch dosierte Beruhigungsmittel die nächtliche Aktivität.

Schimpfen, um sich schlagen – nur Wut im Bauch

»Hau ab«, »lass mich in Ruhe«, »fass mich nicht an«. Oder sogar noch schlimmer: schlagen, beißen und mit Gegenständen um sich werfen. Manchmal genügt scheinbar eine Nichtigkeit, und der Erkrankte reagiert derart aggressiv.

Aggressionen sind, egal, ob verbal oder tätlich, ein »heißes Eisen« in der Betreuung und Pflege von Menschen mit Demenz. Was alles geschehen kann, wenn sich die Erkrankten aggressiv verhalten, ist breit gefächert und sogar in mancher Schlagzeile nachzulesen. Leider können solche Momente auch zum Alltag eines Lebens mit Demenz gehören. Der Versuch einer positiven Deutung: Aggressivität ist bei allem Negativem auch ein Zeichen von Lebendigkeit und manchmal ist es besser, der Erkrankte zeigt Emotionen statt nur Lethargie.

Was dahintersteckt

Aggressionen sind keine Seltenheit bei Demenz – selbst die sanftmütigsten Menschen können im Verlauf der Erkrankung aggressiv werden. Auslöser dafür sind allerdings weniger die Veränderungen im Gehirn. Vielmehr sind es die rundum erschwerten Umstände, in denen die Betroffenen sich befinden. Sie leben in einer Situation, in der sich nahezu täglich etwas verändert – in der Regel zu ihrem Nachteil. So etwas macht Angst (was kommt als Nächstes?) und aggressiv. Das sind eigentlich völlig nachvollziehbare, logische Reaktionen.

Weitere Gründe für aggressives Verhalten sind die Frustrationen, von denen die Betroffenen täglich genügend erleben. Nichts klappt, ständig muss man um Hilfe bitten. Das nagt selbst am stärksten Selbstbewusstsein und erzeugt Wut.

Im weiteren Verlauf der Demenz werden auch immer öfter die Absichten anderer oder bestimmte Situationen missverstanden, was ebenfalls zu Aggressionen führen kann. So fühlen sich die Betroffenen etwa angegriffen, weil ein vermeintlich Fremder ihnen ihr Frühstück bringt oder sie anziehen möchte und dazu an ihrer Hose herumnestelt.

Wie am besten zu reagieren ist

▸ Versuchen Sie, ruhig und gelassen zu bleiben.
▸ Beruhigen Sie den Betroffenen.
▸ Unter Umständen ignorieren Sie die Aggressionen – soweit diese es noch zulassen.

Liebevolles Verständnis, Einfühlungsvermögen und Gelassenheit – unerlässlich bei der Pflege.

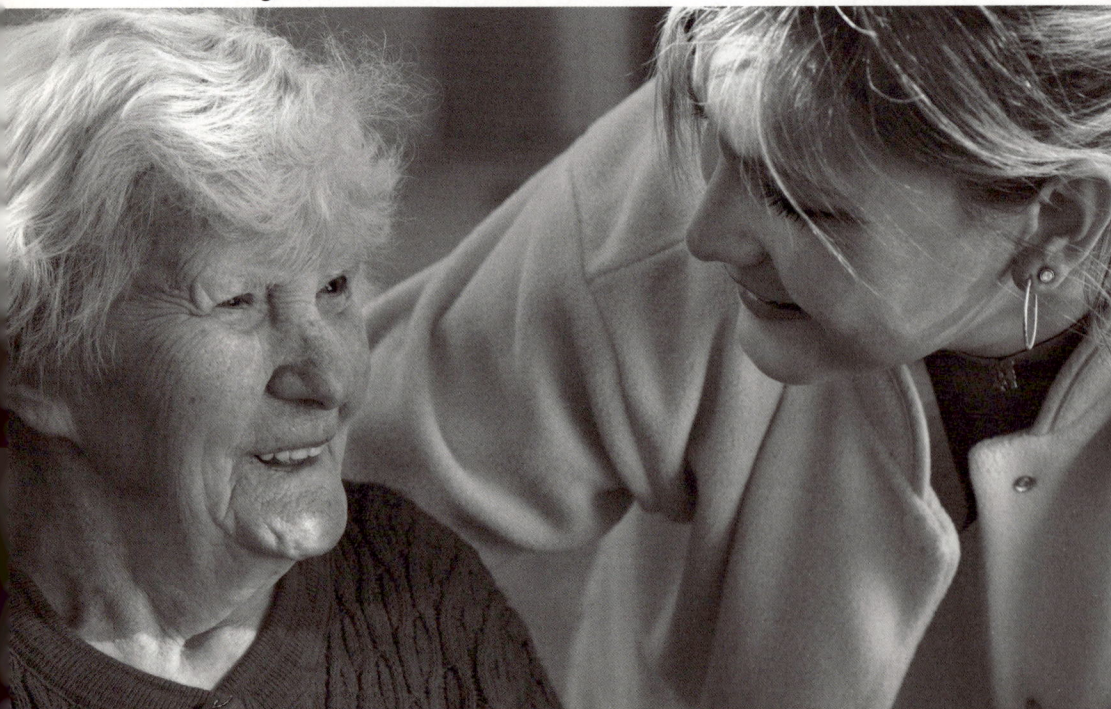

▸ Nehmen Sie das Verhalten nicht persönlich und reagieren Sie entsprechend nicht gekränkt.

▸ Versuchen Sie, abzulenken. Machen Sie den Vorschlag, jetzt etwas anderes zu tun, was der Erkrankte sonst gerne tut.

▸ Achten Sie auf Ihre eigene Sicherheit. Menschen mit Demenz können trotz ihrer Krankheit kräftiger sein, als man annimmt: Halten Sie sich einen Weg offen, um auch räumlich aus der schwierigen Situation herauszukommen. Lernen Sie, sich sanft aus festen Zugriffen zu lösen.

▸ Versuchen Sie keinesfalls, den Erkrankten festzuhalten, sondern lassen Sie ihm Raum. Auf der anderen Seite kann intensiver Körperkontakt – festes Umarmen, die Hände halten – manchmal die Aggression zum Abklingen bringen und beruhigen. Finden Sie heraus, was im individuellen Fall das Beste ist.

▸ Zeigen Sie keine Angst – das wäre zwar naheliegend und verständlich, aber in solchen Situationen sehr unpassend. Denn die Erkrankten haben selbst schon Angst und werden so noch stärker irritiert und in ihrem aggressiven Verhalten gefördert.

▸ Sollte im Augenblick nichts mehr helfen, gehen Sie dem Betroffenen vorübergehend aus dem Weg und verlassen seine direkte Umgebung.

▸ Versuchen Sie wenn möglich herauszufinden, was das aggressive Verhalten bei dem Erkrankten auslöst – so haben Sie gute Karten, dieses zukünftig sogar vermeiden zu können.

▸ Jegliche Form einer Bestrafung, wie auch immer diese aussieht, ist absolut tabu. Rufen Sie sich immer wieder in Erinnerung, dass der Mensch mit Demenz sein aggressives Verhalten nicht aus Böswilligkeit zeigt.

Ich sehe was, was du nicht siehst

Dieses allseits bekannte Spiel aus Kindertagen wird für manche Menschen, die an Demenz erkrankt sind, zur beängstigenden Realität. Da springt der Tiger aus dem Tierfilm mitten ins Zimmer und wird zur lebensbedrohlichen Gefahr, da sind auf einmal ganz viele unbekannte Personen im Raum oder das kleine Porzellanpferdchen aus Meißen trabt über den Tisch. Neben solchen Halluzinationen, bei denen nicht Vorhandenes gesehen oder gehört – mitunter sogar gerochen – wird, kommt es auch oft zu Wahnvorstellungen. Der Erkrankte ist beispielsweise der Überzeugung, er sei bestohlen worden, werde hintergangen oder verfolgt oder seine Umwelt wolle ihm etwas Schlimmes antun. Auch die Angst vor Verarmung tritt sehr häufig auf: Ohne Grund wird fest angenommen, arm zu sein, kein Geld mehr für den Lebensunterhalt übrig zu haben und in Kürze verhungern zu müssen.

Möglicherweise erkennt der Erkrankte auch sich selbst im Spiegel nicht mehr und entdeckt stattdessen einen »gefährlichen« Fremden darin. Dabei handelt es sich um so genannte wahnhafte Verkennungen. Diese führen beispielsweise auch dazu, dass Verwandte und Bekannte auf einmal als Fremde erachtet werden.

Was dahintersteckt

Wahnhafte Vorstellungen und Sinnestäuschungen, also Halluzinationen, sind keine Seltenheit bei Menschen, die an Demenz leiden. Denn ihre Fähigkeit, Situationen und Wahrnehmungen richtig zu deuten, wird durch die Krankheit zunehmend eingeschränkt: Ihr Gehirn interpretiert Dinge falsch und sorgt so dafür, dass diese nicht mehr mit der Realität übereinstimmen.

Hinzu kommt, dass die Betroffenen mit fortschreitender Demenz immer mehr in der Vergangenheit leben. Ihre Vorstellungen sind entsprechend von vergangenen Ereignissen und Situationen geprägt, in denen sie verharren – der Bezug zu dem, was wirklich ist, geht auch vor diesem Hintergrund sukzessive verloren.

Wie am besten zu reagieren ist

▸ Versuchen Sie, den Erkrankten abzulenken – etwa durch ein Gespräch über Dinge, die er schätzt, oder durch eine intensive Beschäftigung (S. 163).

▸ Vermitteln Sie Geborgenheit, indem Sie beruhigend mit dem Betroffenen sprechen und ihn sanft berühren. So zeigen Sie ihm, dass Sie ihn verstehen und vor allem auch, dass er sich keine Sorgen machen muss.

▸ Erklären Sie dem Menschen mit Demenz, dass alles in Ordnung ist. Stellen Sie jedoch nicht in Frage, wovon er überzeugt ist: Für ihn ist seine Wahrnehmung real.

▸ Bemühen Sie sich darum, das Lebensumfeld besser auszuleuchten, so dass keine dunklen Ecken und Schatten vorhanden sind. Das beugt Wahnvorstellungen und Halluzinationen vor.

▸ Entfernen Sie möglichst alles, was Trugbilder oder Wahn auslösen könnte. So empfiehlt es sich beispielsweise, Spiegel im Zimmer des Erkrankten abzudecken und Gegenstände mit möglicherweise irritierenden Motiven und Mustern wegzuräumen.

▸ Sinnestäuschungen und Wahnvorstellungen machen verständlicherweise Angst und können in der Folge aggressives Verhalten auslösen. Seien Sie sich dessen bewusst.

▸ Kontrollieren Sie ab und zu, ob der Betroffene vielleicht Nahrungsmittel bei sich gehortet hat – eine klassische Begleiterscheinung der Angst vor Verarmung.

Humor ist...

...wenn man trotzdem lacht. »Das Leben hört nicht auf, komisch zu sein, wenn Menschen schwer erkranken oder sterben. Ebenso wenig wie es aufhört, ernst zu sein, wenn Leute lachen«. Das hat der irisch-britische Dramatiker George Bernard Shaw einst so formuliert. Und diese Sichtweise ist gerade im Leben mit Demenz eine tägliche Kraftquelle.

Shaw, der 1925 den Nobelpreis für Literatur erhielt, hat uns übrigens noch etwas hinterlassen, worüber es sich – nicht zuletzt im Kontext dieses Buches – mal zu sinnieren lohnt: »Der Nachteil der Intelligenz besteht darin, dass man ununterbrochen gezwungen ist, dazuzulernen«.

Verloren in Zeit und Raum

»Snow in April« – diese Strophe aus einem bekannten Popsong entspricht sehr gut der Sichtweise eines Menschen mit Demenz. Nicht nur Jahreszeiten, auch Wochentage und Tageszeiten können mit Fortschreiten der Erkrankung immer weniger und schließlich gar nicht mehr zugeordnet werden. So wartet der Erkrankte möglicherweise am Sonntag vollkommen verunsichert darauf, zur Tagespflege abgeholt zu werden. Oder er wünscht allen, die er trifft, am frühen Morgen schon einen schönen Abend. Auch die räumliche Orientierung geht immer mehr verloren. Will ich in das Bad oder in das Schlafzimmer? Und wo bitte ist das? Überhaupt, wo bin ich eigentlich hier? Die vertraute Umgebung wird nicht mehr erkannt, ebenso wenig wie altbekannte Wege: Vom Bäcker, wo der Betroffene seit vielen Jahren die Brötchen holt, findet er nun nicht mehr zurück nach Hause. Da hilft es auch nichts, gemeinsam mit ihm den Weg abzugehen und alles genau zu erklären – ehedem Bekanntes ist nicht mehr im Gehirn abrufbar und nicht mehr erneut einzuspeichern.

Was dahintersteckt

Räumliche und zeitliche Orientierungsstörungen sind ganz typische Indizien für den schleichenden Verlust der geistigen Fähigkeiten. Auch die Orientierung zu Personen und zu sich selbst geht mit der Zeit immer mehr verloren. Stellen Sie sich vor, Sie wären mit einem Mal von der Erde auf einen anderen Planeten geschickt worden: Alles, was Ihnen begegnet, ist Ihnen komplett fremd und lässt sich nicht zuordnen. So in etwa geht es Menschen mit Demenz im Lauf ihrer Erkrankung immer mehr.

Wie am besten zu reagieren ist

▸ Organisieren und strukturieren Sie den Tag nach einem festen Zeitplan. Alle altbekannten Rituale sind hilfreich.
▸ Versuchen Sie, möglichst viel Routine und Wiederholungen einzubauen – das gibt Sicherheit und Halt.

▸ Achten Sie darauf, dass die Mahlzeiten stets zur gleichen Uhrzeit stattfinden. Dies ist ebenfalls eine sehr gute Orientierungshilfe.

▸ Bringen Sie gut sichtbar große Uhren und Kalender an.

▸ Die einzelnen Räume können durch Bilder und Symbole gekennzeichnet werden, die ihre Funktion darstellen.

▸ Empfehlenswert ist es auch, die Wohnung oder das Haus der Jahreszeit entsprechend zu dekorieren, z. B. mit Ostereiern, Herbstlaub oder Weihnachtsschmuck. Planen Sie besondere Aktivitäten an speziellen Tagen ein: Samstags geht es auf den Markt, sonntags zu Besuch bei XY, montags wird der Rasen im Garten gemäht, dienstags kommen die Kinder und so fort.

▸ Sind die räumlichen Orientierungsstörungen bereits erheblich ausgeprägt, tragen Sie dafür Sorge, dass der Erkrankte das Zuhause möglichst nicht alleine verlässt.

Bloß keinem vertrauen

»Die wollen mich verhungern lassen«, »der hat mir Geld gestohlen« – Aussagen dieser Art hat jeder schon einmal gehört, der einen Menschen mit Demenz kennt, ganz zu schweigen von jenen, die ihn betreuen und pflegen. Mit dem Fortschreiten der Erkrankung wächst das Misstrauen. Sogar jene, die dem Betroffenen ganz nahe stehen und sich rund um die Uhr um ihn kümmern, werden verdächtigt. Das kann eine überaus kränkende Erfahrung sein.

Was dahintersteckt

Mit fortschreitender Demenz nimmt die Wahrnehmungsfähigkeit ab. Zusammen mit der immer größeren Hilflosigkeit und der damit verbundenen Abhängigkeit wachsen deshalb auch die Bedenken, wem noch zu trauen ist. Gut nachvollziehbar – auch wenn man nicht an Demenz erkrankt ist, wem vertraut man eigentlich wirklich voll und ganz? Um wie viel schwerer mag dies dann fallen, wenn die geistigen und körperlichen Fähigkeiten zusehends schwinden.

Wie am besten zu reagieren ist

▸ Nehmen Sie Anschuldigungen keinesfalls persönlich, denn sie sind nicht so gemeint.

▸ Gehen Sie auf die Vorwürfe des Erkrankten gefühlvoll ein und beruhigen Sie ihn.

▸ Sorgen Sie für eine regelmäßige Kontrolle des Seh- und Hörvermögens.

▸ Versuchen Sie, das vorgetragene Problem zu lösen. Etwa »Verhungern lassen? Hast du denn Hunger?« oder »Wieso bestohlen? Lass uns mal gemeinsam nach deinem Geldbeutel sehen.«. Falls der Betroffenen es zulässt und mag, nehmen Sie ihn in den Arm und streicheln Sie ihn. Diese Zärtlichkeit gibt ihm das sichere Gefühl, dass jemand für ihn da ist und sich um ihn sorgt.

Unerklärliche Ängste

Vor allem in frühen Stadien der Demenz machen sich bei vielen Betroffenen oftmals Ängste breit, die meist vollkommen unbegründet sind. Sie befürchten, verlassen zu werden oder wegen der wachsenden Defizite verlacht und nicht mehr geachtet zu werden.

Was dahintersteckt

Menschen mit Demenz bemerken, dass sie sich verändern und ihre Fähigkeiten nach und nach verlieren. Das macht verständlicherweise Angst und schürt diese auch dort, wo sie eigentlich fehl am Platz ist. Der Betroffene kann den unberechtigten Ängsten jedoch nicht mehr rational entgegentreten und sie logisch entkräften.

Wie am besten zu reagieren ist

▸ Versuchen Sie, den Erkrankten zu beruhigen, wenn er verängstigt ist – nehmen Sie ihn in den Arm und zeigen Sie ihm so, dass er geborgen ist und Halt findet.

▸ Möglicherweise können Sie den Betroffenen durch Gespräche oder Aktivitäten ablenken.

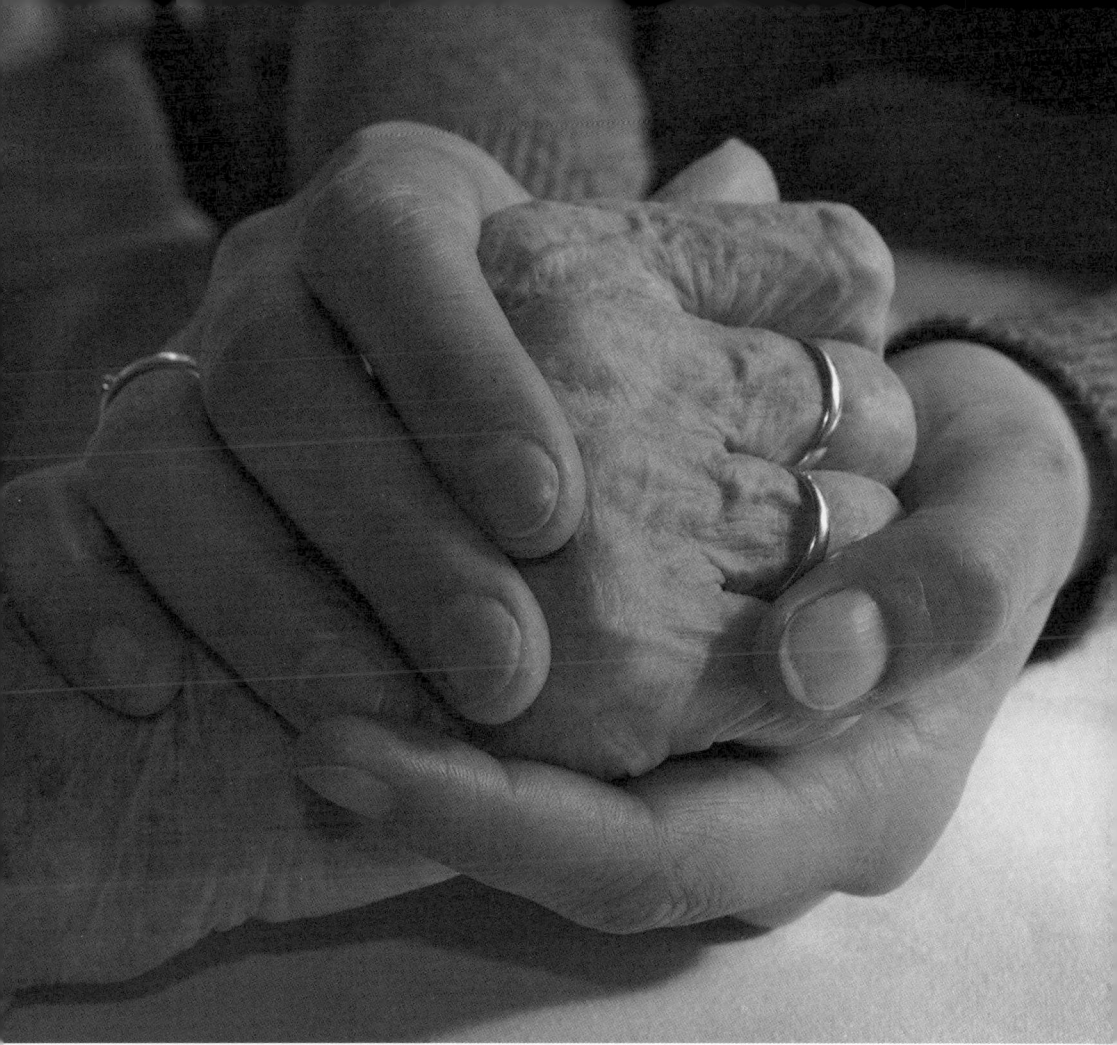

Handhalten und andere Gesten der Zuwendung sind gerade für Menschen mit Demenz enorm wohltuend.

- Gehen Sie auf die ängstlichen Gefühle unbedingt ein und tun Sie diese nicht als unwichtig oder gar als »Einbildung« ab.
- Stellen Sie eine entspannte und damit angstfreie Atmosphäre im Umfeld des Patienten her. Etwa, indem alles hell und freundlich ist, Sie auch nachts ein Licht brennen lassen und vor allem wenig an gewohnten Dingen ändern.
- Schaffen Sie stets Verlässlichkeit für den Betroffenen. Treffen Sie beispielsweise Absprachen mit ihm und halten Sie diese – beide – ein.

Dunkle Wolken verdüstern die Seele

Alles ist einerlei, zu nichts ist mehr Lust vorhanden, was mal so viel Spaß gemacht hat, ist nur noch fad. Solche Zustände, die auf depressive Verstimmungen hindeuten, sind gerade bei Menschen mit Demenz nicht selten, ebenso wie geäußerte oder verschwiegene Gedanken an Selbstmord. Besonders in den frühen Stadien einer Demenz sind Stimmungstiefs und sogar manifeste Depressionen bei vielen der Betroffenen regelmäßige Begleiter.

Was dahintersteckt

Der geistige Abbau geht sehr häufig mit depressiven Verstimmungen einher, da die Erkrankten merken, dass sie sich in ihrem Verhalten verändern – sie sind anders als früher, können aber dagegen nichts unternehmen. Sie kommen mit ihrer eigenen Umwelt immer schlechter zurecht und wissen sehr wohl, dass sie zunehmend auf Hilfe von anderen angewiesen sind. Diese Hilflosigkeit, die in gewisser Hinsicht oft als Ausgeliefertsein empfunden wird, schlägt sich in Niedergeschlagenheit und Traurigkeit nieder. In welchem Ausmaß dies stattfindet und ob es bis hin zu einer Depression geht, ist individuell sehr verschieden. Für das Umfeld des Erkrankten ist es jedoch oft schwierig zu erkennen, ob eine behandlungsbedürftige Depression vorliegt oder ob das Stimmungsbarometer nur vorübergehend gesunken ist.

Lassen Sie dies bei Verdacht unbedingt ärztlich klären. Depressionen sind kein notwendiges Übel und können heute medikamentös sehr gut behandelt werden.

Wie am besten zu reagieren ist

▸ Versuchen Sie, den Erkrankten in düsteren Momenten aufzumuntern, ihn an Angenehmes aus der Vergangenheit oder lustige Begebenheiten zu erinnern.
▸ Ermuntern Sie ihn zudem, sich mit Dingen zu beschäftigen, die er mag. Das hilft, den Trübsinn zu vertreiben, und lenkt von ihm ab.

▸ Schöne Musik, natürlich solche, die dem Erkrankten auch gefällt, kann bei Stimmungstiefs regelrechte Wunder bewirken.

▸ Versuchen Sie – wenn noch möglich – mit dem Betroffenen über seine Probleme zu reden und die Hintergründe für das schlechte emotionale Befinden zu ergründen.

▸ Auch Entspannungsübungen und Massagen, die einen den eigenen Körper wohltuend spüren lassen, sind seelisch aufmunternd sowie alles, was die Kreativität anspricht – Malen, Singen...

▸ Zur Behandlung von Depressionen gibt es wirksame Arzneimittel, die nicht abhängig machen und gut verträglich sind (S. 101). Deren Einnahme sollte erwogen werden, besonders dann, wenn die seelischen Verstimmungen regelmäßig auftreten oder gar dauerhaft sind. Sprechen Sie darüber mit dem behandelnden Arzt.

Nun haben Sie viel darüber erfahren, wie Sie mit schwierigen Verhaltensweisen umgehen oder auch wie sich die Kommunikation bei Menschen mit Demenz verändert und worauf dabei zu achten ist. Aber natürlich muss auch der Alltag auf die Betroffenen und ihre speziellen Bedürfnisse abgestimmt werden. Das beinhaltet z. B. die passende Gestaltung des Wohn- und Lebensraums. Diese Aspekte werden ab Seite 148 ausführlich erläutert. Dabei spielt vor allem die so genannte Milieutherapie eine wichtige Rolle. Im Zuge dessen lernen Sie auch viele Möglichkeiten kennen, wie Menschen mit Demenz durch gezielte Aktivitäten ihrer Erkrankung gerecht betreut und beschäftigt werden können (S. 161).

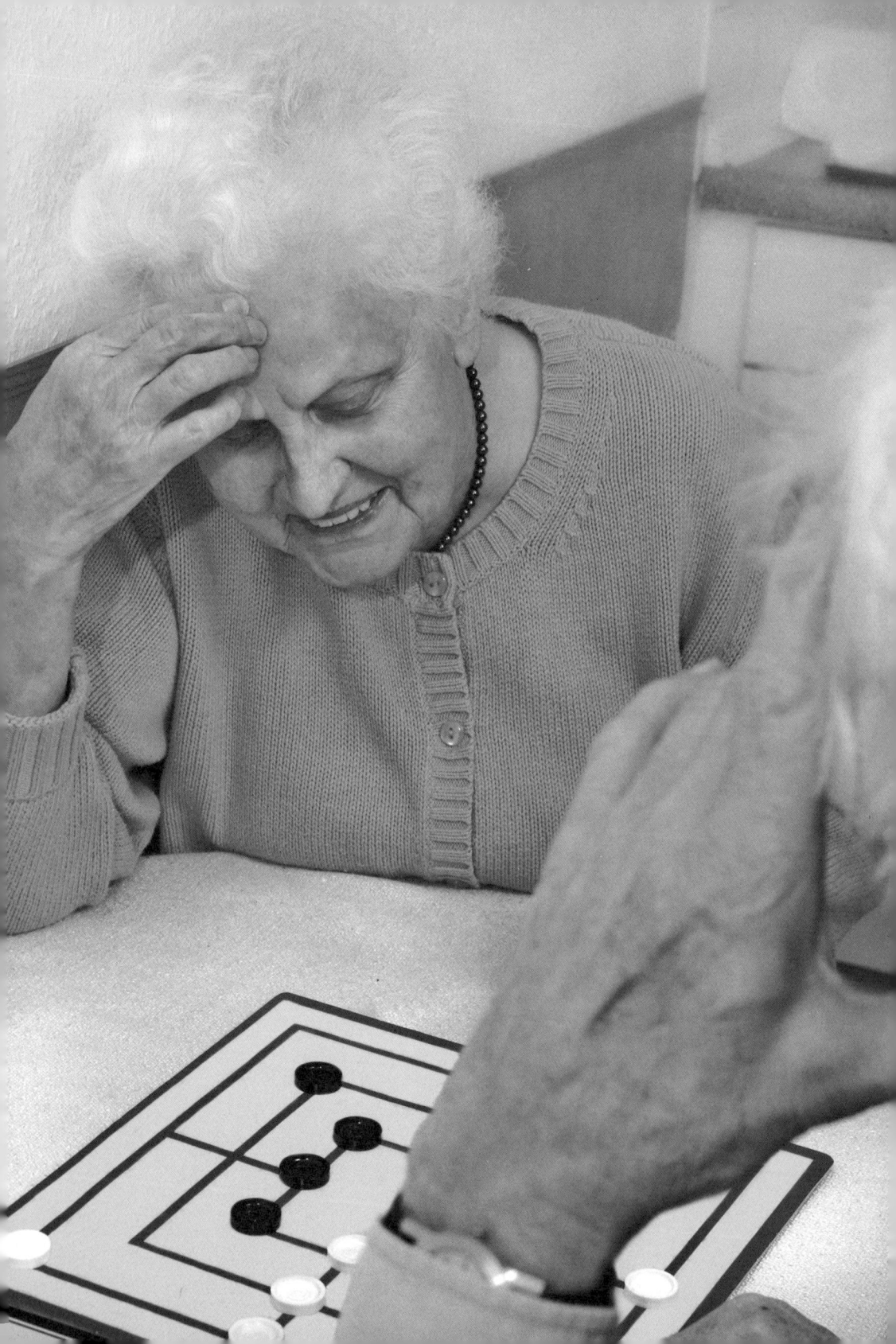

4. Strategien gegen das Vergessen

Bislang können leider weder die Ursachen einer primären Demenz behandelt noch die Demenz an sich geheilt werden. Es gibt jedoch ein sehr großes Angebot an wirksamen Therapiemöglichkeiten, um die noch vorhandenen Fähigkeiten möglichst lange zu erhalten und zu fördern sowie um den geistigen und körperlichen Abbau zu verlangsamen. Aus diesem wertvollen Portfolio sollten wir unbedingt schöpfen.

Ziele der Behandlung

- ▸ Stillstand oder Verlangsamung der Progression
- ▸ Verbesserung der Symptome im kognitiven und nicht-kognitiven Bereich
- ▸ Möglichst langer Erhalt der vorhandenen Fähigkeiten
- ▸ Möglichst langer Verbleib in der vertrauten Umgebung
- ▸ Erleichterung der Pflege

Entsprechend dieser Bandbreite an Möglichkeiten gestaltet sich die Behandlung einer Demenz als umfassendes Konzept, in dem verschiedene Strategien gegen das Vergessen vereint werden. Welche Therapien das sind und wo beziehungsweise wie sie eingesetzt werden können, stellt Ihnen dieser Abschnitt des Buches nun im Einzelnen vor.

Hilfe aus dem Labor

Medikamente sind ein ganz wesentliches Element im Therapieplan einer Demenz. Sie bringen zwar keine Heilung, können jedoch den fortschreitenden Abbau der geistigen Fähigkeiten verlangsamen und helfen, die Leistung des Gehirns länger aufrechtzuerhalten. Auch wenn dies nur für eine begrenzte Zeit gelingt, sind Medikamente dennoch überaus hilfreich: Sie schenken dem Patienten und seinen Angehörigen durchschnittlich ein Jahr mehr an Zeit. Und sie verbessern die Lebensqualität aller Beteiligten erheblich und nachhaltig.

Aus diesem Grund sollten Sie beim behandelnden Arzt unbedingt auf den Einsatz von Medikamenten bestehen, zumal diese auch die Begleiterscheinungen der Demenz wie vor allem Verhaltensauffälligkeiten wirksam mildern können.

Zwei Säulen

Die medikamentöse Behandlung von Demenz-Erkrankungen verläuft meist zweigleisig: Zum einen werden Antidementiva verordnet, zum anderen können Psychopharmaka zum Einsatz kommen.

Nur zu Beginn

Gleich vorab sollten Sie wissen, dass Antidementiva nur und wirklich nur in der ersten Phase einer Demenz wirksam sind. Im fortgeschrittenen Stadium dürfen sie keinesfalls mehr verabreicht werden, da sie dann das Gegenteil dessen bewirken können, was sie eigentlich sollen.

Antidementiva halten das Fortschreiten der Demenz auf, Psychopharmaka dienen bei Bedarf dazu, die begleitenden Beschwerden wie motorische Unruhe, Aggressivität und starke Niedergeschlagenheit zu mindern. Beide Arzneimittelgruppen lernen Sie nun genau kennen.

Antidementiva

Antidementiva sind arzneiliche Wirkstoffe, die den Abbau der kognitiven Fähigkeiten verlangsamen. Mit ihrer Hilfe können Gedächtnis, Lernen, Auffassungs-, Denk- und Konzentrationsfähigkeit länger erhalten werden – wenn auch nur für eine gewisse Zeitspanne. Doch dieser Effekt ist unwahrscheinlich wertvoll und wichtig für den Patienten und sein Umfeld.

Zurzeit gibt es zwei verschiedene Gruppen von Antidementiva, die an unterschiedlichen Stellen im Gehirn ansetzen: Acetylcholinesterasehemmer und Memantine.

Acetylcholinesterasehemmer

Bereits vor dreißig Jahren kam die Forschung auf die Idee, dass bei einer Demenz möglicherweise ein Mangel an Acetylcholin bestehen könnte. Diese Substanz spielt als Nervenbotenstoff eine sehr wichtige Rolle bei zahlreichen Vorgängen in unserem Gehirn und Nervensystem. Acetylcholin wird von Nervenzellen freigesetzt und erfüllt viele verschiedene Aufgaben.

Bei einer Demenz-Erkrankung wird das Acetylcholin zu schnell abgebaut – vor allem in jenen Bereichen des Gehirns, die für Lernen, Gedächtnis, Funktionssteuerung, Verhalten und emotionale Reaktionen zuständig sind. Zudem sinkt bei den Betroffenen die Anzahl an Rezeptoren für Acetylcholin: Das sind spezielle Regionen an den Nervenzellen, an denen der Nervenbotenstoff andocken und seine Informationen weitergeben kann.

Wie viel Acetylcholin im Nervensystem verfügbar ist, um seine Botschafteraufgaben zu erfüllen, wird von einem Enzym bestimmt.

Dieses wird Acetylcholinesterase, kurz AChE, genannt und spaltet den Nervenboten in seine beiden Bestandteile Acetat und Cholin. Wird das Enzym in seiner Aktivität gehemmt, steigt die Menge an freiem Acetylcholin.

Genau hier setzen nun die Acetylcholinesterasehemmer an, die bei Demenz verordnet werden: Wie ihr Name sagt, hemmen sie das Enzym AChE und verhindern den Abbau von Acetylcholin. So sorgen sie dafür, dass sich die Konzentration an dem wichtigen Nervenbotenstoff im Gehirn erhöht. Auf diese Weise kann die geistige Leistungskraft – allen voran Gedächtnisfunktionen, Konzentration und Erinnerungsfähigkeit – verbessert werden. Auch das Verhalten wird durch die Einnahme der Acetylcholinesterasehemmer stabilisiert. Nachfolgend lesen Sie, welche dieser Wirkstoffe zugelassen sind.

Donepezil

Donepezil ist der erste AChE-Hemmer und wurde 1997 zugelassen. Mit der üblichen Dosierung von zehn Milligramm täglich wird im Mittel eine 77-prozentige Hemmung der Acetylcholinesterase erreicht. Donepezil wird z. B. unter dem Markennamen Aricept® verkauft.

Auf dem wissenschaftlichen Prüfstand

Ihren therapeutischen Nutzen, also ihre Wirksamkeit bei Demenz, haben alle der genannten Acetylcholinesterasehemmer in wissenschaftlichen Studien unter Beweis gestellt: Sie verzögern den Verlust an kognitiven Fähigkeiten, erhöhen die Alltagskompetenz – die Fähigkeit, alltägliche Aufgaben zu erfüllen – und verringern Auffälligkeiten im Verhalten.

Auch der Abschlussbericht des unabhängigen Instituts für Qualität und Wirtschaftlichkeit im Gesundheitswesen (IQWiG) von 2007, »Cholinesterasehemmer bei Alzheimer-Demenz«, kommt zu dem Schluss, dass alle drei zugelassenen Wirkstoffe positive Effekte auf die Aktivitäten des täglichen Lebens und die kognitive Leistungsfähigkeit zeigen. Das gilt unabhängig von der Behandlungsdauer.

Rivastigmin

Rivastigmin wurde im Jahr 1998 zugelassen. Es hemmt zusätzlich das Enzym Butyrylcholinesterase, das ebenfalls zum Abbau von Acetylcholin beiträgt. Rivastigmin ist beispielsweise unter dem Namen Exelon® erhältlich und wird in einzelnen Fällen auch bei der Lewy-Körperchen-Demenz und bei Demenz im Rahmen der Parkinson-Krankheit eingesetzt. Seit 2007 gibt es diesen Wirkstoff auch als Pflaster, was sich für viele Betroffene als sehr praktisch erwiesen hat.

Galantamin

Galantamin ist eine Verbindung, die natürlicherweise in Schnee-glöckchen und Osterglocken vorkommt. Inzwischen kann dieser Wirkstoff aber auch synthetisch hergestellt werden, sodass keine Blume zur Herstellung des Medikaments leiden muss. Seit 2000 ist Galantamin unter dem Handelsnamen Reminyl® zur Behandlung der Alzheimer-Krankheit zugelassen. Galantamin hemmt nicht nur die Acetylcholinesterase, sondern trägt auch zum längeren Erhalt der Acetylcholin-Rezeptoren bei, die bei einer Demenz-Erkrankung abgebaut werden.

Offizielle Empfehlungen der DGN

Die Kommission »Leitlinien der Deutschen Gesellschaft für Neuro-logie (DGN)« legt in ihren Empfehlungen aus dem Jahr 2005 Folgen-des zur Behandlung nahe:

▸ Die Dauerbehandlung mit Acetylcholinesterasehemmern ist bei leichter bis mittelschwerer Alzheimer-Erkrankung die Therapie der ersten Wahl. Memantine ist die geeignete Therapie bei der Alzhei-mer-Demenz im mittelschweren bis schweren Stadium.

▸ Der Nutzen der Acetylcholinesterasehemmer ist umso größer, je früher die Behandlung mit ihnen beginnt.

▸ Jeder Patient sollte auf die maximal verträgliche Dosis eingestellt werden. Falsch ist eine zu niedrige Dosierung, da für alle Substan-zen ein besserer Effekt bei höherer Dosis festgestellt wurde.

Einfache Einnahme

Es ist sehr wichtig, dass die Medikamente einfach zu handhaben sind. Das ist bei allen AChE-Hemmern gewährleistet: Sie müssen jeweils nur einmal am Tag eingenommen werden – das entlastet das ohnehin beeinträchtigte Gedächtnis – und sind einfach zu dosieren.

Welcher AChE-Hemmer jeweils verordnet wird, sollte sich an dessen Neben- und Wechselwirkungen orientieren. So kann die Kombination aller dieser Wirkstoffe mit Betablockern und Digoxin zur Abnahme der Herzfrequenz führen. Donepezil sollte nicht bei Patienten mit eingeschränkter Leberfunktion angewendet werden, Galantamin sowie Rivastigmin nur bei Patienten mit normaler Nierenfunktion.

Die Verwendung von Antidementiva-Pflaster kann gerade bei Betroffenen, die Medikamente nicht mehr regelmäßig nehmen können oder diese verweigern, oftmals sehr hilfreich sein.

Memantine

Menschen mit Demenz haben also auf der einen Seite zu wenig Acetylcholin, auf der anderen Seite aber zu viel Glutamat. Glutamat

Antidementiva bei den verschiedenen Demenz-Formen

- **Alzheimer-Demenz:** Antidementiva verbessern die kognitiven Funktionen und die Fähigkeit zur Alltagsbewältigung.
- **Vaskuläre Demenz:** Antidementiva sind hier offiziell nicht zugelassen. In einzelnen Fällen werden sie jedoch zur Verbesserung der Symptome eingesetzt.
- **Frontotemporale Demenz:** Antidementiva besitzen hier keinen wissenschaftlich erwiesenen Nutzen, da zu Beginn dieser Demenz keine kognitiven Störungen im Vordergrund stehen.
- **Lewy-Körperchen-Demenz:** Rivastigmin wird in Einzelfällen eingesetzt, ist allerdings hierfür nicht zugelassen.
- **Demenz bei Parkinson:** Hier ist Rivastigmin in leichten und mittleren Stadien im Hinblick auf die kognitiven Fähigkeiten und die Alltagskompetenz wirksam.

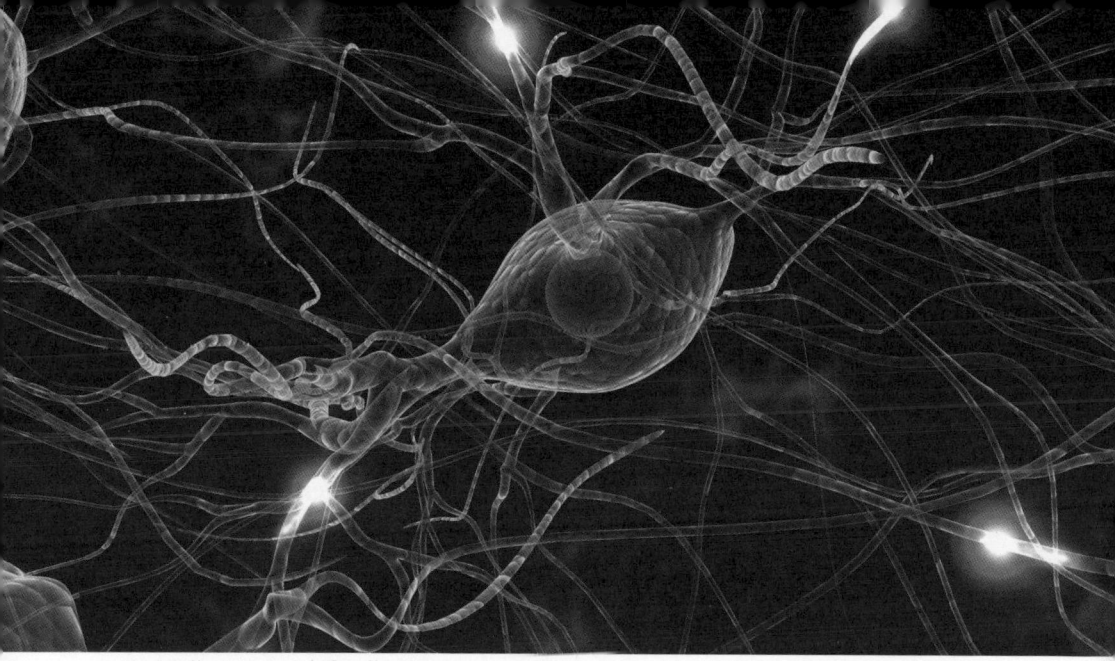

Spezielle Botenstoffe, die Neurotransmitter, leiten die Informationen von einer Nervenzelle zur anderen weiter.

ist ein weiterer, bedeutender Botenstoff unseres Nervensystems. Kurzzeitig freigesetzt, ist er unerlässlich für Lernprozesse und die Gedächtnisbildung. Bei Demenz wird Glutamat jedoch dauerhaft in erhöhten Mengen freigesetzt. Dieser regelrechte Ansturm des Nervenbotenstoffes führt zu einer Überreizung der Nervenzellen im Gehirn. Das stört die Übermittlung der Informationen von einer Nervenzelle zur anderen und bewirkt letztlich den Ausfall der betroffenen Zellen. Dadurch kommt es unter anderem zu Verwirrtheit und Veränderungen der Persönlichkeit.

Um die Übererregung der Nervenzellen zu dämpfen, wird Memantine eingesetzt. Dieser Wirkstoff blockiert einen Rezeptor, sodass Glutamat in seinem schädlichen Wirken gehemmt wird. Infolgedessen normalisieren und verbessern sich die Lern- und Gedächtnisvorgänge wieder.

Memantine ist seit 2002 zur Behandlung der mittelschweren bis schweren Alzheimer-Demenz zugelassen. Bei einer leichten Alzheimer-Demenz ist seine Wirksamkeit nicht wissenschaftlich nachgewiesen. Der Glutamat-Bremser ist unter den Handelsnamen Axura®, Ebixa® und Namenda® in den Apotheken erhältlich.

Memantine wird einschleichend dosiert. Zu Beginn nimmt der Patient täglich fünf Milligramm. Dies wird in den ersten drei Wochen wöchentlich um weitere fünf Milligramm pro Tag erhöht. Ab der vierten Woche bekommt der Patient schließlich die Erhaltungsdosis von zwanzig Milligramm am Tag.

Nootropika

Neben den Antidementiva gibt es weitere Medikamente, die zur Verbesserung der Hirnleistung eingesetzt werden können. Diese so genannten Nootropika wurden vor allem in den 1970er- und 1980er-Jahren entwickelt. Zu ihnen gehören unter anderem Wirkstoffe, welche die Durchblutung im Gehirn fördern wie beispielsweise Piracetam und Extrakte aus dem Ginkgo-Baum (Ginkgo biloba).

Die Wirksamkeit dieser Substanzen ist allerdings wissenschaftlich nicht eindeutig nachgewiesen. Studien, die jedoch inzwischen veraltet sind, konnten gewisse Verbesserungen bei Lern- und Gedächtnisschwäche feststellen. Aus dem Mangel an wissenschaftlichen Nachweisen darf aber umgekehrt nicht gefolgert werden, dass Noo-

Wie ist das mit Ginkgo?

Präparate mit Extrakten aus Ginkgo-Blättern wurden eine geraume Zeit lang als probate Medikamente bei Demenz erachtet. Inzwischen hat sich jedoch herausgestellt, dass die Wirkung der Ginkgo-Präparate nicht so gut ist, wie lange angenommen. Dazu kommt, dass die Wirkstoffe aus den Ginkgo-Blättern die Wirkung anderer Medikamente herabsetzen können. Vor diesem Hintergrund ist man heute vom Einsatz der Ginkgo-Präparate abgerückt. Offizielle Gutachten wie etwa die »Nutzenbewertung von ginkgohaltigen Präparaten bei Alzheimer-Demenz« vom Institut für Qualität und Wirtschaftlichkeit im Gesundheitswesen aus dem Jahr 2008 kommen zu dem Schluss: Bei Aktivitäten des täglichen Lebens und Depressionen gibt es eine Tendenz zugunsten von Ginkgo. Bei der geistigen Leistungsfähigkeit ist das Ergebnis jedoch nicht einheitlich.

tropika an sich wirkungslos sind. Die Krankenkassen erstatten auf Grund der uneinheitlichen Datenlage die Kosten für diese Präparate allerdings nicht.

Psychopharmaka

Die medikamentöse Behandlung der Demenz kann auch die Gabe von psychisch wirksamen Arzneimitteln beinhalten. Diese so genannten Psychopharmaka dienen dazu, Auffälligkeiten im Verhalten der Patienten zu mildern und zu verringern. Das kann erforderlich werden, wenn die Verhaltensstörungen die Betroffenen selber wie auch ihr Umfeld zu sehr belasten. Ausgeprägte Unruhe und Aggressivität, Halluzinationen, Schlagen, Umher- und Weglaufen sowie die Abwehr von Pflegezuwendung können unerträglich werden – für beide Seiten. Grundsätzlich sollten Psychopharmaka jedoch ausschließlich in schweren Fällen angewendet werden und nur, wenn die nicht-medikamentöse Behandlung (S. 107) keine ausreichende Besserung bringt. Bei Depressionen, die recht häufig im Verlauf einer Demenz auftreten, kann und sollte in jeden Fall eine Therapie mit Antidepressiva (S. 104) durchgeführt werden.

Genau prüfen und abwägen

Psychopharmaka sollten möglichst nur dann verabreicht werden, wenn alle anderen Möglichkeiten zur Linderung der Verhaltensauffälligkeiten erfolglos bleiben. Diese Arzneimittel rufen nämlich auch zahlreiche unerwünschte Wirkungen hervor, die ihren Nutzen manchmal überwiegen. Aus diesem Grund ist der Einsatz von Psychopharmaka also sehr sorgfältig abzuwägen. Denn leider wird gar nicht so selten, gerade auch vom überforderten Umfeld, zu den »bequemeren« psychischen Helfern in Pillenform gegriffen.

Um sicher zu gehen, dass diese tatsächlich angezeigt sind, müssen die Gründe für die Verhaltensstörungen gefunden werden. Oftmals sind äußere Faktoren daran schuld, dass sich der Mensch mit Demenz auffällig verhält: Vielleicht ist ihm seine Umgebung zu laut oder zu unruhig, oder er fühlt sich an seinem Aufenthaltsort unsicher und gefährdet. Hier kann es bereits große Erfolge bringen, die Umgebung des Erkrankten zu verändern, nämlich besser auf ihn und seine Bedürfnisse abzustimmen. Manchmal hilft es auch, den Tagesablauf des Patienten umzustellen.

Auch körperliche Ursachen können Verhaltensauffälligkeiten auslösen: z. B. Seh- oder Hörschwäche, Nervenstörungen oder Herzbeschwerden. Der Patient kann diese Probleme nicht mehr richtig zuordnen und als körperliche Beschwerden erkennen. So versucht er unbewusst, sie zu kompensieren. Dies führt zu Stress und Irritation und schließlich zu »komischem« Verhalten.

Vor diesem Hintergrund müssen bei auffälligem Verhalten immer auch mögliche körperliche Ursachen in Betracht gezogen und gegebenenfalls ausgeschlossen werden. Dies geschieht durch eine internistische Untersuchung, bei der Blutdruck und Temperatur gemessen werden und das Blut untersucht wird. Außerdem muss überprüft werden, ob der Patient ausreichend trinkt und regelmäßig Stuhlgang hat.

Nur wenn sonst nichts mehr hilft

Dieser Grundsatz sollte beim Einsatz von Psychopharmaka bei Demenz stets berücksichtigt werden: Erst wenn die eben genannten Gründe für Verhaltensauffälligkeiten ausgeschlossen wurden und alle sonstigen Maßnahmen erfolglos waren, darf auf Psychopharmaka zurückgegriffen werden. Das müssen auch die Angehörigen von Menschen mit Demenz wissen und immer wieder überprüfen.

Die große Vorsicht im Umgang mit Psychopharmaka ist vor allem deshalb geboten, weil sie für den Patienten einige Risiken bergen – mal ganz abgesehen von den üblichen Nebenwirkungen. Neuroleptika können etwa bei älteren Menschen zu einer erhöhten Sterblichkeit führen. Darüber hinaus steigt das Risiko für einen Schlaganfall. Besonders wichtig: Werden Neuroleptika über lange Zeit hinweg eingenommen, können sie die Demenz-Erkrankung an sich verschlechtern, da Sprachvermögen und kognitive Fähigkeiten unter ihrem Einfluss abnehmen.

Sehr häufig werden Verhaltensstörungen auch von Schmerzen ausgelöst. Diese Peiniger allerdings einzuordnen und zu kommunizieren, gelingt vielen Menschen mit Demenz ab einem gewissen Schweregrad ihrer Erkrankung nicht mehr. Sie sind gefangen in dem sehr wohl wahrgenommenen akuten Schmerz und können nur durch Schlagen, Weglaufen, Rufen oder Abwehrreaktionen um Hilfe bitten.

In diesem Fall kann der behandelnde Arzt Schmerzmedikamente verordnen. Sie bewirken bei zahlreichen Betroffenen eine deutliche Verminderung ihrer Aggressionen und ihrer Unruhe. Dies wurde unter anderem in einer 2011 von norwegischen Wissenschaftlern und Mitarbeitern des Londoner King's College durchgeführten Studie nachgewiesen.

Neuroleptika

Neuroleptika wurden ursprünglich dafür entwickelt, um Menschen mit Psychosen (z. B. Schizophrenie) zu behandeln. Sie wirken antipsychotisch, d. h. gegen krankhaft verändertes Erleben und Verhalten, Wahnvorstellungen und Halluzinationen. Einige von ihnen sind mittlerweile auch zur Behandlung von Verhaltensauffälligkeiten bei Demenz zugelassen. Neuroleptika haben eine beruhigende, dämpfende Wirkung, weil sie die Menge des Nervenbotenstoffs Dopamin verringern.

Nach ihrer Wirkungsweise kann man zwischen typischen und atypischen Neuroleptika unterscheiden, wobei Letztere weniger der typischen Nebenwirkungen hervorrufen sollen. Zu den bei Demenz zugelassenen niedrigpotenten typischen Neuroleptika gehören Melperon und Pipamperon. Sie wirken stark beruhigend, dämpfend sowie antipsychotisch. Zugelassene hochpotente Neuroleptika bei Demenz sind Benperidol, Fluspirilen und Haloperidol. Sie hemmen den Antrieb und machen weniger müde. Ihre antipsychotische Wirkung ist hoch. Die Dritten im Bunde sind die atypischen Neuroleptika, unter denen nur Risperidon eine Zulassung bei Demenz besitzt und ebenso stark beruhigend wirkt.

Nebenwirkungen von Neuroleptika
Die häufigsten Begleiterscheinungen sind – nur naheliegend –
Müdigkeit, Konzentrationsschwierigkeiten und Beeinträchtigungen der Orientierungsfähigkeit. Als weitere Nebenwirkungen
können sich Gewichtszunahme und Diabetes mellitus einstellen.
Zudem kann es zu ungewollten unwillkürlichen Bewegungen, so
genannten Dyskinesien, kommen. Eine zusätzliche gravierende
Nebenwirkung sind die typischen Symptome der Parkinson-
Krankheit: Der Betroffene leidet unter Muskelsteifheit und kann
nur in kleinen Schritten gehen. Diese Beschwerden können sich
nach Absetzen des Neuroleptikums jedoch wieder vollständig
zurückbilden.

Antidepressiva

Besonders im Anfangsstadium leiden viele Menschen mit Demenz
unter Depressionen. Das kann angesichts des Ausmaßes und der
Auswirkungen dieser Krankheit niemanden verwundern. Allein
das Bewusstwerden der stetig wachsenden Defizite kann genügen, um eine Depression auszulösen. Doch auch in den späteren
Phasen tritt bei vielen Patienten eine ausgeprägte Grundtraurig-
keit auf. Sie können den Verlust ihrer Fähigkeiten zwar nicht mehr
genau zuordnen, spüren aber dennoch, dass sie sich selbst immer
mehr verlieren.

Antidepressiva können das seelische Leid von Menschen mit
Demenz um einiges vermindern. Sie verbessern und stabilisieren
nicht nur die Gemütslage der Betroffenen, sondern wirken auch
gegen Schlafstörungen und können Ängste und Unruhezustände
verbessern.

Für Menschen mit Demenz sind so genannte selektive Serotonin-
Wiederaufnahme-Hemmer, kurz SSRI, Mittel der ersten Wahl. Der
behandelnde Arzt muss den Betroffenen und dessen Angehörige
darüber informieren, dass die Wirkung der Antidepressiva erst
nach zwei bis drei Wochen spürbar wird. Es ist also anfangs Geduld
erforderlich...

Nebenwirkungen von Antidepressiva

Viele Ärzte verordnen bei Depressionen im Zusammenhang mit Demenz am liebsten SSRI, da die anderen Antidepressiva wesentlich stärkere Nebenwirkungen haben. Zu ihnen gehören beispielsweise Schwindel und Müdigkeit. Zudem verstärken sie die Demenz mitunter sogar, da sie in den Haushalt des Nervenbotenstoffes Acetylcholin eingreifen, der bei Demenz-Erkrankungen eine zentrale Rolle spielt (S. 57).

SSRI

Kaum ein anderer Nervenbotenstoff hat einen so weitreichenden Einfluss auf unser Wohlbefinden wie Serotonin.

Ihm kommt eine Schlüsselfunktion in unserem Gefühlsleben zu: Wo das Stimmungsbarometer aktuell steht, welche Empfindungen unser Denken dominieren – all dies wird zu einem großen Teil von Serotonin dirigiert. Die genaue Tonlage hängt dabei von der Konzentration des Botenstoffs ab: Steigt der Spiegel an Serotonin, steigt auch die Stimmung. Fällt der Pegel jedoch ab, wirkt sich das negativ auf die Laune aus. Der Botenstoff macht allerdings nicht »nur« ausgeglichen und fröhlich, er steigert zudem die Konzentrations- und Lernfähigkeit.

Angesichts dieser Zusammenhänge verwundert es nicht, dass sich bei Menschen mit depressiven Verstimmungen fast immer ein zu niedriger Gehalt an Serotonin in den Gehirnzellen findet. Ein Mangel an dem Botenstoff kann Stimmungsschwankungen bis hin zu mittelschweren Depressionen zur Folge haben.

Wird der Serotoninspiegel erhöht, bessern sich Stimmung und Befindlichkeit deutlich. Dieser Effekt wird auch therapeutisch genutzt durch Antidepressiva, die eine Steigerung der Serotoninkonzentration im Gehirn bewirken. Die Mittel sorgen für mehr frei kursierendes Serotonin im synaptischen Spalt zwischen den Nervenzellen, indem sie die Wiederaufnahme des Botenstoffes in die Zellen hemmen. Daraus ergibt sich auch der recht sperrige Name Serotonin-Wiederaufnahme-Hemmer.

Antikonvulsiva

Um die Unruhezustände, die bei Betroffenen typisch sind, zu verringern, werden auch so genannte Antikonvulsiva eingesetzt. Dies sind Medikamente, die gegen epileptische Anfälle und Krampfanfälle verordnet werden: Sie wirken beruhigend und dämpfend auf das Nervensystem. Bekannte Vertreter dieser Wirkstoffe sind Carbamazepin und Valproinsäure. Ersterer ist grundsätzlich besser für Menschen mit Demenz geeignet.

Nebenwirkungen von Antikonvulsiva

Hier ist die Palette sehr breit: Was zur Ruhe bringt, beeinflusst die Wirkung anderer Medikamente negativ und verändert das Blutbild. Deshalb müssen Patienten, die Antikonvulsiva bekommen, engmaschig ärztlich kontrolliert werden.

Quo vadis?

Eine mehr als berechtigte Frage: Wohin geht's? Genauer gefragt: Dürfen wir darauf hoffen, dass Demenz irgendwann einmal heilbar ist? Die gute Nachricht lautet: Die medizinische Forschung arbeitet an neuen Medikamenten, die zumindest Hoffnung auf verbesserte Behandlungsmöglichkeiten in der Zukunft machen. Einige dieser Präparate werden bereits in klinischen Studien getestet. Leider gibt es auch eine schlechte Nachricht: Trotz aller Fortschritte in der medizinischen Forschung sind die Erfolge bei der Therapie der Demenz bisher bescheiden. Die verfügbaren Arzneistoffe können das Fortschreiten der Erkrankung nur verlangsamen, nicht jedoch aufhalten.

Dennoch ist es nicht zuletzt angesichts der Schwere dieser Erkrankung und ihrer sozioökonomischen Bedeutung geboten, auch kleinere Verbesserungen und Erleichterungen anzustreben. Das bedeutet, die medikamentöse Behandlung der Demenz macht immer Sinn. Denn sie stabilisiert den Gesamtzustand des Patienten, verbessert vorübergehend seine geistige Leistungsfähigkeit und vermag so den Krankheitsverlauf zu verzögern.

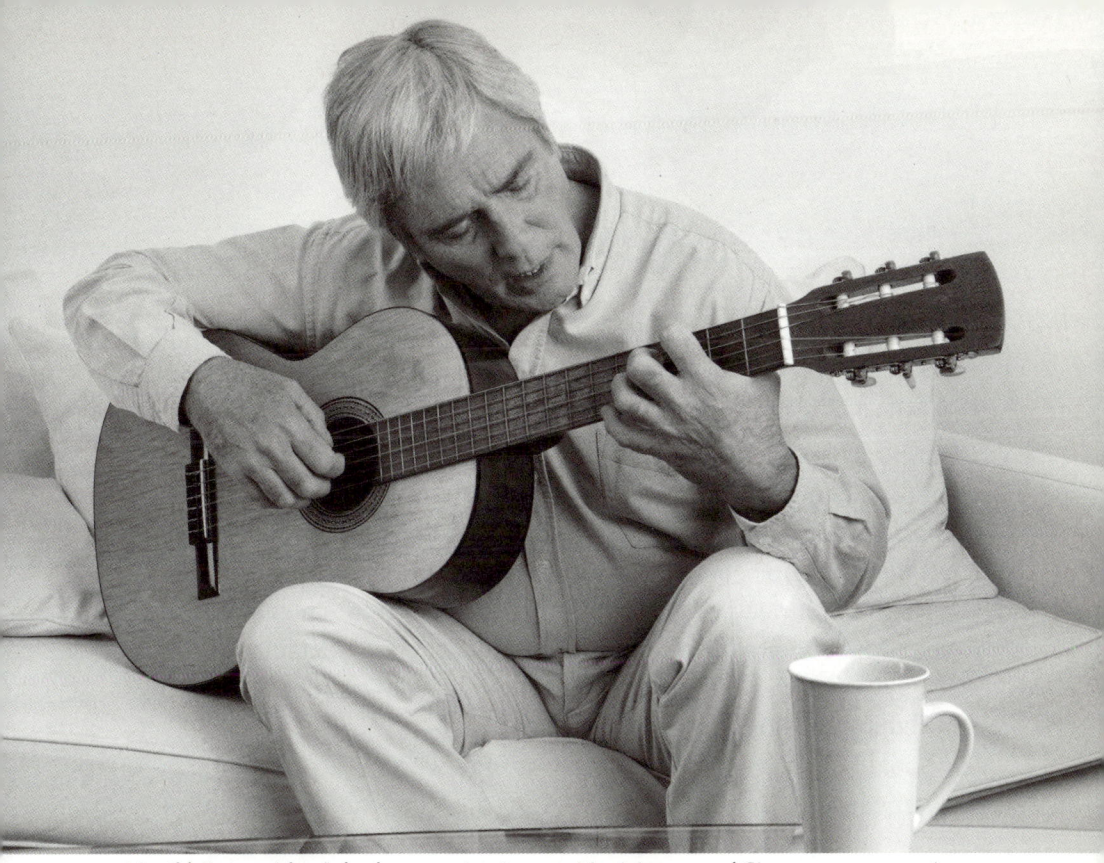

Musikhören wirkt sich ebenso wie eigenes Musizieren und Singen enorm positiv bei Demenz aus.

Trainieren das Gehirn und pflegen die Seele: Musik, Kunst & Co.

Eine sehr große Bedeutung in der Behandlung der Demenz kommt den so genannten nicht-medikamentösen Maßnahmen zu. Dazu gehören unter anderem die künstlerische und die musikalische Betätigung. Beide stellen eine wirksame Hilfe sowohl für die Menschen mit Demenz als auch für ihr Umfeld dar. Weitere Maßnahmen der nicht-medikamentösen Behandlung sind beispielsweise die Basale Stimulation®, die Biographiearbeit und die Milieutherapie.

Einige dieser Therapieformen können auch die Angehörigen selbst mit den Patienten ausüben, beispielsweise aus dem umfassenden Potenzial der Musik schöpfen oder kreativ tätig werden.

Musik – der Königsweg zu den Patienten

Für viele von uns gilt: Mit Musik geht alles leichter. Morgens mit mehr Schwung in den Tag starten, zwischendurch wieder neuen Elan gewinnen und abends angenehm entspannen. Menschen mit Demenz empfinden das ebenso wie Gesunde, wenn nicht sogar stärker. Denn sie bleiben bis in das späte Stadium ihrer Erkrankung hinein auf der Ebene der Gefühle gut ansprechbar. Da Musik in erster Linie unsere Emotionen anspricht, ist sie bei der Betreuung von Menschen mit Demenz eine ebenso willkommene wie wirksame Maßnahme.

Nicht von ungefähr gilt Musik in Expertenkreisen als der Königsweg, um in Kontakt mit den Betroffenen zu treten: Klänge und Töne wecken das Interesse selbst jener, die vollkommen apathisch und teilnahmslos wirken.

Sobald die Musik an ihre Ohren dringt, werden im Gehirn Erinnerungen und Gefühle wach. Wie gut das den Kranken tut, muss

Unsere musikalische Biographie

So wie jeder Mensch seine eigene Lebensgeschichte hat, besitzt er auch eine eigene musikalische Biographie. Diese wird unter anderem davon beeinflusst, in welchen Kulturkreis und in welche Zeit man hineingeboren wurde sowie welchen persönlichen Musikgeschmack man entwickelt hat.

Wie auch immer die musikalische Lebensgeschichte aussieht: Der Betreffende kennt sich gut darin aus, schätzt sie und fühlt sich wohl damit. Das bleibt bis an das Lebensende so, zumal sich der persönliche Musikgeschmack im Alter häufig nicht mehr grundlegend ändert. Dank der musikalischen Biographie lassen sich bestimmte Erlebnisse, die durch Musik geprägt wurden, wieder in Erinnerung bringen. Denn Rhythmus ist ein menschliches Ur-Empfinden und tief in unserem Langzeitgedächtnis gespeichert. So können durch Musik selbst bei Menschen mit Demenz im weit fortgeschrittenen Stadium Erlebnisse geistig wieder aktiviert werden – sie erinnern sich buchstäblich musikalisch.

und kann oftmals gar nicht verbal oder durch Bewegung ausgedrückt werden. Bereits ein leichtes Lächeln auf den Lippen zeigt, dass die Musik den Betreffenden erreicht und ihm Freude geschenkt hat.

Die herausragenden positiven Wirkungen von Musik auf Menschen mit Demenz sind inzwischen hinreichend erforscht und in der Praxis bestätigt. Studien haben beispielsweise gezeigt, dass Musik bei Demenz-Erkrankungen Depressionen verringert sowie das Sprach- und Kommunikationsvermögen verbessert. Außerdem nehmen auffällige Verhaltensweisen ab und die körperliche Aktivität im Gegenzug zu.

Bringt Emotionen »zum Klingen«

Da Rhythmen tief im Gedächtnis verankert sind, werden sie nicht nur gehört, sondern auch gespürt. So kann Musik sowohl gute als auch schlechte Gefühle wecken oder verstärken. Dies macht sie bei Menschen mit Demenz zu einem wunderbaren Helfer: Die Musik erreicht die Betroffenen direkt, da ihre emotionalen Fähigkeiten anders als ihre geistigen lange und vor allem erstaunlich gut erhalten bleiben. Deshalb funktioniert die Kommunikation auf musikalischer Ebene bei Menschen mit Demenz deutlich besser als die verbale.

Auch vor diesem Hintergrund ist es wichtig, dass die Musikwünsche der Patienten respektvoll erfüllt und nicht etwa als »unpassend« abgetan werden. Möchte ein Betroffener mitten im Hochsommer Weihnachtslieder hören, ist das zweifelsohne etwas eigenartig für sein Umfeld. Doch es kann sein, dass ihm mit seinen Gefühlen aktuell gerade nach Feierlichkeit und Familienzusammengehörigkeit zu Mute ist. »O du fröhliche« und Ähnliches bringen ihm dann diese Empfindungen wieder zurück.

Rüttelt Erinnerungen wach

Situationen, in denen sich tiefe Gefühle mit Musik verbinden, vergessen wir nie: Die Orgelklänge auf dem Weg zum Altar bei der eigenen Hochzeit, der Song in der Bar, bei dem man sich Hals über Kopf verliebt hat, all das ist tief im Langzeitgedächtnis verankert. Und damit auch wieder abrufbar: Hört man die betreffende Musik erneut, versetzt sie einen in die Stimmung von damals, auch die Gefühle tauchen wieder auf. Das klappt auch bei Menschen mit Demenz bestens. Für sie kann Musik ein perfekter Transporter für Erinnerungen von einst in die Gegenwart sein. Solche »wachgerüttelten« Momente sind unglaublich wertvoll für den Erkrankten und die Angehörigen.

Beflügelt die Phantasie

Melodien schicken unsere Gedanken auf Reisen. Bei diesem Lied sitzen wir eng umschlungen am Strand einer Seychellen-Insel, bei jenem fetzen wir eine Tiefschneepiste hinunter oder schlendern gemächlich einen Waldweg entlang.

Die Tagträume, zu denen uns Musik verführen kann, sind individuell ganz verschieden. Eines ist allen gemeinsam: Sie beflügeln die Phantasie und bringen verloren Geglaubtes wieder zu Tage. Das ist für jeden von uns, jedoch ganz besonders für Menschen mit Demenz immens bedeutsam.

Knüpft Kontakte und bewegt

Gemeinsames Musizieren und Singen schafft ein Gefühl der Zusammengehörigkeit und fördert den Kontakt zu anderen – mit anderen Betroffenen und gleichermaßen mit gesunden Menschen. Unter Umgehen des Denkens werden so Kommunikation und Integration ermöglicht, egal, wie sehr die geistigen Fähigkeiten bereits geschwunden sind.

Musik bewegt die Menschen, buchstäblich: Melodien regen zu Tanzschritten an, die Finger schnippen, die Füße wippen. Das geht Menschen mit Demenz genauso. Ihr Umfeld wird nicht selten davon überrascht, dass ansonsten kaum noch bewegliche Menschen bei altbekannten Klängen mit einem Mal sehr rege werden oder gar ein Tänzchen wagen.

Musik als Therapie

Musik übt also einen enorm positiven Einfluss auf Menschen mit Demenz aus. Diese inzwischen auch wissenschaftlich bewiesene Tatsache sollte therapeutisch unbedingt genutzt werden. Es gibt speziell ausgebildete Musiktherapeuten, die sowohl in stationären Pflegeeinrichtungen als auch ambulant tätig sind. Sie sprechen die Patienten auf zwei unterschiedlichen Wegen an: aktiv und rezeptiv. Bei der aktiven Musiktherapie musizieren, singen und tanzen die Betroffenen selbst, bei der rezeptiven Form geht es in erster Linie um das Hören von Musik.

Singen – der Renner

Wer beherrscht heutzutage noch auswendig und mit allen Strophen »O Tannenbaum«, »Alle meine Entchen« oder »Schneeflöckchen, Weißröckchen«? Menschen mit Demenz. Sie schmettern diese und andere altbekannte Weisen aus dem Stand und fehlerfrei. Warum? Weil sie das Singen aus ihrer Jugend gewohnt sind.

Dement und flott auf dem Parkett

Wie bitte, tanzen? Aber ja! Und auch noch sehr gut: Gerade ältere Menschen mit Demenz haben die Tanzschritte von einst noch fest eingespeichert. So ist selbst im fortgeschrittenen Stadium der Erkrankung der einmal gelernte Wiener Walzer immer noch abrufbar. Taktgefühl und das Gespür für die Bewegungsabläufe können erstaunlich lang reaktiviert werden.

Aus diesem Grund gibt es inzwischen immer mehr Tanzcafés für Menschen mit Demenz und deren Angehörige, die sich eines großen Zulaufs erfreuen: Im netten Ambiente ein wenig zu schwofen und sich zu amüsieren, wird immer beliebter.

Und wer nicht mehr so mobil ist, tanzt einfach vom Stuhl aus. Für immobile Patienten gibt es Sitztänze, die es ihnen erlauben, sich sogar im Rollstuhl zu den Rhythmen der Musik zu bewegen. Selbst bettlägerige Patienten können ein Tänzchen wagen: Mit den Fingern drehen sie auf einem imaginären Parkett ihre Runden.

Früher wurde wesentlich mehr gesungen als heute: egal, ob bei Familienfesten, in der Schule oder beim Wandern, das gemeinsame Singen war ein fester Bestandteil des täglichen Lebens. Deshalb sind die Lieder von damals häufig selbst bei fortgeschrittener Demenz noch aus dem Langzeitgedächtnis abrufbar.

Dieses Potenzial sollte möglichst oft genutzt werden, denn Menschen mit Demenz haben ein ausgesprochenes Faible für Singen. Sicherlich spielt dabei eine wichtige Rolle, dass sie sich selbst und anderen damit zeigen können, wozu sie noch fähig sind. Außerdem genießen sie das Wachrufen ihrer Erinnerungen an einst in vollen Zügen. So kann das Singen auch immer wieder sehr zurückgezogene Patienten aus ihrer Abgeschiedenheit herauslocken.

Musikarbeit privat

Sie müssen kein ausgebildeter Musiktherapeut sein, um die Kraft der Melodien bei der Betreuung von Menschen mit Demenz anzuwenden.

Zunächst gilt es herauszufinden, welche Musikstücke damals beliebt waren und häufig auf dem Plattenteller gelandet sind. Hierbei können sicher andere Angehörige und Freunde weiterhelfen. Am wichtigsten ist die Musik aus der Zeit, in der die Betroffenen zwischen 15 und 25 Jahre alt waren, denn in diesen Jahren wird der Musikgeschmack geprägt.

Sammeln Sie die bevorzugten Musikstücke und stellen Sie daraus CDs zusammen, die ein bestimmtes Motto haben, z. B. entspannend oder aktivierend. Je nach Tageszeit und Stimmung kann dann die eine oder andere CD abgespielt werden.

Auch beim gemeinsamen Singen sollten Sie die Vorlieben des Menschen mit Demenz berücksichtigen. Ist das Liedgut nicht mehr geläufig, werden Liederbücher angeschafft. Das gemeinsame Blättern und Aussuchen der nächsten Melodie bereitet den Betroffenen zusätzlich Freude. Oftmals finden sich dabei auch neue inspirierende Lieder oder solche, die schon lange nicht mehr gesungen wurden.

Künstlerisches Schaffen stärkt rundum

Kunst fördert die Kreativität und beflügelt unsere Phantasie. Kunst kann jedoch auch bei vielen verschiedenen Erkrankungen helfen und heilen. Auch bei Menschen mit Demenz erweist sich das Kunstschaffen als überaus positiv: Es weckt Erinnerungen, ruft Emotionen hervor und stärkt das Selbstvertrauen. Nicht nur deshalb spielt die Kunsttherapie eine sehr wichtige Rolle in der Behandlung bei Demenz.

Ausdrücken ohne Sprache

Der größte Pluspunkt der Kunsttherapie ist, dass sie auch ohne Sprache wirkt. So kann vieles, was die Patienten nicht – mehr – in Worte fassen können, trotzdem zum Ausdruck kommen. Im Mittelpunkt steht die Freude am künstlerischen Gestalten. Der Umgang mit Farben und Papier, Ton und anderen Materialien stellt eine enorme seelische Entlastung dar und stärkt das Kompetenzgefühl. Schließlich erleben Menschen mit Demenz permanent, dass sie den täglichen Anforderungen immer weniger gerecht werden. Wie aufbauend ist es da, wenn das Spiel mit dem Pinsel etwas auf das Papier zaubert.

Geistige Lücken und Kommunikationsprobleme treten hierbei vollkommen in den Hintergrund. Deshalb ist Kunsttherapie auch

Die „Top Ten" der Kunsttherapie

- ▸ Stärkt das Selbstvertrauen.
- ▸ Hebt die Stimmung.
- ▸ Erlaubt unbelastetes kreatives Tun.
- ▸ Fördert den Ausdruck der Gefühle.
- ▸ Stärkt noch vorhandene Fähigkeiten und Ressourcen.
- ▸ Verbessert das Selbstwertgefühl.
- ▸ Baut Unruhe ab.
- ▸ Stärkt die nonverbale Kommunikation.
- ▸ Fördert die körperliche Motorik.
- ▸ Hilft, die aktuell empfundene Lebenssituation auszudrücken.

für jene Menschen gut geeignet, deren Demenz-Erkrankung sehr schwer oder bereits weit fortgeschritten ist: Vielfach ist sie einer der letzten Wege für die Betroffenen, ihre Gefühle auszudrücken und sich weiterhin mit ihrer Umwelt auszutauschen.

Kunsttherapie soll stets ein nicht verpflichtendes Angebot zum Ausprobieren sein, bei dem es nie um irgendwelche Ergebnisse gehen darf. Frei von Erwartungen kann und soll Neues und Unbekanntes gewagt werden. Niemand kann etwas »falsch« machen, ohne Stress und Leistungsdruck darf jeder nach Lust und Laune experimentieren. Für Menschen mit Demenz ist gerade dieser Aspekt sehr wichtig, da sie ständig mit dem Verlust ihrer Fähigkeiten konfrontiert sind: Die künstlerische Tätigkeit gibt ihnen wieder mehr Selbstvertrauen und zeigt ihnen, was und wie viel sie noch wunderbar gestalten können.

Tipps zur Kunsttherapie

▸ Das künstlerische Schaffen sollte regelmäßig zu festen Zeiten stattfinden, am besten mindestens einmal pro Woche.
▸ Verkürzte Konzentrationszeiten und körperliche Einschränkungen müssen berücksichtigt werden.
▸ Hilfestellungen und Anregungen sind erwünscht, Kritik oder negative Bewertungen nicht.
▸ Die Ergebnisse sollten gemeinsam begutachtet und gelobt werden. Denken Sie sich eventuell zusammen einen passenden Titel für das Werk aus.
▸ Stellen Sie nur ungiftige Materialien zur Verfügung, da Menschen mit Demenz oft Dinge in den Mund nehmen.
▸ Nicht zu viel an Farben und Techniken anbieten, da dies schnell überfordern könnte.
▸ Kleine Missgeschicke wie etwa Farbflecken sollten die Teilnehmer an der Kunsttherapie nicht wichtig nehmen; weisen Sie darauf unter Umständen extra hin.
▸ Verwenden Sie Malerkittel, dann macht es nichts aus, wenn mal was »daneben« geht.

Freies Malen

Eine besonders bewährte Form der Kunsttherapie bei Menschen mit Demenz ist das so genannte freie Malen. Die Patienten können sich ohne jegliche Vorgaben ausdrücken und ihren unmittelbaren Impulsen folgen. Der Vielfalt und der Kreativität sind dabei keine Grenzen gesetzt. Jeder kann, egal, wie beeinträchtigt, wie künstlerisch begabt oder geübt, auf seine ganz persönliche Art und Weise gestalterisch tätig werden: Der eine malt schnell und zügig, der andere hingegen langsam und bedächtig. Kunsttherapeuten stellen immer wieder fest, wie gut diese Beschäftigung den Betroffenen tut. Sie vertiefen sich komplett in ihre Arbeit, erfahren Entspannung und bauen ihre typische Unruhe ab.

Allein oder gemeinsam?

Kunsttherapie kann einzeln oder in der Gruppe durchgeführt werden. Die Einzelbehandlung in der Praxis eines Kunsttherapeuten ist meist nur im frühen Stadium der Demenz möglich und setzt Besuche außer Haus voraus. Besser praktikabel sind deshalb in der Regel Einzeltherapien bei den Patienten zuhause. Sie erfolgen in der vertrauten Umgebung und können bis in die späte Phase der Erkrankung durchgeführt werden. Teilweise werden auch die Angehörigen der Patienten mit einbezogen.

Die Gruppentherapie ist eher für den stationären Bereich, also für Pflegeeinrichtungen, ambulante Wohngemeinschaften oder Betreuungsgruppen geeignet. Innerhalb der Gruppe wird mit den gleichen Techniken und Materialien gearbeitet. Für Patienten in weit fortgeschrittenem Stadium der Demenz ist die Kunsttherapie in der Gruppe meist nicht so gut geeignet. Sie sind besser in der Einzeltherapie daheim oder auch im stationären Umfeld aufgehoben.

Natürlich können auch die Angehörigen selbst künstlerische Tätigkeiten anregen und durchführen. Für Menschen mit Demenz eignen sich besonders gut Finger- und Aquarellfarben, Pastell- und Ölkreiden sowie Bunt- und Wachsmalstifte. Auch Papier-Collagen, Ton, Plastilin und Salzteig sind bei den Betroffenen sehr beliebt.

Farben steigern das Wohlbefinden

Farben wirken direkt auf Körper und Psyche ein. Deshalb werden sie auch therapeutisch angewendet – etwa bei Farbbädern mit ätherischen Ölen oder Farbakupunktur. Die am häufigsten angewandte Methode ist die Bestrahlung mit farbigem Licht.

Diese so genannte Farblichttherapie basiert ursprünglich auf der Wirkung des Sonnenlichts und spielt in der Traditionellen Chinesischen Medizin bereits seit vielen Jahrhunderten eine wichtige Rolle. Der Fokus liegt dabei nicht auf der Heilung einer Krankheit, sondern stets auf der Verbesserung der Lebensqualität der Betroffenen. Bei Menschen mit Demenz lassen sich durch die Farbbestrahlung zudem einige Symptome der Demenz und deren Begleiterkrankungen mindern oder günstig beeinflussen, z. B. depressive Verstimmungen, Schmerzen, Antriebslosigkeit oder Unruhe.

Der wissenschaftliche Nachweis zur Wirkung der Farbtherapie steht zwar noch aus, doch die Erfahrungen sprechen eine deutliche Sprache: Das Wohlbefinden der Erkrankten wird erheblich gesteigert. Besonders bettlägerige Menschen genießen die »Lichtbäder«.

Anwendung der Farblichttherapie

Wichtig ist Regelmäßigkeit: Menschen mit Demenz sollten zwei- bis dreimal wöchentlich zwischen zehn und zwanzig Minuten bestrahlt werden. Als Farbstrahler können Sie eine einfache Lampe benutzen, in die verschiedene Farbfilter eingesetzt werden. Der geeignete Ort für die Bestrahlung ist in der Regel das eigene Zimmer: Der Betroffene kann entweder entspannt auf dem Bett liegen oder in einem gemütlichen Sessel sitzen.

Die Lampe sollten etwa in einem Abstand von einem halben Meter positioniert werden. Bei empfindlichen Menschen kann der Abstand auf einen Meter vergrößert und die Dauer der Bestrahlung dafür um einige Minuten verlängert werden. Während der Bestrahlung sollte es keine Ablenkung durch Gespräche, Musik oder Düfte geben.

Jede Farbe wirkt anders

▸ **Rot:** Rot gilt als Farbe des Lebens und der Leidenschaft, aber auch der Aggression und des Zorns. Rot macht extrovertierter und hilft, kommunikativer zu sein. Zudem steigert die Farbe den Antrieb und aktiviert den Körper und die Gedanken, erhöht Puls, Atemfrequenz und Blutdruck. Des Weiteren wird die Durchblutung gefördert, deshalb darf die Farbe nicht bei entzündlichen Prozessen angewendet werden.

▸ **Gelb:** Gelb ist die Farbe der Sonne und hat eine positive Wirkung auf den gesamten Organismus. Sie unterstützt das Lernen und die Aufnahmefähigkeit, ist besonders stimmungsaufhellend – und deshalb bei depressiven Verstimmungen gut geeignet. Mit Gelb können ferner Arthrosen oder rheumatische Erkrankungen bestrahlt werden.

▸ **Blau:** Diese Farbe ruft ein Gefühl von Frieden und Ruhe hervor. Außerdem wirkt Blau entkrampfend und entspannend und fördert die Bereitschaft zum Schlaf. Hilfreich ist Blau überdies bei aggressiven Verhaltensweisen und bei Unruhe.

▸ **Grün:** Grün sorgt für innere Ruhe und Harmonie, wirkt ausgleichend und verhilft zu innerem Gleichgewicht. Nicht von ungefähr finden sich auch in Wartezimmern und Arztpraxen vielfach Grüntöne – ganz einfach, weil sie beruhigend auf die Patienten wirken.

▸ **Violett:** Violett ist die Farbe der Emotionen: Sie wirkt beruhigend und kann zur Entspannung beitragen. Violett kann auch bei Angstzuständen eingesetzt werden, um innere Harmonie herzustellen.

▸ **Orange:** Orange steht für Frohsinn, Heiterkeit und Lebensfreude. Zudem ist Orange die soziale Farbe, die den Umgang der Menschen untereinander fördert und Beziehungen positiv beeinflusst. Es kann auch gegen Müdigkeit, Lustlosigkeit, depressive Verstimmungen und eine negative Lebenseinstellung eingesetzt werden. Nicht zuletzt wirkt Orange appetitanregend und fördert die Nahrungsaufnahme.

Basale Stimulation®: sich wieder spüren

Bei der Pflege und Betreuung von Menschen mit Demenz geht es nicht nur um das »Was«, sondern auch um das »Wie«.

Werden beispielsweise bei der Körperpflege bewusst unterschiedliche Reize – etwa das Verwenden von unterschiedlich weichen Handtüchern oder leichter Druck beim Einseifen – eingesetzt, hilft das dem Betroffenen, seinen Körper und seine Umwelt besser wahrzunehmen. So lautet das Konzept der Basalen Stimulation®.

Sie hat sich zum Ziel gesetzt, Menschen mit Demenz einfache, aber grundlegende Sinnesanregungen zu geben. Diese sollen ihnen helfen, ihren Körper und ihre Umwelt neu zu erspüren und zu erfahren. Dazu bezieht dieses ganzheitliche körperorientierte Verfahren alle Möglichkeiten der Wahrnehmung und Kommunikation mit ein.

Ursprünglich wurde die Basale Stimulation® 1975 für die Arbeit mit Kindern entwickelt, die eine schwerste Mehrfachbehinderung haben.

Das von dem Sonderpädagogen Prof. Dr. Andreas Fröhlich begründete Verfahren wurde dann im Jahr 1985 in den Pflegebereich übernommen.

Reizverarmung

Durch die fortschreitende Demenz werden diffuse Reize nicht mehr verarbeitet und verstanden, auf der anderen Seite kann der Mangel an Reizen nicht mehr kompensiert werden. Deshalb ziehen sich Menschen mit Demenz immer mehr in sich zurück – Apathie, Starre sowie Regression sind Hilfeschreie eines Menschen, der zu wenig Anregung bekommt.

Um dennoch etwas zu spüren, versuchen die Patienten, sich selbst zu stimulieren. Typisch dafür sind insbesondere das Nesteln an der Bettdecke oder Kleidung, Reiben und Kratzen auf der eigenen Haut, Schaukeln mit dem Oberkörper oder Kratzen mit den Fingernägeln auf dem Tisch.

Mit allen Sinnen kommunizieren

Bei Menschen mit Demenz wird die Wahrnehmungsfähigkeit zunehmend eingeschränkt und verändert. Die basalen Sinne, die sich als Erstes im Leben entwickeln, bleiben jedoch erhalten. »Basal« steht in diesem Zusammenhang für »Basis der Wahrnehmung«. Auch wenn alle anderen Sinne bereits stark beeinträchtigt sind, lassen sich Menschen mit Demenz beispielsweise noch über das Spüren von Berührung, das Erleben der eigenen Körperlage im Raum oder das Erleben von Vibrationen erreichen und anregen.

Da Menschen mit allen Sinnen und mit dem ganzen Körper wahrnehmen, sind sie mit den Methoden der Basalen Stimulation® auch bei krankheitsbedingt eingeschränkten Möglichkeiten zu aktivieren.

Breite Palette

Die Methoden der Basalen Stimulation® sind weit gefächert und können individuell abgestimmt eingesetzt werden. Viele dieser Dinge lassen sich nach fachgerechter Anleitung auch gut von Angehörigen im häuslichen Umfeld ausführen.

Körperliche Stimulation

▸ Gezielter Dialog durch Berührung des Menschen mit Demenz
▸ Verwenden unterschiedlicher Materialien beim Waschen (Schwamm, Waschlappen etc.)
▸ Deutlicher Druck bei der Körperpflege
▸ Massagen
▸ Atemstimulierende Einreibungen
▸ Bestimmte Lagerungen, etwa wie in einem Nest, umgeben von schützenden Kissen

Vibratorische Stimulation

▸ Sanft vibrierende Massagegeräte
▸ Halten einer elektrischen Zahnbürste oder eines Elektrorasierers
▸ Spazierfahrten und -gänge zum Spüren unterschiedlicher Bodenbeschaffenheiten

Stimulation des Gleichgewichtssinns

- ‣ Schaukeln im Schaukelstuhl
- ‣ Wiegen des Betroffenen im Arm des Betreuers
- ‣ Veränderungen der Körperlage, z. B. aufrechtes Stehen, Hochstellen des Kopfteils

Orale Anregung

- ‣ Fördern von Lutsch- und Schluckbewegungen durch harte Brotrinden oder Kaugummi (Vorsicht, wenn der Schluckreflex bereits geschwächt ist)
- ‣ Regelmäßiges Bestreichen von Lippen, Zähnen, Zunge und einem Teil des Gaumens mit den Fingern oder einem großen Wattetupfer
- ‣ Marmelade, Honig oder Eis (je nach Vorliebe des Patienten) auf die Lippen geben

Stimulation des Geruchssinns

- ‣ Anbieten von Duftimpulsen, etwa durch ätherische Öle, Blumen oder Essensdüfte wie dem Aroma von Kaffee oder Vanille
- ‣ Körperpflege mit Düften (z. B. Deodorant oder Rasierwasser), die dem Patienten vertraut und angenehm sind

Stimulation des Tast- und Greifsinns

- ‣ Berühren unterschiedlicher Materialien
- ‣ Gegenstände befühlen, halten und bewegen
- ‣ Hände unter fließendes Wasser halten
- ‣ Sich selbst eincremen

Optische Stimulation

- ‣ Mobile an der Decke
- ‣ Poster oder Bilder mit kräftigen Farben und leicht erkennbaren Motiven
- ‣ Fotos aus dem Privatleben des Patienten
- ‣ Regelmäßige Lageveränderungen, sodass sich das Blickfeld verändert

Stimulation des Hörsinns
▸ Ins Ohr sprechen, flüstern, summen, singen
▸ CDs mit Musik oder Geräuschen (z. B. Vogelgezwitscher, Regen) laufen lassen

10-Minuten-Aktivierung

Knöpfe und Garne, Muscheln und Sand, verschiedene Stoffarten – das und noch viel mehr kann in so genannte Themenkisten gepackt werden. Sie haben inzwischen in vielen Pflegeeinrichtungen ihren festen Platz und eignen sich auch bestens für die Betreuung zuhause. Dahinter steckt die Idee, Menschen mit Demenz über den Inhalt der Kisten zu aktivieren und ihre Erinnerungsfähigkeit zu trainieren.

Sofern es möglich ist, werden die Kisten gemeinsam mit dem Patienten und unter Mithilfe der Angehörigen bestückt und thematisch sortiert. Es empfehlen sich vor allem Gegenstände, die in der Biographie des Betroffenen eine Rolle gespielt haben, sowie Fotos. Die unterschiedlichen Kisten werden gut leserlich beschriftet und in einem Regal oder Schrank aufbewahrt. Am besten liegt in jeder Kiste außerdem ein Zettel, auf dem vermerkt ist, wie der jeweilige Inhalt verwendet wird. So kann jeder, der den Patienten betreut – und auch dieser selbst – die gewünschte Kiste aus dem Regal oder Schrank nehmen und sich gezielt damit beschäftigen.

Falls der Erkrankte die 10-Minuten-Aktivierung nicht mehr alleine nutzen kann, empfiehlt sich folgendes Vorgehen:
▸ Zuerst muss die Aufmerksamkeit geweckt und der Patient neugierig gemacht werden: Öffnen Sie die Kiste, stöbern Sie in den darin befindlichen Gegenständen herum und nehmen Sie etwas heraus.
▸ Dann wird der Betroffene mit einbezogen: Er darf sich einen Gegenstand aus der Kiste aussuchen.
▸ Anschließend folgt ein Gespräch über die Schätze in der Kiste, bei dem Sie auch Fragen stellen können, z. B. Was ist das für ein Stoff? An welchem Kleidungsstück war dieser Knopf? Bei diesen Unterhaltungen kommen nicht selten überraschend Antworten und erstaunlich klare Erinnerungen zu Tage.

Jeder hat seine Geschichte...

...deren Berücksichtigung enorm wertvoll ist. Wer seine eigene Lebensgeschichte aber nach und nach verliert, braucht jemanden, der sich für ihn erinnert. Deshalb ist die Biographiearbeit ein zentraler Bestandteil bei der Betreuung von Menschen mit Demenz. Sie ist die Grundlage für Mitgefühl und Solidarität mit den Patienten und mit ihrer Hilfe lässt sich Vergangenes in der Gegenwart rekonstruieren und für die Zukunft nutzbar machen. Oft finden sich so auch Antworten für manche vorher unerklärlichen Verhaltensweisen.

Wertvoller Schatz

Die eigene Biographie ist eine wertvolle Ressource, auf die bei Menschen mit Demenz zurückgegriffen werden kann. Schließlich ist es das oberste Ziel, dem Verlust der persönlichen Identität entgegenzuwirken, indem die Erinnerung möglichst lange aufrechterhalten wird. Zudem wird man den Betroffenen besser gerecht, wenn man ihre Vorlieben und Eigenheiten kennt. So erfährt man vielleicht, dass ein Mensch etwa zeit seines Lebens morgens immer zuerst gefrühstückt und sich danach erst gewaschen und angezogen hat. Und auf einmal ist klar, warum er sich nun gegen die Morgentoilette vor dem Frühstück so sehr sträubt. Man könnte also das Frühstück in Zukunft noch im Bett servieren. Ein weiterer wichtiger Aspekt ist, dass so an in der Vergangenheit entwickelte Ressourcen angeknüpft werden kann, um die gegenwärtige Situation zu bewältigen. Schon allein die Tatsache, wie viele belastende Situationen und schwierige Bedingungen der Betroffene bereits überwunden hat, ist ein Hinweis auf vorhandene Stärken der betreffenden Person. Sie sollten unbedingt in Gesprächen wieder in Erinnerung gerufen werden.

»Biographiearbeit heißt, Puzzleteile aus dem sich allmählich auflösenden Bild der Lebensgeschichte zu sammeln und so zusammenzufügen, dass der Demente nicht mehr als unbeschriebenes Blatt erscheint.«
(Quelle: www.alzheimerforum.de)

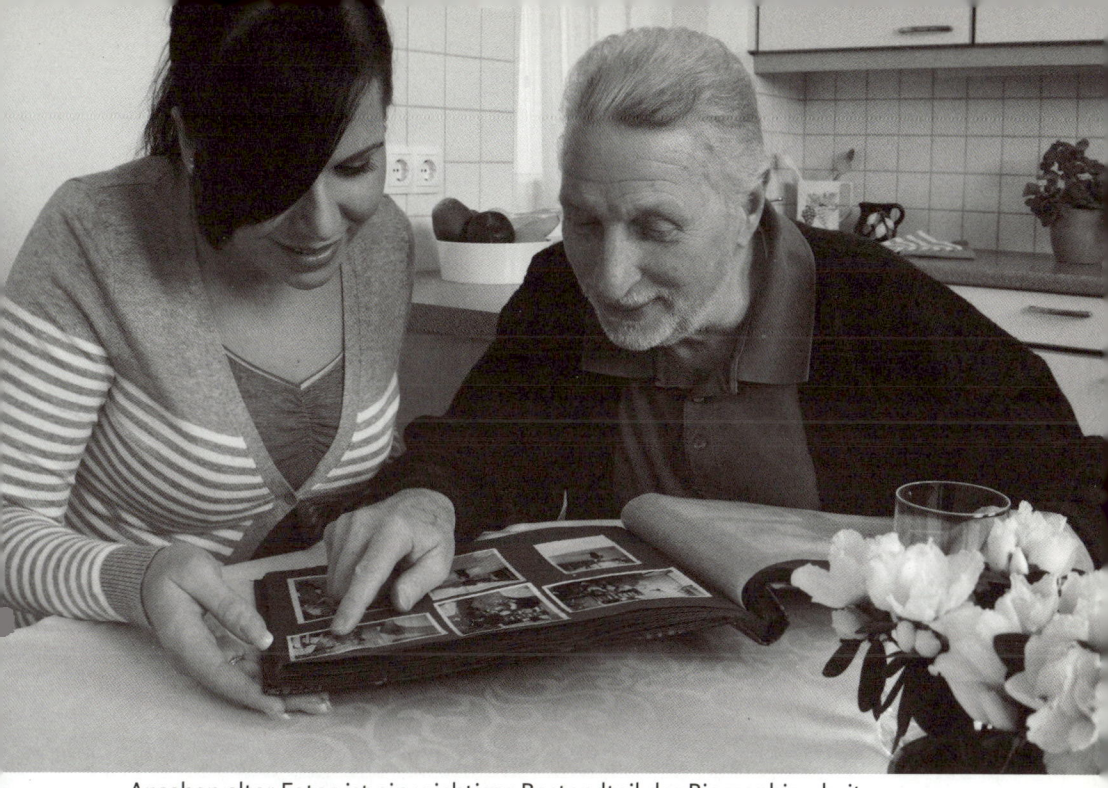

Ansehen alter Fotos ist ein wichtiger Bestandteil der Biographiearbeit.

Stärkung der Identität

Durch die Biographiearbeit kann der »rote Faden« der Lebensgeschichte wieder aufgenommen und zugänglich gemacht werden. Auf diese Weise können sich Menschen mit Demenz wieder als Individuum erleben, das im Kontext zur eigenen Lebensgeschichte steht. Gleichzeitig wird auch das Selbstvertrauen gestärkt. Oftmals wird regelrecht neuer Elan freigesetzt, um sich mit der Gegenwart auseinanderzusetzen – Biographiearbeit bleibt insofern keineswegs in der Vergangenheit verhaftet.

Halt im Vergessen

In einer Welt, die auf Grund nachlassender Erinnerungsfähigkeit immer fremder erscheint, gibt das Zurückgreifen auf das Langzeitgedächtnis – welches am längsten erhalten bleibt – Halt. Eine an der jeweiligen Biographie orientierte Struktur, die an Gewohnheiten anknüpft, schafft zudem Vertrautheit und eröffnet neue Möglichkeiten zur Beschäftigung.

Wie sieht Biographiearbeit aus?

Da mit dem Fortschreiten der Demenz das Kurzzeitgedächtnis nachlässt, bezieht sich die Erinnerungspflege überwiegend auf Ereignisse, die im Langzeitgedächtnis verankert sind. Dabei werden grundsätzlich drei Bereiche unterschieden:

▸ Gesprächsorientierte Biographiearbeit: Gespräche im Einzelkontakt und in der Gruppe.

▸ Aktivitätenorientierte Biographiearbeit: Singen alter Lieder, Betrachten von Bildern aus der Jugendzeit, Handhabung alter Gegenstände wie etwa eine Kaffeemühle.

▸ Alltägliche Biographiearbeit: eingebunden in den Tagesablauf, beispielsweise beim Essen oder bei pflegerischen Handlungen.

Die vielen Vorteile der Biographiearbeit

Für die Pflegenden:

▸ Zeigt Wege auf zum Verstehen und Einordnen von Verhaltensweisen.

▸ Hilft in der Kommunikation und im Umgang mit Menschen mit Demenz.

▸ Fördert das Wohlbefinden des Erkrankten.

▸ Kann herausforderndes Verhalten reduzieren.

▸ Belebt den Alltag und fördert die Kreativität.

Für die Erkrankten:

▸ Fördert das Selbstvertrauen.

▸ Verbessert die Orientierung.

▸ Bietet die Möglichkeit der sinnvollen Beschäftigung.

▸ Vermittelt Wertschätzung.

▸ Verschafft Erfolgserlebnisse.

▸ Trägt dazu bei, dass sich der Erkrankte verstanden fühlt.

▸ Fördert die Teilhabe am sozialen Leben.

▸ Trägt zur Identitätswahrung bei.

▸ Steigert die Aktivität.

▸ Schafft Sicherheit.

Bewährte Methoden der Biographiearbeit

Reichen Sie Gegenstände herum, die bekannt sein könnten, lassen sie diese ausprobieren und sprechen Sie dann darüber. Etwa: »Wer von Ihnen hatte denn früher Taschentücher mit solch wunderbarer Spitze?« Flohmärkte sind übrigens eine reiche Fundgrube für alte Haushaltsgegenstände, Werkzeuge, Geschirr oder Knöpfe.

Spielen Sie verschiedene Geräusche vor, z. B. das Krähen eines Hahns, und fragen Sie dann »Wer erkennt das Geräusch? Wurde jemand von Ihnen schon davon geweckt?«

Unter www.soundarchiv.com gibt es unterschiedliche Geräusche zum Herunterladen.

Betrachten Sie gemeinsam mit dem Patienten Fotos und Bilder und sprechen Sie darüber. Achten Sie darauf, dass die Bilder groß genug und die Informationen darauf klar zu erkennen sind.

Auch Aktivitäten, die aus der Vergangenheit bekannt sind, knüpfen an vorhandene Ressourcen an. Menschen mit Demenz erleben sich damit als kompetent und leistungsfähig und erhalten das Gefühl, gebraucht zu werden. Möglichkeiten gibt es viele, so unter anderem Laub fegen, Wäsche bügeln, Schuhe putzen...

Milieutherapie

Die Milieutherapie ist ein sehr umfassendes Konzept, das verschiedene Ansätze beinhaltet. Sie alle haben zum Ziel, die Symptome der Erkrankung wie etwa Unruhe und Aggression zu lindern sowie die Fähigkeiten zur Alltagsbewältigung zu fördern und zu bewahren. Zusätzlich soll mit der Milieutherapie die Kompetenz der Erkrankten, mit den kognitiven Einschränkungen zu leben, gestärkt und erhalten werden.

Im Mittelpunkt steht dabei die feste und einfühlsame Beziehung zu dem Patienten, die von der Wertschätzung seiner Person geprägt ist. Eine wesentliche Voraussetzung hierfür ist die Kenntnis der Biographie des Betreffenden, ein weiterer Aspekt, der die eben vorgestellte Biographiearbeit so bedeutsam macht.

Die vier Ansätze

Die Milieutherapie setzt an vier Aspekten an, die alle miteinander verknüpft sind:

▸ Materielle Gesichtspunkte: räumlich, sachlich und atmosphärisch
▸ Organisatorische Gesichtspunkte: Betreuungsarbeit
▸ Wahrnehmung: Einstellung und Wissen der Betreuer und des Personals
▸ Umgang mit den Patienten: bewusste Alltagsgestaltung, vielfältige therapeutische Angebote

Da die Milieutherapie stark auf das Umfeld und den Umgang von Menschen mit Demenz ausgerichtet ist, lernen Sie diese ab Seite 149 genauer kennen.

Wohlriechend entspannt und gut gestimmt

»Ein Tag ohne gute Düfte kann kein glücklicher gewesen sein...«, so steht es bereits bei den alten Ägyptern zu lesen. Tatsächlich haben Gerüche einen direkten Einfluss auf unser limbisches System im Gehirn. Dieses ist unter anderem für unser Seelenleben und unsere Stimmungen zuständig. Auf diese Weise können Düfte ohne Umwege und Nebenwirkungen auch sehr gut eine positive Wirkung auf unser Befinden entfalten. Dieser Effekt lässt sich auch bei Menschen mit Demenz wunderbar nutzen. Folgende ätherischen Öle sind dafür besonders gut geeignet.

Lavendel

Dieses Aroma weckt bei den meisten älteren Menschen angenehme Erinnerungen an ihre Kindheit, denn Lavendel wurde früher häufig als Füllung für duftende Wäschesäckchen eingesetzt. Er hat eine beruhigende, ausgleichende Wirkung – gut bei der typischen Unruhe.

Pfefferminze

Minze belebt und erfrischt und ist damit ideal für die Aktivierung sowie für die Anregung der Konzentrationsfähigkeit.

Rosmarin

Rosmarin ist eine wirksame duftende Hilfe bei Kopfschmerzen, stärkt außerdem die Nerven und regt an.

Vanille und Zimt

Beide Düfte sind wohlbekannte Begleiter durch die Weihnachtszeit und schaffen eine harmonische Atmosphäre. Damit bringen sie ängstlichen und getriebenen Patienten Entspannung und mehr Gelassenheit.

Zitrusdüfte

Diese heben die Stimmung und beleben allgemein. Sie sind besonders geeignet für antriebsarme und eher depressiv gestimmte Menschen mit Demenz.

Die ätherischen Öle können gut in Duftlampen – aus Sicherheitsgründen bitte elektrische – oder aber bei der Körperpflege eingesetzt werden. Dazu werden ein paar Tropfen davon in geruchsneutrale Körperlotionen gegeben, die als Träger fungieren.

Zum Umgang mit ätherischen Ölen

▸ Fangen Sie mit Einzeldüften an. Nur so lässt sich herausfinden, ob dieser Duft für den Menschen mit Demenz geeignet ist. Zudem vermeidet man so eine Reizüberflutung und eine damit einhergehende Überforderung.
▸ Bei der Anwendung ätherischer Öle ist immer darauf zu achten, dass der jeweilige Duft dem Erkrankten angenehm ist und er sich wohlfühlt.
▸ Verwenden Sie nur ätherische Öle von hoher Qualität. Oftmals wird minderwertige Ware angeboten, die möglicherweise chemisch gestreckt wurde. Kaufen Sie ätherische Öle daher im Fachhandel wie in Apotheken oder Reformhäusern.
▸ Da ätherische Öle hochkonzentriert sind, sollten sie niemals unverdünnt auf der Haut angewendet werden.

Tischlein deck dich...

...aber bitte demenzgerecht. Denn was einst so selbstverständlich und einfach war, wird durch die Demenz immer mehr zum Problem: Essen und Trinken. Mal ganz abgesehen von den Vorbereitungen, dem Einkaufen der Lebensmittel und deren Zubereitung, wird auch die Nahrungsaufnahme an sich für Menschen mit Demenz zunehmend schwieriger.

Vom Kochen wie früher mussten sie sich vermutlich bereits längst verabschieden. Wie soll ein noch so einfaches Gericht zubereitet werden, wenn man leider nicht mehr weiß, was mit einem Topf, einem Küchenmesser und einem Herd anzufangen ist? Deshalb gibt es nun kalte Küche und das, was die pflegenden Angehörigen oder die Köche in der Pflegeeinrichtung servieren.

Durch eine Demenz verändert sich eben alles – auch Essen und Trinken, und darauf gilt es sich einzustellen.

Pflege beginnt in der Küche

Bestimmte Speisen und Getränke schmecken Menschen mit Demenz besonders gut und helfen ihnen über ihre Defizite beim Essen und Trinken hinweg.

Getränke

Süß heißt hier die Devise, saure Getränke sind hingegen weniger beliebt. Unter Umständen süßt man Säfte oder Tees noch nach. Sehr gefragt sind zudem Milchmixgetränke, die auch noch einiges an Kalorien heranschaffen. Wichtig ist, dass die jeweiligen Getränke nicht zu kalt sind.

Obst und Gemüse

Frisch serviert und in mundgerechte Stücke geschnitten, kommen sie bei Menschen mit Demenz gut an. Faseriges Obst wie Ananas und Früchte mit kleinen Kernen wie Johannisbeeren sollten Sie allerdings meiden, da dies zu Irritationen im Mund führen könnte. Kann frisches Obst auf Grund von Kaubeschwerden nicht gegessen werden, weichen Sie auf Kompott oder Fruchtsäfte aus. Gemüse sollte in solchen Fällen gabelweich gekocht werden.

Kartoffeln und Getreide
Kartoffeln sollten weichgekocht serviert werden. Vollkornmehl bereitet feingemahlen ebenfalls keine Schwierigkeiten.

Fleisch und Fisch
Fasern in Fleisch und Gräten im Fisch sollten tabu sein, denn sie stehen dem problemlosen Genuss im Weg. Perfekt sind z. B. zarte Filets.

Essen, was ist das?
Die meisten Patienten sind ab einem gewissen Schweregrad ihrer Krankheit nicht mehr in der Lage, ihre Ernährung und Flüssigkeitsversorgung allein sicherzustellen. Also müssen jene, die den

So isst sich's leichter

▸ Die gabelweiche Zubereitung gibt Sicherheit beim Essen.
▸ Zähe Fasern und Gräten sollten vermieden werden.
▸ Die einzelne Mahlzeit sollte nicht zu viele verschiedene Zutaten mit unterschiedlichen Konsistenzen enthalten.
▸ Das Essen sollte nicht zu heiß serviert werden, denn die Warnsignale können von den Kranken im fortgeschrittenen Stadium nicht mehr erkannt werden.
▸ Krümelige und mehlige Speisen wirken wie Sand im Mund und lösen zudem keinen Schluckreflex aus.
▸ Ein guter Tipp: Fingerfood ist ideal, da es aus kleinen Häppchen besteht und kein Besteck nötig ist. Dadurch gibt Fingerfood den Kranken mehr Selbstständigkeit und wird inzwischen auch deshalb von der Deutschen Gesellschaft für Ernährung für Menschen mit Demenz empfohlen.

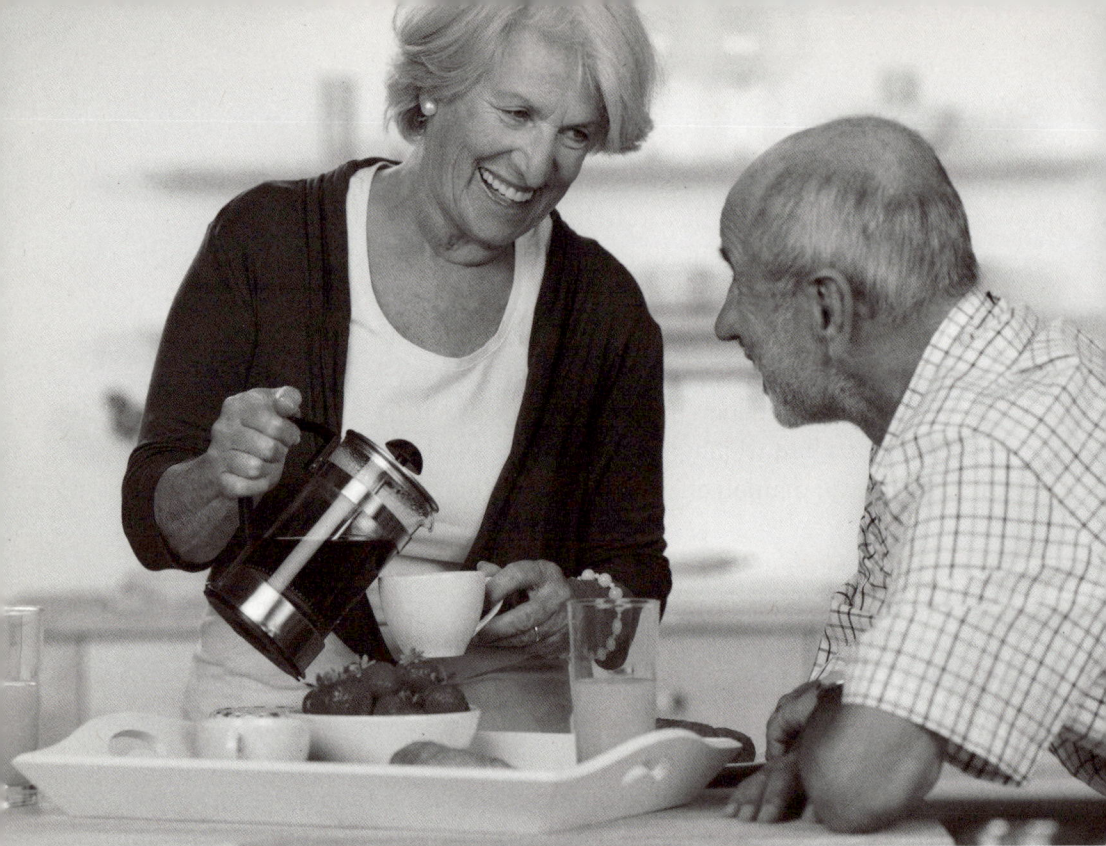

Demenz wirkt sich auch unmittelbar auf das Ess- und Trinkverhalten aus.

Erkrankten pflegen und betreuen, auch für seine Nahrungs- und Flüssigkeitsaufnahme sorgen. Dafür muss man einiges wissen, und das lesen Sie nun.

Gestörtes Hunger- und Sättigungsgefühl

Hunger- und Durstgefühl können nicht mehr bewusst in Handlungen umgesetzt werden: Wenn der Magen knurrt, kommt ein Mensch mit Demenz nicht automatisch auf die Idee, nun zu essen. Oft ist auch das Sättigungsgefühl gestört, sodass der Patient permanent Hunger hat oder sich immer satt fühlt. Das erschwert die Nahrungs- und Flüssigkeitsaufnahme natürlich noch mehr. Betroffenen mit wenig Lust zum Essen sollten umso dringender appetitlich aussehende und wohlriechende Speisen angeboten werden. Dem ständig hungrigen Patienten bietet man möglichst viel Obst und Gemüse an, um eine Gewichtszunahme zu vermeiden.

Andere Wahrnehmung

Oft erkennen die Patienten die ihnen servierten Speisen und Getränke nicht mehr und wissen nicht, was sie damit anfangen sollen. Außerdem vergessen sie zu essen oder können sich nicht mehr erinnern, dass sie bereits gegessen haben. Als Pflegender muss man deshalb sehr genau darauf achten, ob und wann eine Mahlzeit eingenommen wurde.

Veränderter Geschmack

Geschmacks- und Geruchssinn verändern sich im Alter allgemein und so schmeckt und riecht vieles anders als gewohnt. Das erweckt bei manchen Betroffenen den Eindruck, ihr Essen sei vergiftet – entsprechend vehement wird die Nahrungsaufnahme dann abgelehnt. Vor allem bittere, saure und salzige Speisen und Getränke wecken diese Assoziationen. Süßes wird hingegen noch lange erkannt und ist entsprechend beliebt. Versuchen Sie deshalb doch auch mal, auch wenn es ungewohnt ist, pikante Gerichte mit Zucker zu süßen.

Nicht nur das Essen wird fremd

Menschen mit Demenz essen häufig mit den Fingern, da sie vergessen haben, was Besteck ist und wozu man es benutzt. Das gilt auch für viele andere Dinge, die vielleicht auf dem Tisch stehen, z. B. Gläser, Servietten oder Salz- und Pfefferstreuer. Manche Patienten spucken die Nahrung auch einfach aus, wenn ihnen deren Konsistenz oder Geschmack nicht mehr bekannt oder unangenehm ist. Über solche zweifelsohne wenig appetitlichen Verhaltensweisen sollte man als Pflegender tolerant hinwegsehen. Tischmanieren dürfen und können von Menschen mit Demenz nicht mehr erwartet werden.

Eine Demenz führt zudem zu Abbrüchen von Handlungen: Es kann sein, dass der Patient während des Essens einfach aufsteht und weggeht oder vergisst, weiterzuessen. Auch das fehlende Zeitgefühl kann zum Problem werden: Die normalen Essenszeiten haben für den Betroffenen vielleicht überhaupt keine Bedeutung mehr.

Erhöhter Kalorienbedarf

Viele Menschen mit Demenz sind sehr unruhig. Dank dieses Bewegungsdrangs legen sie mitunter mehrere Kilometer am Tag zurück, was ordentlich Kalorien verbraucht. Diese müssen auch wieder aufgenommen werden, damit der Patient nicht abmagert. Leider ist das bei vielen alten Menschen und besonders bei Demenz-Erkrankungen oft der Fall. Energiereiche regelmäßige Mahlzeiten sind daher umso wichtiger.

Brote schmieren

Heute machen wir uns ans Broteschmieren: mit Butter, Streichkäse oder Leberwurst, Marmelade oder Honig und allem, wonach uns sonst noch der Appetit steht. Vielleicht belegen wir dann das geschmierte Brot noch mit etwas Schinken, Tomatenscheiben oder Salami. Für Menschen mit Demenz ist das keine leichte Übung, denn sie erfordert planerisches und räumliches Denken sowie einige Fingerfertigkeit. Zudem muss der komplette Ablauf mehrfach wiederholt werden, je nachdem, wie groß der Hunger ist. Und da das Broteschmieren und -essen in der Regel beim Frühstück und beim Abendessen ansteht, erfolgt die ganze Prozedur auch noch zweimal am Tag.

Betroffene sollten dieses Ritual so lange wie möglich selbst durchführen. Denn so bleiben wichtige Nervenverbindungen im Gehirn länger erhalten und das Fortschreiten der Erkrankung wird verlangsamt. Wenn es auch mit mündlicher Anleitung nicht mehr klappen will, legen Sie ein Messer mit Butter oder einem anderen Aufstrich auf die Brotscheibe. Dann bringen Sie die Hand des Patienten ans Messer und vollführen die ersten Streichbewegungen gemeinsam mit ihm. In vielen Fällen fährt er dann von selbst fort.

Noch ein Tipp: Oft werden belegte Brote zur Vereinfachung in viele kleine Stückchen geschnitten – wie bei kleinen Kindern. Besser ist es jedoch, eine Scheibe nur in vier große Stücke zu teilen. Die Konzentration, diese vier Stücke selbstständig zu essen, ist bei vielen Menschen mit Demenz noch ausreichend vorhanden. So wird ihr Selbstwertgefühl gestärkt.

Schlucken Fehlanzeige

Mit Fortschreiten der Demenz treten immer häufiger Schluckstörungen auf. Schlucken ist bei uns Menschen ein komplizierter Vorgang: Allein 50 Muskelpaare, die vom Gehirn gesteuert werden, sind am Schluckreflex beteiligt. Für Menschen mit Demenz mit Schluckstörungen wird das Essen und Trinken regelrecht zur Schwerstarbeit und erfordert ihre volle Konzentration. Zudem besteht ein großes Risiko, sich zu verschlucken oder versehentlich Nahrungsstücke oder Flüssigkeit in die Lunge einzuatmen. Vielen Betroffenen verdirbt das den Appetit noch mehr, was nicht verwunderlich ist.

Durch einige Veränderungen im Speiseplan kann die Nahrungs- und Flüssigkeitsaufnahme bei Schluckstörungen erleichtert werden.

Empfehlenswert bei Schluckstörungen

▸ Entrindetes altbackenes Weißbrot und Mischbrot
▸ Weiche Kartoffeln und Nudeln
▸ Cremesuppen
▸ Frischkäse
▸ Feine Streichwurst
▸ Pudding
▸ Fisch ohne Gräten und Haut, Lachs
▸ Geflügel, Kalbfleisch, feinfaseriges Schweinefleisch und Kaninchen
▸ Rührei (nicht zu trocken) und pochiertes Ei
▸ Brokkoli, Spinat, Sellerie, weiche Spargelspitzen, Zucchini, Blumenkohl, Kohlrabi, Kürbis, Möhren, Schnittbohnen
▸ Melone, Banane, püriertes Obst, passierte Beeren
▸ Milch, Buttermilch, Joghurt, Kefir, Milchshake
▸ Weiche Sahnekuchen
▸ Wasser, Obst- und Gemüsesäfte, Tee

Nicht geeignet bei Schluckstörungen

▸ Körnerbrot und klebriges frisches Brot
▸ Weißbrot

- Bratkartoffeln, Kartoffelknödel, Pommes frites, Reis und Kartoffelchips
- Müsli und Haferflocken
- Stark schleimige Milchsuppen
- Klare Brühe mit Petersilie und geschnittenem Gemüse
- Wurst mit Stückchen, grobe Wurst, Corned Beef
- Schmelzkäse, Käse mit Nuss- oder Pfefferstücken
- Pralinen und Nussschokolade
- Rindfleisch und trockenes, zähes Fleisch
- Trockene Fischsorten, Matjes, Fisch mit Haut und Gräten, panierter Fisch
- Hartgekochtes Ei, Spiegelei und trockenes Rührei
- Fenchel, Lauch, Linsen, Mais, Bohnen, Erbsen, Sauerkraut, Kohl, Rettich, Kräuter
- Ananas, Zitrusfrüchte, Weintrauben, Apfel, Rhabarber
- Fruchtjoghurt mit Stückchen
- Kuchen mit Nüssen, Rosinen, Mohn oder Streuseln

Ernährung mit der Sonde

Es ist ein Moment, vor dem sich jeder Pflegende fürchtet. Doch irgendwann im späten Stadium der Demenz taucht die Frage auf: Soll der oder die Kranke über eine Sonde im Magen ernährt werden? Ansonsten besteht die Gefahr des Verhungerns und Verdurstens. Eine grausame Situation, die vor allem durch den Verlust der Schluckfähigkeit hervorgerufen wird. Dieser verhindert, dass Wasser und Nährstoffe dorthin gelangen, wo sie hinsollen – nämlich in den Verdauungstrakt.

Die moderne Medizin bietet in solchen Problemfällen Sonden zur Ernährung an. Ob diese nun tatsächlich zum Einsatz kommen sollen oder nicht, ist eine ganz und gar individuelle Entscheidung, die gemeinsam mit den Angehörigen getroffen werden muss. Die Frage der Sondenernährung sollte unbedingt auch in der Patientenverfügung (S. 183) festgelegt werden und muss eventuell vom Amtsrichter genehmigt werden.

Abgesehen von diesen Empfehlungen, sollte bei bettlägerigen Menschen mit Demenz mit Schluckstörungen der Oberkörper nach dem Essen mindestens eine halbe Stunde hochgelagert bleiben. Kann der Betroffene noch selbst essen, sollte dennoch stets jemand beim Essen anwesend sein, um eingreifen zu können, falls sich der Patient verschluckt.

Futter für die grauen Zellen

Nein, leider gibt es sie nicht, die Ernährung zur Stärkung der kognitiven Fähigkeiten und am liebsten auch zur Vorbeugung der Demenz. Obwohl sich eine wachsende Schar von Wissenschaftlern damit beschäftigt und obwohl die Marketingabteilungen so mancher Nahrungsmittelkonzerne das gerne verkaufen (würden). Die löffelweise Klugheit ist und bleibt Utopie. Das zeigen auch die Ergebnisse der vielen Studien, die zum Thema Brain Food – zu Deutsch: Essen fürs Gehirn – inzwischen durchgeführt wurden. Da ist nur wenig Hieb- und Stichfestes zu finden und zur Vermeidung einer demenziellen Erkrankung überhaupt nichts.

Aber: Es gibt einige Nahrungsmittel, von denen wissenschaftlich tatsächlich gesichert ist, dass sie Stoffe enthalten, die sich positiv auf die Nerven und die Hirnleistungen auswirken.

Dies trifft für gesunde Menschen zu, sollte aber auch oft auf dem Tisch von Menschen mit Demenz landen. Denn warum sollten nicht auch diese – meist sehr leckeren – Wege beschritten werden, um zur Erhaltung der geistigen Kräfte ein wenig beizutragen.

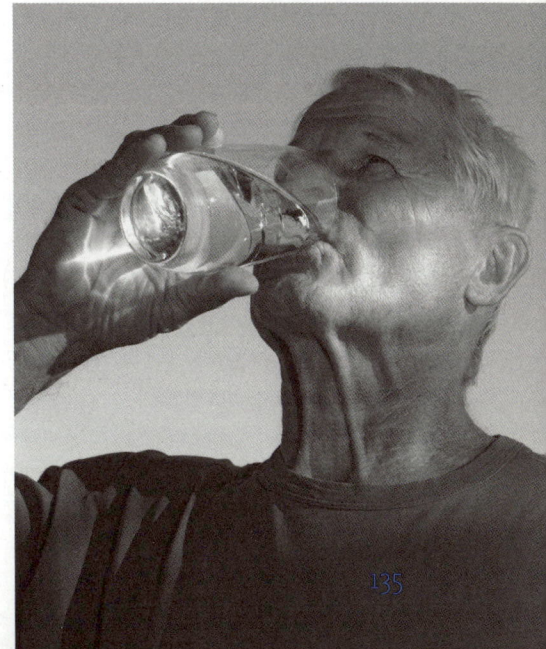

Trinken hält die grauen Zellen auf Trab.

▸ **Pflanzliche Öle:** Sie enthalten wertvolle einfach und mehrfach ungesättigte Fettsäuren, die Nerven und Hirnleistung stärken.
▸ **Kaltwasserfische:** Unter ihren Schuppen tummeln sich reichlich Omega-3-Fettsäuren, die von der Forschung inzwischen als gute

Vitamin B12 für den Geist

Vitamine spielen eine entscheidende Rolle für die Erhaltung und Wiederherstellung unserer Gesundheit. In Sachen Gedächtnis und geistige Leistungsfähigkeit ist vor allem Vitamin B12 wichtig: Es sorgt für die Bereitstellung der Stoffe, die für den lebenserhaltenden Eiweißstoffwechsel der Nervenzellen notwendig sind. Es ist mit daran beteiligt, eine Isolierung um die Nervenleitungsbahnen zu bilden. Ohne diese Isolierschicht könnten Nervenzellen keine Signale weiterleiten – und wir infolgedessen nicht denken.

So wird nicht von ungefähr auch ein Zusammenhang zwischen einer ausreichenden Vitamin B12-Versorgung und dem beschleunigten Altern des Gehirns vermutet. Ein geringer Status an diesem Vitamin ist offenbar tatsächlich ein Risikofaktor für den Verlust von Nervenzellen im Gehirn und möglicherweise auch für Veränderungen im Zentralnervensystem, was zu kognitiven Einbußen führt.

Leider ist ausgerechnet dieses bedeutsame Vitamin nicht selten Mangelware. Denn in der Nahrung ist es nur in tierischen Produkten, vor allem in Milch, Eiern, Fleisch und Innereien wie Leber enthalten. Besonders ältere Menschen sind häufig unzureichend mit Vitamin B12 versorgt. Eine weitere Schwierigkeit ist, dass Vitamin B12 nur dann aufgenommen werden kann, wenn die Magenschleimhaut ein bestimmtes Transportmolekül, den »Intrinsic Factor«, in ausreichender Menge produziert. Dieser schleust Vitamin B12 vom Dünndarm ins Blut. Einigen Menschen fehlt dieses Molekül jedoch, weshalb sie besonders viel von diesem Vitamin aufnehmen müssen, damit es in ihre Blutbahn gelangen kann.

Hoch dosierte Präparate mit Vitamin B12 aus der Apotheke, die den genannten Intrinsic Factor gleich mitliefern, können hier eine wertvolle Hilfe sein.

Unterstützung der geistigen Leistungsfähigkeit enttarnt wurden. Diese Fettsäuren fördern nämlich die Kommunikation der Nervenzellen im Gehirn miteinander.

- **Rotes Fleisch und Leber:** Sie liefern Eisen und Vitamin B12 (S. 136), die unerlässlich für die Versorgung des Gehirns mit Sauerstoff und damit für den Erhalt seiner Funktionen und Leistungskraft sind.
- **Schokolade:** Die süße Lust kurbelt nicht nur die Ausschüttung von Endorphinen – körpereigenen Glücksstoffen – und damit unsere gute Laune an. Das in ihr enthaltene Flavonolen regt zudem die Durchblutung des Gehirns und so auch die kognitiven Fähigkeiten an.
- **Milchprodukte:** Sie sind reich an Kalzium und verbessern die Funktion der Nervenzellen. Die enthaltenen Aminosäuren steigern zudem Merkfähigkeit und Aufmerksamkeit.
- **Viel trinken:** Nur bei ausreichender Flüssigkeitszufuhr kann die oberste Schaltzentrale richtig arbeiten. Deshalb ist ausreichend trinken bei Gesunden wie bei Menschen mit Demenz das A und O – nicht nur im Hinblick auf die geistige Leistungsfähigkeit.

Naschen in Maßen erlaubt – vor allem in dunkler Schokolade steckt viel Gutes für die geistige Leistungskraft.

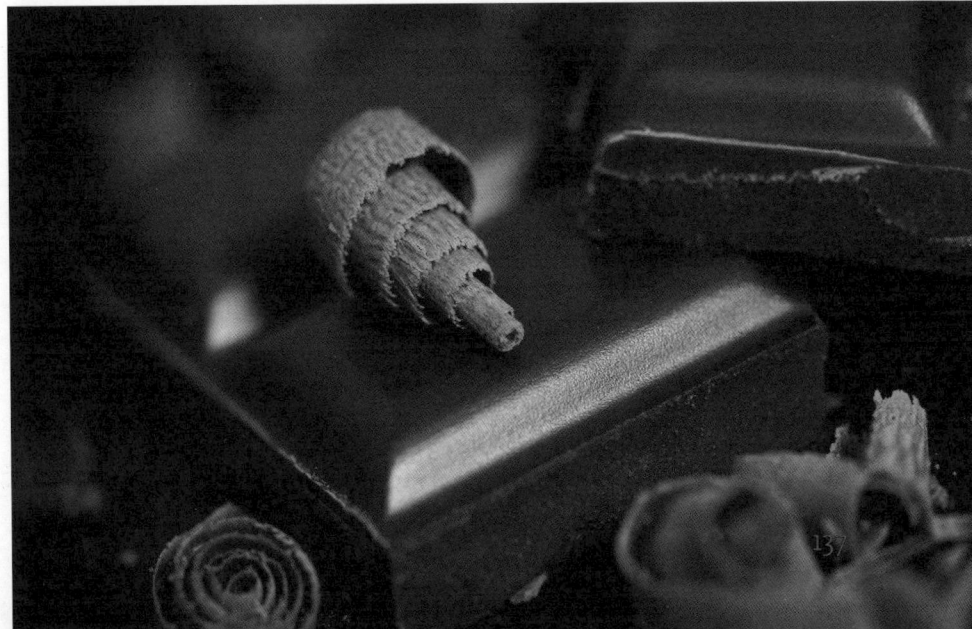

Aktiv bleiben

Bleiben Sie auf Achse, solange es geht – so lautet das Motto auch bei Demenz. Denn gezielte körperliche Aktivierung und Bewegung verlangsamen den körperlichen und den geistigen Abbau und tragen ganz erheblich zum Wohlbefinden von Menschen mit Demenz bei.

Bewegungsimpulse geben

Bewegungsangebote lassen sich recht einfach und auf vielfältige Weise in den Tagesablauf des Patienten einbauen. Spaziergänge und Wandern sind z. B. ideal, da beides auch noch bis in fortgeschrittene Stadien der Demenz ausgeübt werden kann. Im frühen Stadium der Erkrankung eignen sich Radfahren und Schwimmen sehr gut und machen eine Menge Spaß. Ebenso beliebt und empfehlenswert sind gymnastische Übungen. Alle diese Bewegungsarten können leicht umgesetzt werden. In Bezug auf Übungseinheiten und Hilfsmittel sind der Phantasie dabei keine Grenzen gesetzt. Das spiegelt sich dann auch in der Freude und der Dynamik wider, die beim Bewegen rasch entsteht. Wird etwas zu viel, geben die Patienten das in der Regel sehr deutlich zum Ausdruck. Wichtig ist selbstverständlich, den Schwierigkeitsgrad der Übungen an die individuellen Möglichkeiten anzupassen und mit einfachen Abläufen zu beginnen.

Je bewegter, desto glücklicher

Je weniger sich die Betroffenen bewegen, desto weniger nehmen sie ihre Umwelt wahr. Infolgedessen wenden sie sich immer mehr ab und werden noch verwirrter. Körperliche Aktivität hingegen bessert die Stimmungslage deutlich und nachhaltig und schafft Glücksgefühle. Ebenso steigt auch das emotionale Wohlbefinden: Bewegung gilt nicht umsonst als wirksames Antidepressivum.

Viele Menschen mit Demenz können vertraute, aber auch neue Bewegungsabläufe durchaus noch lange ausführen. Was sie dazu brauchen, ist oftmals nur ein kleiner Impuls von außen, eine Art »Starthilfe«.

Gymnastik & Co.

Folgende Vorschläge für einfache Bewegungsübungen lassen sich auch gut im gewohnten häuslichen Umfeld ausführen.*

Marschieren (Sitzkreis)

Ziele der Übung:

▸ Koordination schulen
▸ Herz-Kreislauf-Aktivierung

Übungsablauf: Die Teilnehmer sitzen im Kreis und »marschieren« mit den Füßen. Dabei werden die Arme im Gegenarmpendel eingesetzt.

▸ Einen gemeinsamen Gruppenrhythmus finden (ggf. ein Lied dabei singen).
▸ Zwei Teilnehmer bilden ein Paar und finden einen gemeinsamen Rhythmus unabhängig von den anderen Paaren.

Material: Stühle

Beachtenswertes: Nicht zu stark mit den Fersen aufsetzen, da dies bei Stressinkontinenz zu ungewolltem Urinabgang führen kann.

Tücher pusten

Ziele der Übung:

▸ Atmung aktivieren
▸ Reaktionsfähigkeit verbessern

Übungsablauf: Einzelne oder mehrere Tülltücher liegen auf einem Tisch. Die Teilnehmer sitzen um den Tisch herum und pusten die Tücher an. Kein Tuch soll auf den Boden fallen.

▸ Variation: Auf kleinen Tischen kann eine »Pustefußball-Partie« gespielt werden. Die Tischkante stellt dabei das Tor dar.

Material: Stühle, Tülltücher, ein Tisch

Beachtenswertes: Erkrankungen des Atmungssystems sind zu beachten, ggf. auf diese Übung verzichten.

---

* Entnommen sind diese Übungsbeispiele dem Buch »Mobil & Vital im Alter und bei Demenz«, siehe Anhang Seite 232.

Bälle werfen/schießen (auch Sitzkreis)

Ziele der Übung:
- Herz-Kreislauf-Aktivierung
- Reaktionsschulung
- Koordinationsschulung

Übungsablauf: Die Teilnehmer sitzen im Kreis und werfen sich gegenseitig weiche Bälle zu.
- Variation: Die Bälle können auch mit den Füßen gekickt werden.

Material: Stühle, Bälle, Igelbälle (zum leichteren Fangen)

Beachtenswertes: Funktionelle Defizite des Bewegungsapparates können die Ausführung einschränken, ggf. das Bewegungstempo reduzieren.

Bälle pressen

Ziele der Übung:
- Training der Handkraft
- Mobilisierung der Gelenke
- Stoffwechsel anregen

Übungsablauf: Die Teilnehmer erhalten kleine weiche Bälle, die sie mit der Hand zusammendrücken. Dabei werden beide Hände abwechselnd benutzt.

Material: Stühle, Bälle aus unterschiedlich weichem Material

Beachtenswertes: Kontrakturen und andere funktionelle Defizite können evtl. Schmerzen auslösen.

Rückentandem

Ziele der Übung:
- Wahrnehmungsförderung
- Koordination
- soziale Kompetenz

Übungsablauf: Die Teilnehmer bilden Paare. Beide stehen mit dem Rücken zueinander und halten den gegenseitigen Kontakt (evtl. mit Luftballon). Die Pärchen gehen zusammen im Wusellauf durcheinander und begrüßen sich gegenseitig mit einem Händedruck. Die

Übung ist erst beendet, wenn jeder alle anderen Personen begrüßt hat. Die Tandems werden abwechselnd geführt.

Material: Luftballons

Beachtenswertes: Die Person, die vorwärts geht, hat die Aufgabe, den Kontakt abzusichern. Geht sie zu schnell, kann der Kontakt abreißen und die hintere Person evtl. rückwärts umfallen. Tempo anpassen.

Gegenstände ertasten

Ziele der Übung:

▸ mentale Aktivierung

▸ Wahrnehmungsschulung

Übungsablauf: Auf einem Tisch liegen unter einem großen Handtuch verschiedene Alltagsgegenstände, die von den Teilnehmern ertastet und erraten werden müssen.

▸ Variation: Die Teilnehmer beschreiben ihren Gegenstand, den sie erfühlen, und die anderen Teilnehmer sind aufgefordert, diesen Gegenstand zu erraten.

Material: Stühle, Tisch, großes Handtuch, Alltagsgegenstände (z.B. Tassen, Bleistiftanspitzer, Obst)

Beachtenswertes: Für eine möglichst große Wahrnehmungsaktivierung sollten Alltagsgegenstände aus verschiedensten Materialien ausgewählt werden (Stoff, Metall, Plastik etc.).

Tücherjonglage

Ziele der Übung:

▸ Koordination

▸ Kräftigung der Arme/Schultern

Übungsablauf: Die Teilnehmer erhalten jeweils ein Tuch. Aufgabe ist es, sich gegenseitig ein Tuch zuzuwerfen und es nicht fallen zu lassen. Zu Beginn wird ein einzelnes Tuch zwischen zwei Teilnehmern hin- und hergeworfen oder einzeln hochgehalten.

▸ Anschließend werden zwei Tücher hin- und hergeworfen.

▸ Steigerung: Die Teilnehmer werfen sich gleichzeitig mehrere Tücher zu. Das Ziel ist eine gemeinsame Tücherjonglage.

Material: bunte Tülltücher
Beachtenswertes: Knoten verbessern die Flugeigenschaften der Tücher. Nach den Übungen den Schultergürtel wieder auflockern.

Klingelball-Fußball (auch Sitzkreis)
Ziele der Übung:
- Wahrnehmung
- Gleichgewicht, Koordination
- soziale Kompetenz

Übungsablauf: Die Teilnehmer stehen oder sitzen im Kreis und spielen sich gegenseitig einen Ball (mit integrierter Glocke) mit den Füßen zu.
Variationen:
- Es werden mehrere Bälle verwendet.
- Die Teilnehmer spielen paarweise.
- Die Teilnehmer müssen abwechselnd den rechten und linken Fuß benutzen.

Material: Stühle, ein Ball mit integrierter Glocke
Beachtenswertes: Für querschnittsgelähmte Personen lässt sich die Übung auf einen Tisch verlagern.

Mobilisation und Dehnung (auch Sitzkreis)
Ziele der Übung:
- Beweglichkeit und Dehnung im Schulter-Brustbereich
- seitliche Rumpfmuskulatur stärken
- Griffkraft stärken

Übungsablauf: Jeder Teilnehmer hat ein Handtuch, welches er zusammenrafft und an den Enden anfasst.
- Die Handtücher werden vor dem Körper nach vorne und wieder zurück geschoben.
- Die Handtücher gehen über den Kopf. Die Arme werden gestreckt und gebeugt.
- Die Arme sind gestreckt über dem Kopf, die Teilnehmer bewegen die Arme nach links und rechts.

▸ Das Handtuch wird hinter dem Rücken so gegriffen, dass eine Hand von oben und eine Hand von unten das Handtuch greifen. Das Handtuch kann nun hoch und runter gezogen werden.

Material: Stühle, Handtücher

Beachtenswertes: Achtung: nicht zu viele Armbewegungen nach oben am Anfang einer Stunde, da dies die Herzfrequenz nach oben treibt.

Wurf- und Reaktionsübungen (auch Sitzkreis)

Ziele der Übung:

▸ Reaktionsfähigkeit
▸ Kommunikation
▸ Reaktionsvermögen
▸ Muskelkräftigung, Fußmobilität
▸ Durchblutungsförderung

Übungsablauf:

▸ Die Teilnehmer rollen sich auf einem Tisch gegenseitig mehrere Tennisbälle zu.
▸ Die Spieler schießen sich einen Ball zu, mit dem Ziel, dass der Ball nicht anhalten darf oder aus dem Kreis fällt.
▸ Die Teilnehmer werfen sich einen oder mehrere Bälle zu.
▸ Wie zuvor, aber mit jedem Wurf wird der Name des Fängers genannt.
▸ Übungen drei und vier mit einem Würfel.
▸ Der Ball kommt durch Werfen einmal auf den Boden auf, bevor er aufgefangen wird.
▸ Wie zuvor, aber der Name des Fängers wird genannt.
▸ Bälle oder Würfel im Kreis weitergeben, je nach Mobilität mit beiden Füßen übergeben oder mit einem Fuß über den Boden rollen.

Material: Stühle, verschieden große Bälle, Würfel aus Schaumstoff

Beachtenswertes: Alle Übungen sind auch im Stehen durchführbar. Der Schwierigkeitsgrad lässt sich variieren. Somit ist dieser Aufgabenkomplex auch gut für den Hauptteil geeignet.

Praktische Helferlein

Um die Betroffenen noch einfacher zu motivieren und sie auch körperlich zu unterstützen, gibt es die unterschiedlichsten Hilfsmittel. Bälle schulen die Reflexe und verbessern Koordination und Orientierung. Erhöhen Sie den Trainingseffekt, indem Sie unterschiedliche Größen, Farben und Materialien verwenden. Empfehlenswert sind außerdem Seile und Therabänder, da sie die Muskeln kräftigen und das Gleichgewicht trainieren. Wenn man sie zum Tauziehen verwendet, sind auch gleich mehrere Patienten miteinander in Aktion. Kleine, mit Sand gefüllte Säckchen eignen sich zum Hin- und Herwerfen und haben den Vorteil, dass sie leicht zu fangen sind und die Verletzungsgefahr gering ist. Schwungtücher kräftigen die Muskulatur und schulen die Koordination – sie haben zudem einen hohen Spaßfaktor und kurbeln die Stimmung in der Gruppe sicherlich ordentlich an.

Turbo für die Gelenke

Auch die folgenden Übungen sind für Menschen mit Demenz gut geeignet und lassen sich im häuslichen Umfeld durchführen. Mit ihnen können die Gelenke auf schonende Weise wirksam aktiviert und gekräftigt werden. Vor dem Üben sollten die Betroffenen allerdings schon etwas in Bewegung gewesen sein – also nicht gleich morgens nach dem Aufstehen damit beginnen.

Pendeln
Der Patient sitzt auf einem Tisch oder hohen Stuhl und lässt die Unterschenkel im 90°-Winkel locker herabhängen – die Füße dürfen den Boden nicht berühren. Dann pendelt er die Unterschenkel abwechselnd zehnmal vor und zurück.

Türsteher
Der Übende steht, mit dem Rücken an den Türrahmen gelehnt, aufrecht, die Knie sind nicht ganz durchgestreckt. Nun geht er

langsam in die Knie, bleibt dort zehn Sekunden und geht wieder zurück in die Ausgangsposition. Diese Übung kann zehnmal wiederholt werden.

Fahrradfahren

In Rückenlage auf einer Decke auf dem Boden oder im Bett werden beide Beine hochgehoben und wie beim Fahrradfahren bewegt.

Gehen auf der Stelle

Beim Gehen werden die Oberschenkel so weit wie möglich nach oben gezogen und auch die Arme kräftig mit bewegt. Drei bis fünf Minuten durchhalten!

Schulterkreisen

Mit den Schultern kreisen, während die Arme locker herabhängen. Mit kleinen Kreisen beginnen, die immer größer werden. Vorwärts und rückwärts üben, etwa drei Minuten lang.

Kreisen der Handgelenke

Mit beiden Händen kreisende Bewegungen in beide Richtungen durchführen. Pro Richtung zehnmal wiederholen.

Spreizen der Finger

Finger so weit wie möglich spreizen, dann zur Faust ballen, langsam wieder locker lassen. Zehnmal wiederholen.

Zehengymnastik

Ein Tuch oder einen dicken Stift auf den Boden legen, mit den Zehen greifen und hochheben. Pro Seite fünfmal wiederholen.

Halsdrehungen

Den Kopf und die Halswirbelsäule vorsichtig jeweils fünfmal nach rechts, links und nach vorne drehen beziehungsweise neigen.

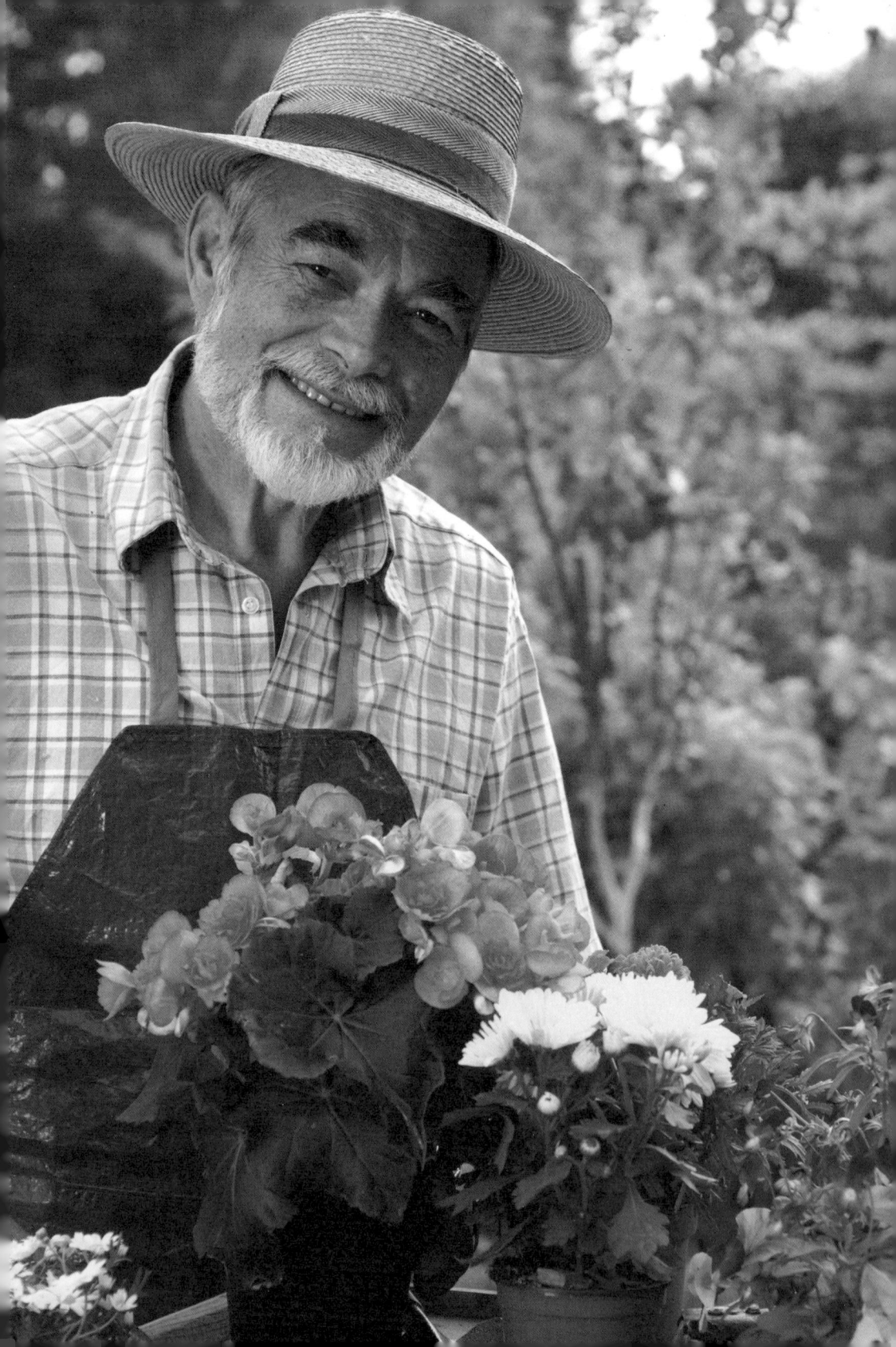

5. Akzeptieren, aber nicht resignieren

Mit dem Schicksal Demenz gilt es sich abzufinden, allerdings keineswegs zu resignieren. Wer betroffen ist, kann noch eine Menge zur positiven Gestaltung seines weiteren Lebens beitragen und den Verlauf seiner Krankheit günstig beeinflussen. Umso mehr, je früher die Demenz festgestellt wurde.

Glücklich mit Demenz?

Klingt zunächst nach einem Widerspruch, den Experten jedoch sofort widerlegen. Denn Menschen mit Demenz sind häufig viel sensibler in ihren Wahrnehmungen und besitzen somit auch eine erhöhte Fähigkeit zur Freude (ebenso wie zum Leid). Untersuchungen zur Lebensqualität der Betroffenen haben sogar ergeben, dass sie manchmal mehr Glück erleben können als Gesunde – sofern sie dem jeweiligen Stand ihrer Erkrankung entsprechend versorgt und betreut werden. Das Leben mit Demenz hat also neben den schweren auch immer wieder schöne Seiten. Vielleicht ist ein Perspektivenwechsel angesagt?

Diesem Aspekt und all seinen Facetten ist der folgende Abschnitt des Buches gewidmet. Sie erfahren, wie Sie das Wohnumfeld gemäß den Anforderungen der Erkrankung umgestalten sollten und welche technischen Hilfen Ihnen dabei zur Verfügung stehen. Weiterhin können Sie nachlesen, welche sinnvollen Beschäftigungen auch bei Demenz weiterhin viel Spaß machen. Und natürlich geht es auch darum, welche Leistungen der Pflegeversicherung Ihnen zustehen und wie Sie diese konkret in Anspruch nehmen. Auch rechtliche Angelegenheiten sowie die Auswahl der passenden stationären Pflegeeinrichtung werden im Folgenden behandelt.

Sicher und geborgen zuhause

Vertrautheit, Sicherheit und Geborgenheit sind drei unerlässliche Voraussetzungen für das Wohlbefinden von Menschen mit Demenz (S. 69). Deshalb sollte auch ihr Lebensumfeld gemäß diesen Anforderungen gestaltet werden – die Lebensqualität wird damit erheblich verbessert.

Dazu müssen zum einem die räumlichen Gegebenheiten, also die verschiedenen Zimmer, für den Betroffenen gut »ablesbar« und leicht verständlich gestaltet sein. Auf diese Weise können die durch die Demenz bedingten Defizite teilweise kompensiert werden. Zum anderen muss eine Atmosphäre geschaffen werden, die sich positiv auf das psychische Befinden auswirkt. Damit lassen sich häufig auftretende Begleiterscheinungen einer Demenz wie Aggressivität, Apathie oder Depressionen verringern oder sogar vermeiden. Die Anpassung der »baulichen« Umwelt ist auch ein wichtiger Bestandteil der Milieutherapie.

Die Umgestaltung des Zuhauses ist nichts, was von heute auf morgen erfolgt. Ebenso wenig etwas, das das gesamte Wohnumfeld als Ganzes umfasst. Nein, ganz gemach und nach und nach werden die erforderlichen Veränderungen vorgenommen. Das ist auch gut und richtig so, denn Menschen mit Demenz haben mit dem Fortschreiten ihrer Krankheit immer mehr Schwierigkeiten, sich an

Neues zu gewöhnen. Aus diesem Grund sollte das gewohnte Zuhause auch so lange wie möglich so bleiben, wie es die Erkrankten kennen und gewohnt sind.

Sind dann die ersten Veränderungen erforderlich, sollte erst einmal eine Bestandsaufnahme erfolgen. Wozu ist der Betroffene noch in der Lage, wie sehen seine Vorlieben und sein bisheriger Tagesablauf aus, soll die Wohnung oder das Haus überhaupt behalten werden? Nach Klärung aller Fragen kann es dann losgehen. Dabei gilt: Lassen Sie sich bei der Anpassung Ihrer vier Wände auf jeden Fall qualifiziert beraten, z. B. von einer Wohnraumberatungsstelle. Auch die praktische Umsetzung sollten Sie von fachlich versierten Handwerkern vornehmen lassen.

Milieutherapie

Hm, klingt seltsam. Wie kann denn ein Milieu behandelt werden? Oder läuft die Therapie über ein bestimmtes Milieu? Letzteres trifft zu. Die Milieutherapie ist ein Ansatz, der verschiedene Aspekte unter einen Hut bringt, um die optimale Betreuung von Menschen mit Demenz zu gewährleisten. Das gelingt, indem das Milieu, in dem die Betroffenen leben, entsprechend positiv gestaltet wird: Ihre Umwelt wird an die krankheitsbedingten Veränderungen der Wahrnehmung, des Empfindens, des Erlebens, des Verhaltens und der Kompetenzen angepasst. So können die Betroffenen ein ihrer persönlichen Biographie angepasstes, möglichst ungestörtes und von pathologischem Stress befreites Leben führen – das Ziel der Milieutherapie. Vorrangig für die stationäre Betreuung der Erkrankten konzipiert, findet sie inzwischen eine immer breitere Akzeptanz und Anerkennung.

Die vier wesentlichen Elemente der Milieutherapie sind:

▸ Räumliche und sachliche Aspekte, unter anderem architektonische Gestaltung, Farben und Licht,
▸ organisatorische Gesichtspunkte der Betreuungsarbeit,
▸ Einstellung und Wissen der Umwelt des Betroffenen,
▸ Umgang mit den Erkrankten, z. B. bewusste Alltagsgestaltung und Aktivitäten, Tagesstrukturierung.

Wo geht's lang?

Normalerweise entwickeln Menschen von einer neuen, ihnen unvertrauten Umgebung relativ schnell eine räumlich-strukturelle Vorstellung – gewissermaßen eine geistige Landkarte. Menschen mit Demenz ist diese Fähigkeit verloren gegangen. Wo ist das Bad, wo die Küche, wo steht mein Bett und wo ist eigentlich mein geliebtes Sofa? Diese Fragen stellen sich die Betroffenen ab einem bestimmten Zeitpunkt auch in ihrer vertrauten Umgebung im eigenen Zuhause. Spätestens dann ist es höchste Zeit, ihnen bei der räumlichen Orientierung zu helfen. Dazu sollte der Wohnbereich einfach und übersichtlich gestaltet sein. Anfangs können beschriftete Schilder das Zurechtfinden erleichtern, in späteren Stadien der Demenz verwenden Sie Piktogramme, Zeichnungen oder Fotos. Kennzeichnen Sie z. B. die Küchentür mit einem Bild von einem Kochtopf und die Tür zum Badezimmer mit einem Wasserhahn.

Schaffen Sie klare Kontraste
Kontrastfarben an Geländern, Haltegriffen, Türklinken und -rahmen sowie an Lichtschaltern heben diese optisch hervor und erleichtern den Betroffenen die Orientierung.

Auf dem Esstisch platzieren Sie weißes Geschirr beispielsweise auf andersfarbige Platzsets oder eine farbige Tischdecke, buntes Geschirr dagegen auf einen weißen oder beigen Untergrund. Geschirr und Tischwäsche mit auffälligen Mustern sollten Sie besser ausrangieren, da sie den Erkrankten möglicherweise irritieren. Klare Kontraste helfen auch auf dem stillen Örtchen: Klodeckel und -brille, die dunkler als die Toilettenschüssel sind, erleichtern dem Erkrankten das Erkennen der Umrisse. Weiße oder gemusterte Klobrillen, auch solche mit eingelassenen Gegenständen wie Muscheln, sind nicht zu empfehlen.

Blickrichtung beachten
Beim Anbringen von Hinweisschildern, Uhren oder Bildern sollten Sie immer die Blickrichtung des Menschen mit Demenz berück-

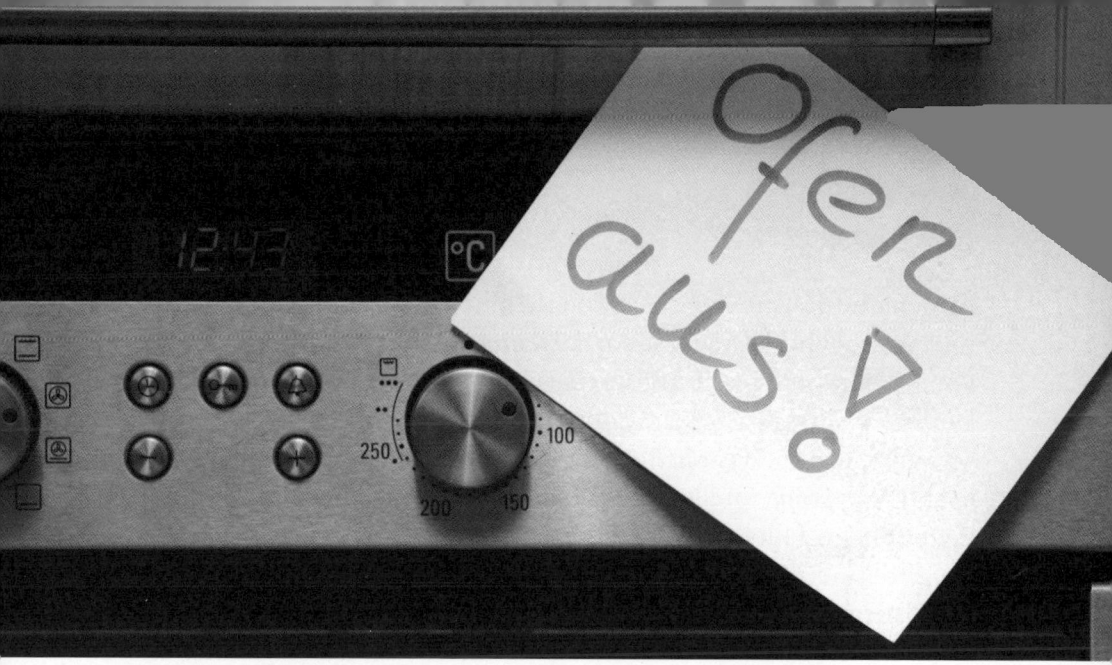

Im Wohnumfeld sollten einige Vorsichtsmaßnahmen ergriffen werden.

sichtigen. Möglicherweise wird seine Haltung immer gebeugter und damit verändert sich auch sein Blickfeld.

Das mit der Blickrichtung ist auch bei der Auswahl des Boden-belages wichtig. Denn wir alle sehen häufig, besonders beim Gehen, auf den Boden. Deshalb sollte der Bodenbelag nicht lustig bunt oder mit auffälligen Mustern ausgestattet sein. Das kann schnell verwirrend wirken.

Klare und einfache Schriften

Achten Sie darauf, dass Schriftliches – egal, ob handgeschrieben oder gedruckt – eine klare Linienführung und keine Schnörkel aufweist. Außerdem sollten die Buchstaben ausreichend weit von-einander entfernt stehen. All das erleichtert den Betroffenen das Lesen.

Nicht zu viel auf einmal

»Weniger ist mehr« gilt bei Menschen mit Demenz in vielerlei Hin-sicht: Zu viele Gegenstände auf einmal verwirren sie. Das betrifft den Tisch, an dem gegessen wird, ebenso wie die gesamte Wohn-umgebung.

Dekoration

Farben und Muster haben einen erheblichen Einfluss auf das Raum- und Wohngefühl. Menschen mit Demenz reagieren noch direkter und empfindsamer auf die dekorative Gestaltung ihres täglichen Umfeldes.

Generell lautet das Motto: möglichst hell. Am besten sind gedeckte Weißtöne und warme Pastellfarben.

Der Boden sollte farblich anders gestaltet werden als die Wände, damit der Betroffene den Raum besser erfassen kann. Empfehlenswert ist ein unifarbener Boden in matten Tönen, unruhige, bunte Muster und Kontraste sollten Sie hingegen unbedingt vermeiden. Patienten mit optischen Wahrnehmungsstörungen deuten diese eventuell als Schwelle oder Abgrund und trauen sich nicht, darüberzugehen.

Türen, die benutzt werden sollen, sollten sich farblich kontrastreich abheben. Türen, die hingegen nicht im Fokus stehen sollen, können beispielsweise in der Wandfarbe gestrichen werden.

Beleuchtung

Auch hier lautet die Devise: so hell wie möglich. Am besten ist natürlich Tageslicht und ansonsten helles, warmes Kunstlicht, das mindestens 500 Lux in Augenhöhe – etwa 160 Zentimeter über dem Boden – liefert. Helles Licht fördert die Ausschüttung des »Glückshormons« Serotonin und verbessert so die Stimmung, gleichzeitig werden Sturzgefahr und Aggressionsbereitschaft gesenkt.

Wohltemperiert

Die Raumtemperatur sollte bei etwa 21 C° liegen, unterliegt aber natürlich individuellen Vorlieben. Bei höheren Temperaturen steigt häufig die Unruhe und Aggressionsbereitschaft der Erkrankten. Frauen frieren in der Regel schneller als Männer und brauchen deshalb vielleicht eine etwas höhere Raumtemperatur.

Am besten ist eine indirekte Beleuchtung, die nicht blendet. Es sollte keine dunklen Ecken mit undefinierbaren Schatten oder Schattenumrissen geben, da diese die Erkrankten sehr ängstigen können. Ein zentraler Lichtschalter mit Dimmer leistet gute Dienste und sorgt für eine gleichmäßige Beleuchtung, die zusätzlich den Tag-Nacht-Rhythmus stärkt.

Das Bad

Zur Ausstattung des Badezimmers, die Menschen mit Demenz unterstützt, gibt es inzwischen ein gutes und weitgefächertes Angebot. Sehr gut bewähren sich dabei unter anderem bodengleiche Duschen, die keine Schwellen besitzen. Sofern der Betroffene im Rollstuhl unterwegs ist, leisten unterfahrbare und höhenverstellbare Waschbecken gute Dienste. Weiterhin hilfreich sind ein Badewannenlift und eine Toilette mit einem erhöhten Sitz. Lassen Sie sich bei der Auswahl dieser und anderer Hilfen von Fachleuten beraten.

Wichtig im Badezimmer sind darüber hinaus rutschfeste Badewannen- und Toilettenvorleger. Die Heißwasserhähne sollten Sie deutlich markieren und den Boiler zur Warmwasserbereitung sicherheitshalber niedrig einstellen. So lässt sich besser verhindern, dass sich der Erkrankte mit zu heißem Wasser verbrüht.

Denken Sie bei einer eventuellen Modernisierung auch mit daran, dass ältere – damit aus der Biographie des Erkrankten – bekannte Armaturen sinnvoller und hilfreicher sind als hochmoderne Wasserhähne oder Einhandhebelmischer. Handtuchhaken und Ähnliches sollte farblich kräftig abgesetzt werden, damit es auf den meist weißen Fliesen besser sichtbar ist.

Das Schlafzimmer

Der Raum, in dem der Patient schläft, sollte nachts nicht vollkommen dunkel und still sein. Darauf reagieren viele Betroffene mit Panik und suchen entsprechend nach Hilfe. Sorgen Sie deshalb im Schlafraum für eine gedämpfte Nachtbeleuchtung, welche die Raumumrisse und das Mobiliar noch erkennen lässt. Die Fenster sollten gut mit Vorhängen oder Jalousien abgedunkelt werden, weil bewegliche Lichter und Schatten von außen, etwa durch vorbeifahrende Autos, ebenfalls erhebliche Ängste auslösen können.

Damit das Aufstehen leichter fällt, sollte das Bett nicht zu niedrig sein. Durch Klötze unter den Bettbeinen oder durch eine Erhöhung zwischen Lattenrost und Matratze kann man hier nachhelfen. Im weiter fortgeschrittenen Stadium der Erkrankung können Sie in der Nähe des Bettes eine Stange zwischen Decke und Fußboden anbringen. An dieser Bodendeckenstange kann sich der Betroffene beim Aufstehen und Zubettgehen sowie beim Anziehen festhalten. Ebenfalls für das fortgeschrittene Stadium hat sich zudem eine Signalmatte vor dem Bett oder ein Bewegungsmelder im Schlafzimmer bewährt. So wissen Sie immer Bescheid, wenn der Erkrankte aufsteht und möglicherweise im Schlafraum umherirrt. Ein Bewegungsmelder kann auch beim Aufstehen automatisch das Licht anschalten und so den Weg in das Bad weisen – hier gibt es viele Möglichkeiten.

Garten und Terrasse

Draußen zu sein ist auch für Menschen mit Demenz sehr wichtig. Wie durch ein »Fenster zur Welt« können sie den immer wiederkehrenden Tagesrhythmus, das Wetter, spielende Kinder und vieles mehr beobachten. Das gibt ihnen das gute Gefühl, am öffentlichen Leben teilzunehmen und weiterhin dazuzugehören.

Eine Terrasse mit Garten ist besonders im Hinblick auf die Bewegung sehr gut, ein mit Mulch angelegter Rundweg beugt dem Verletzungsrisiko bei Stürzen vor. Willkommene Abwechslung schaffen vielleicht noch ein Hase oder Meerschweinchen zum Streicheln, ein Kräutergarten oder Blumenhochbeet zum Riechen, Fühlen und Schmecken oder ein kleiner Teich zum Verweilen. Balkone sind für Menschen mit Demenz dagegen weniger einladend; möglicherweise empfinden sie das Hinaustreten und die Höhe als Bedrohung.

Kleine Tricks mit großer Wirkung

Mit einfachen Maßnahmen lassen sich Wohlbefinden, Geborgenheitsgefühl und auch Sicherheit für Menschen mit Demenz deutlich steigern:

▸ Farblich abgesetzte Kanten an Treppenstufen sind klare optische Hinweise und verringern die Sturzgefahr.

▸ Rutschende Teppiche und Läufer sind im Wohnbereich tabu. Das Risiko, dass die Erkrankten dadurch stolpern oder stürzen, ist zu hoch.

▸ Helle Türschwellen können mögliche Ängste beim Überschreiten der Schwelle verringern.

▸ Eine CD mit Vogelstimmen – am besten von bekannten einheimischen Singvögeln – fördert die Entspannung und ist manchmal auch eine gute Hilfe bei Ein- und Durchschlafstörungen.

▸ Halte- und Stützgriffe sollten an möglichst vielen Stellen des Wohnumfelds angebracht werden. Am besten markiert man diese Griffe farbig, dann sind sie leichter zu erkennen.

▸ Medikamente, Tabakwaren, hochprozentigen Alkohol sowie »scharfe« Mittel zur Haushaltspflege sollten Sie sicher wegschließen.

▸ Halten Sie die Türen zu allen Räumen offen. Das vermittelt Bewegungsfreiheit und engt den Erkrankten optisch nicht ein.

▸ Helligkeit ist ein wichtiger Faktor. Große Fenster lassen viel Tageslicht herein, das eine noch wohltuendere Wirkung auf uns alle hat als Kunstlicht. Flure sollten nicht als dunkle »Sackgasse« enden. Platzieren Sie deshalb an der Endwand des Flurs eine kleine Sitzgelegenheit und darüber einen Lichtspot.

▸ Schaukelstühle, Strandkörbe oder auch Hollywoodschaukeln sind bei Menschen mit Demenz sehr beliebt. Inzwischen gibt es hier formschöne Modelle, die auch gehobenen ästhetischen Ansprüchen genügen.

▸ Offene Toilettentüren, leise Musik und ein plätscherndes Geräusch laden die Erkrankten zur Benutzung des stillen Örtchens ein.

▸ Stofftiere und Kissen sowie Decken aus pelzigem weichem Material animieren zum Kuscheln und Streicheln. Das ist für die Betroffenen überaus wohltuend.

▸ Das Geräusch und der Anblick plätschernden Wassers wirkt sehr beruhigend – nicht nur auf Menschen mit Demenz. Kleine Zimmerbrunnen sind inzwischen zu vernünftigen Preisen in Baumärkten und anderen Fachgeschäften erhältlich.

▸ Platzieren Sie Haushaltsgegenstände wie beispielsweise Besen, Wischtuch oder Staubwedel gut sichtbar. Das animiert die Betroffenen zu deren Benutzung und ermöglicht so eine sinnvolle Beschäftigung (S. 161).

▸ Kommoden mit offenen Schubladen oder offene Schränkchen, in denen allerlei Krimskrams liegt, laden zum Herumstöbern, Betrachten und Befühlen ein.

▸ In vielen stationären Einrichtungen für Menschen mit Demenz gibt es Puppen und Kinderwagen, die den Betroffenen viel Freude bereiten: Sie streicheln und tragen die Puppen umher, schieben den Kinderwagen oder schaukeln ihn, um das »Baby« zum Einschlafen zu bringen. Möglicherweise ist das auch eine gute Idee für Ihr Zuhause.

▸ Platzieren Sie Utensilien zur Körperpflege wie Handcremes, Körperlotionen, Bürsten und Kämme an verschiedenen Stellen des Wohnbereichs. Die Betroffenen nutzen diese sehr gerne und werden damit auch in ihrer Empfindungsfähigkeit angeregt.

Technische Helfer

Demenz und Technik scheinen sich gegenseitig zunächst einmal auszuschließen. Schließlich setzt der Umgang mit Technik und entsprechenden Geräten einen logisch funktionieren Verstand voraus. Genau der ist leider bei dieser Erkrankung zunehmend immer weniger bis irgendwann gar nicht mehr vorhanden. Trotzdem sind Technik und Menschen mit Demenz eine gelungene Kombination. Es gibt zahlreiche technische Geräte, die es den Betroffenen ermöglichen, sich länger selbstständig zu versorgen, und ihnen hilfreich im Alltag zur Seite stehen. Damit verringern sie Unsicherheiten bei den Erkrankten und helfen, ihre Ängste abzubauen. Darüber hinaus entlasten die technischen Hilfsmittel auch die Betreuenden: Sie bekommen damit die so wichtige Möglichkeit zu einer Pause geschenkt.

Selbstverständlich sollen die technischen Gerätschaften den Erkrankten nicht überfordern. Aus diesem Grund sollten Sie einfach zu bedienende Helfer auswählen.

Nachfolgend finden Sie eine Zusammenstellung von technischen Hilfsmitteln, die eine sinnvolle Erleichterung bewirken und den Menschen mit Demenz auch wirksam schützen können. Sie sind nach Problem- und Funktionsbereichen geordnet aufgeführt.

Datum und Uhrzeit

Die zeitliche Orientierung stellt für die Betroffenen ein wachsendes Problem dar. Sprechende Uhren beziehungsweise digitale Uhren und Kalender mit großen Ziffern können hier gute Dienste erweisen. Sehr zu empfehlen sind zudem eingebaute Zeitschaltuhren, die viele potenziell gefährliche Situationen entschärfen können: Damit schalten sich Bügeleisen, Kaffeemaschine, Lampen, Herd und vieles mehr nach einer gewissen, einprogrammierten Zeit automatisch ab, falls der Erkrankte selbst es vergisst.

Weglaufen

Eine der größten Ängste für das Umfeld eines Menschen mit Demenz: Der Betroffene läuft weg, verirrt sich und ist vollkommen hilflos mannigfachen Gefahren ausgesetzt. Einsperren? Nein, das kann und darf nicht sein. Pausenlos aufpassen? Ist unmöglich und vom Betreuenden nicht zu leisten. Was hier wirksam hilft, ist Technik. Gerade in diesem Problembereich leistet sie effizienten Support. So bieten sich etwa Infrarotsperren an der Eingangstüre an, die ein Signal aussenden, sobald jemand diese öffnet. Ähnliches bewirken auch Fußmatten mit einem Drucksensor. Ein mobiler

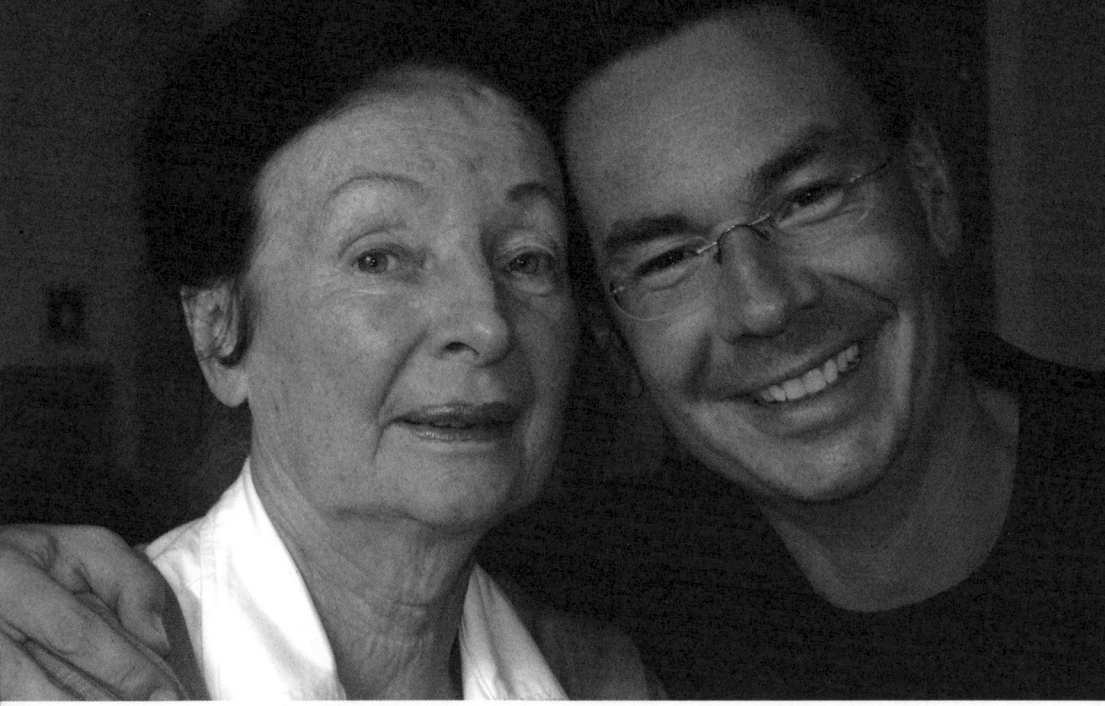

Moderne Technik erleichtert die Pflege und Betreuung von Menschen mit Demenz um einiges.

Funk-Durchgangsmelder mit integriertem Bewegungsmelder zeigt das Betreten eines durch ihn überwachten Bereichs an. Für noch mehr Sicherheit sorgen Funk- oder GPS-Geräte, die Sie in oder an der Kleidung des Erkrankten anbringen können. Sollte der Betroffene tatsächlich einmal unbemerkt das Zuhause verlassen haben, können diese Personenortungssysteme Ihnen schnelle Hilfe leisten. Mittlerweile gibt es auch Handys, die ein Ortungssystem via GPS haben. Werden diese angerufen, geht automatisch ein Freisprechmodus an. So können auch andere Personen, die sich gerade in der Nähe befinden, antworten, falls der Betroffene selber nicht sprechen kann oder mag. Auf der Internetseite www.demenzbegleitung.eu finden Sie zu diesem Thema weitere Informationen. Weitere Anbieter solcher Geräte sind iDobber (www.idobber.com) und GPS2ALL (www.gps2all.de).

Herd

Der Herd ist definitiv eine Problemzone bei Demenz. Es wird vergessen, die Herdplatte auszuschalten, sie überhitzt, das Essen brennt an oder entzündet sich, es gibt einen Kurzschluss und so fort. Deshalb gibt es inzwischen elektrische Herdüberwachungen: Sie unterbrechen bei zu großer Hitzeentwicklung die Stromzufuhr. Der Herd kann dann erst wieder eingeschaltet werden, wenn alle Platten ausgeschaltet und abgekühlt sind. Ein anderes System schaltet die Platten ab, wenn vor dem Herd längere Zeit keine Bewegung mehr stattfindet.

Zusätzlich sollten Sie Schutzgitter auf dem Herd anbringen, die ein Abrutschen der Töpfe und Pfannen verhindern sowie das Berühren der heißen Herdplatte unmöglich machen. Unter www.herdueberwachung.de können Sie sich informieren. Mittlerweile gibt es sogar Systeme, die brennende Töpfe oder Pfannen selbstständig löschen, wie etwa Safera (www.locatesolution.de).

Treppenlift

Treppenlifte sind in einem Wohnumfeld mit Treppe(n) unglaublich nützlich, nicht nur bei Demenz, sondern generell bei eingeschränkter Bewegungsfähigkeit. Mit Hilfe eines Treppenlifts können die irgendwann unüberwindbaren Hindernisse mit Stufen wieder leicht bewältigt werden. Der Betroffene kann dies sogar, solange es das Stadium der Demenz zulässt, selbstständig tun. Für Sicherheit sorgt ein Gurt um den Bauch und um die Beine.

Wasserschäden

Sie sind leider keine Seltenheit in Haushalten mit Menschen mit Demenz. Schließlich kann es diesen (und auch uns) durchaus mal passieren, dass man vergisst, den Wasserhahn zuzudrehen. Und dann laufen Badewanne oder Waschbecken ziemlich flott über.

Damit sich das Badezimmer nicht eines Tages in ein Schwimmbad verwandelt, gibt es Wasserstandsmelder. Diese batteriebetriebenen Geräte mit eingebautem Sensor geben ein akustisches

Signal, sobald die Badewanne oder das Waschbecken den vorgesehenen Füllstand erreicht hat. Wenn es also im Bad piept, wissen Sie Bescheid. Falls Sie auf Nummer Sicher gehen wollen, bringen Sie vor der Badewanne noch einen Sensor an, der auf Nässe reagiert.

Feuer

Noch brenzliger als Wasser ist im wahrsten Sinne des Wortes Feuer. Deshalb sind in stationären Pflegeeinrichtungen Kerzen und andere Quellen offenen Feuers untersagt und Rauchmelder installiert. Das sollten Sie auch bei sich zuhause tun. Wichtig ist, dass auch dann jemand auf den Alarm reagiert, wenn Sie mal nicht vor Ort sind.

Empfehlenswert ist außerdem die Verwendung schwer entflammbarer Textilien. Das betrifft nicht nur die Kleidung des Erkrankten, sondern auch die Bett- und Tischwäsche.

Telefon

Solange die Erkrankung noch nicht zu weit fortgeschritten ist, können und sollten Menschen mit Demenz telefonieren. Damit bleiben sie in Kontakt mit ihrer Umwelt und haben zudem die Möglichkeit, im Fall des Falles Hilfe und Unterstützung zu holen. Das Telefon sollte – wie auch bei seniorengerechten Geräte üblich – große Tasten und eine große Nummernanzeige besitzen. Neben dem Telefon bringen Sie einen gut lesbaren Zettel mit wichtigen Rufnummern, z. B. Polizei, Feuerwehr, Not- und Hausarzt sowie Angehörige, an.

Schon genommen?

Das kann ja auch für Gesunde ein Thema sein: Habe ich die Tablette vorhin schon geschluckt oder noch nicht? Darum haben sich schlaue Erfinder etwas ziemlich Kluges ausgedacht: eine Tablettendose mit Timer. Sie erinnert zur vorgesehenen Zeit mit einem Tonsignal daran, dass nun dieses oder jenes Medikament eingenommen werden muss. Pro Tag können mehrere Zeiten eingestellt werden.

Wir haben viel vor

Menschen mit Demenz sind nicht zuletzt auf Grund ihres Bewegungsdrangs sehr gerne aktiv. Die Möglichkeiten dazu sind wesentlich vielfältiger, als man vielleicht annehmen möchte. Es sorgt immer wieder für Staunen, was den Betroffenen auch in bereits weit fortgeschrittenen Stadien ihrer Krankheit noch mit viel Freude und Enthusiasmus gelingt.

Allerdings raubt die Demenz den Erkrankten nach und nach die Möglichkeit, ihren gewohnten und liebgewonnenen Tätigkeiten nachzugehen. Die wiederholt gemachte Erfahrung, dass »schon wieder etwas nicht mehr klappt« und Versagensängste führen vielfach dazu, dass die Betroffenen passiv werden und sich immer mehr zurückziehen. Das ist genau das Gegenteil dessen, was sie eigentlich tun sollten und was sie auch selbst möchten. Deshalb ist es immens wichtig, Menschen mit Demenz zu ermöglichen, sich auch weiterhin aktiv an den Dingen des Lebens zu beteiligen. Damit werden die noch verbliebenen Fähigkeiten und Ressourcen gezielt gefördert und bleiben so länger erhalten. Zudem, und im Grunde viel wichtiger, gewinnen die Betroffenen einen enormen Zuwachs an Lebensqualität und Lebensfreude: Sie erleben, was sie noch alles können.

Durch gezielte Aktivitäten lassen sich außerdem Langeweile und Rastlosigkeit und damit auch schwierige Verhaltensweisen oder unangenehme Situationen verhindern (S. 74): Angst, innere Unruhe, Aggressionen und depressive Verstimmungen können durch sinnvolle Beschäftigungen einfach abgebaut werden.

Weder über- noch unterfordern

Die Betroffenen sollten durch ihre Tätigkeiten weder zu viel noch zu wenig gefordert werden. Eine Überforderung führt ihnen erneut ihre Defizite vor Augen und nimmt ihnen die Motivation – die Flucht in die Passivität ist damit vorprogrammiert. Durch Unterforderung nimmt sich der Erkrankte aber vielleicht abhängiger und hilfloser wahr, als er tatsächlich ist. Auch das nagt am Selbstbewusstsein und kann ebenso rasch in einen Rückzug führen.

Aktivitäten im fortgeschrittenen Stadium der Demenz sollten möglichst sprachunabhängig sein, um eine Überforderung zu vermeiden. Aktivierung funktioniert dann am besten über die sinnliche Wahrnehmung, z. B. durch Riechen, Schmecken oder Fühlen. Außerdem sollten die einzelnen angebotenen Aktivitäten nicht länger als 15 Minuten dauern – bieten Sie lieber mehrere kurze Aktionen als eine lange an.

Nehmen Sie bei der Auswahl der Tätigkeiten selbstverständlich auch Rücksicht auf etwaige Hör- und Sehbehinderungen sowie andere körperliche Erkrankungen, die unabhängig von der Demenz bestehen. Natürlich ist auch die jeweilige Tagesform zu berücksichtigen: Was heute nicht klappt, geht unter Umständen morgen schon wesentlich besser.

Der Weg ist das Ziel

Entscheidend ist nie das Resultat der Aktivität, sondern die Freude, die der Erkrankte an seinem Tun hat. Ist also der Tisch beispielsweise nicht korrekt gedeckt oder sind die Kartoffeln nicht ganz perfekt geschält, ignorieren Sie es einfach.

Korrekturen sollten Sie vornehmen, wenn es der Erkrankte nicht direkt mitbekommt. Denn eine solche wie natürlich auch eine wörtlich vorgetragene Kritik ist eine enorme Belastung für den Menschen mit Demenz. Er merkt, dass er etwas »falsch« gemacht hat, war aber einfach nicht in der Lage, seine Aufgabe besser oder »richtig« zu erfüllen. Verlegen Sie sich deshalb lieber auf Lob und Anerkennung, um den Betroffenen auch weiterhin zu motivieren.

Übrigens: Falls der Betroffene nach kurzer Zeit das Interesse an der ihm gestellten Aufgabe offenbar verloren zu haben scheint, bedeutet das nicht, dass sie generell uninteressant für ihn ist. Gönnen Sie sich und ihm einfach eine kleine Pause. Meist kommt dann der Antrieb von allein wieder zurück.

Es gibt viel zu tun...

Das Repertoire an möglichen Beschäftigungen ist praktisch unbegrenzt. Prinzipiell sollten Sie bei Ihren Vorschlägen natürlich die individuellen Vorlieben des Betroffenen berücksichtigen. Wer beispielsweise schon immer Freude an Gartenarbeit hatte, wird dies meist auch im Zuge seiner Demenz nicht verlieren. Am besten ist es, verschiedene Dinge einfach auszuprobieren und zu sehen, was dem Erkrankten entspricht und was ihm Spaß macht.

Vertraute Beschäftigungen aus dem Haushalt sind meist am beliebtesten – beispielsweise den Tisch abwischen, Blumengießen oder Kartoffelschälen. Wichtig ist, dass es sich um Tätigkeiten handelt, die der Erkrankte früher auch gerne übernommen hat. Ob das der Fall ist, bekommen Sie in der Regel jedoch rasch mit: Das Verhalten und das Interesse des Betroffenen geben Ihnen hier klare Hinweise.

Vom tollen Effekt des Wäschelegens

Soll das ein Scherz sein? Wäsche bügeln, ordnen und zusammenzulegen gehört wohl sicherlich nicht zu den erbaulichsten Betätigungen. Für viele weibliche Betroffene aber mitunter schon. Was über viele Jahrzehnte hinweg zu den zahlreichen lästigen Aufgaben des »bisschen« Haushalts gehörte, macht vielen jetzt einfach Spaß. Schließlich ist die Tätigkeit sinnvoll, wohlvertraut und das Ergebnis umgehend zu sehen.

Sammeln Sie Wäschestücke, die sich einfach zusammenlegen lassen, z. B. Kopfkissenbezüge, Socken und Strümpfe, Stoffservietten oder -taschentücher, in einem Wäschekorb. Die Erkrankte bekommt dann den Korb und kann sich an die Arbeit machen. Zu Anfang legen Sie die Wäsche vielleicht gemeinsam, dabei lässt sich auch gut ein Plausch halten. Kann und möchte die Betroffene alleine weitermachen, ziehen Sie sich einfach zurück. Ist die Wäsche fertig gelegt, kommt der Korb wieder an seinen Aufbewahrungsort. Wenn die Erkrankte es nicht mitbekommt, bringen Sie die Wäsche dann wieder durcheinander und tauschen vielleicht einige Sachen aus. Nun ist der Korb bereit für seinen nächsten Einsatz.

Übrigens ist man gut beraten, seine persönliche Ansichten zu dem, was »sinnvoll« ist und was nicht, in den Hintergrund zu rücken. So können für Menschen mit Demenz durchaus Beschäftigungen befriedigend sein, die Gesunden überflüssig und unnötig erscheinen. Lassen Sie dem Betroffenen hier also seine Ideen und greifen Sie nur ein, wenn er sich selbst oder andere zu schädigen droht.

Nachfolgend finden Sie weitere Anregungen für Beschäftigungen, die erfahrungsgemäß für Menschen mit Demenz gut geeignet sind:

▸ In der Küche finden sich zahlreiche Aufgaben, die von den Betroffenen übernommen werden können: Gemüse oder Obst schälen, Salat waschen und zupfen, Teig kneten und ausrollen, Kekse mit Förmchen ausstechen oder Kräuter zerkleinern. Zudem kann der Erkrankte kleinere Aufgaben übernehmen wie im Topf oder in der Pfanne regelmäßig umzurühren oder Zutaten wie Mehl, Zucker oder Milch abzuwiegen und -messen.

▸ Nach der Zubereitung der Mahlzeiten können die Betroffenen z. B. den Tisch decken, Servietten falten und platzieren, den Brotkorb füllen und aufstellen oder die Gerichte auf den Tisch stellen.

▸ Auch beim Putzen übernehmen Menschen mit Demenz gerne die eine oder andere Aufgabe. Das Ein- und Ausräumen der Spülmaschine sowie Polieren von Silber-Besteck, aber auch das Polieren von Möbeln aus Holz oder Leder sowie Schuhe putzen sind geeignete Aktivitäten, und zur Abwechslung vielleicht auch mal Staubwischen oder Staubsaugen.

▸ Draußen bieten sich Gartenarbeiten wie Blumengießen, verwelkte Blüten und Blätter entfernen sowie das Jäten von Unkraut an. Darüber hinaus können die Erkrankten Laub zusammenkehren, die Erde lockern oder Beeren ernten sowie Salat pflücken.

▸ Versuchen Sie es auch mit einfachen Handarbeiten. Mit einer »Strickliesel«, bei der mit einer Stricknadel ein Wollfaden um Metallschlingen gelegt wird, kann man ein Seil basteln, aus dem sich Topflappen und Ähnliches fertigen lassen. Wenn Stricken oder Häkeln nicht mehr möglich sind, bereitet vielen Betroffenen das Auftrennen eines Pullovers oder Schals viel Freude.

▸ Gesellschaftsspiele, die der Betroffene früher gerne gespielt hat, lassen sich oft vereinfachen: Man erleichtert die Regeln oder reduziert die Anzahl von Karten oder Spielfiguren. Mittlerweile gibt es auch speziell für Menschen mit Demenz entwickelte Spiele. Probieren Sie diese doch einfach mal aus.

▸ Kleine Ausflüge in die Umgebung und Spaziergänge sind immer zu empfehlen. Sie kommen dem Bewegungsdrang des Betroffenen entgegen und sind meist ohne großen Aufwand zu organisieren.

▸ Eine gute Idee kann es auch sein, gemeinsam zum Einkaufen zu gehen, etwa auf den Wochenmarkt. Die Vielfalt der Angebote wirkt aktivierend auf den Erkrankten.

▸ Tiere tun den meisten Menschen mit Demenz sichtbar gut. Deshalb müssen Sie sich nicht gleich ein eigenes Haustier zulegen. Gehen Sie einfach ab und zu mit dem Erkrankten in einen Streichel-Zoo, auf einen Reiterhof oder besuchen Sie eine Tierhandlung. Sie können auch Freunde oder Nachbarn, die Haustiere haben, mit diesen zu sich nach Hause einladen.

Gemeinsam unterwegs

Eine Reise ist durchaus auch für Menschen mit Demenz möglich und zu empfehlen: Die Sinne werden aktiviert und die Neugierde geweckt, der Besuch einer Stadt bringt vielleicht alte Erinnerungen zu Tage und vieles mehr.

Vorher muss natürlich abgewogen werden, ob überhaupt und zu welcher Art von Reise der Erkrankte noch imstande ist. Mittlerweile bieten eine Reihe von Veranstaltern sowie Alzheimer-Gesellschaften betreute Urlaube an. Das hat den Vorteil, dass mehrere Menschen mit Demenz gemeinsam unterwegs sind und die Begleitpersonen um einiges entlastet werden. Angebote und Informationen dazu finden Sie auf Seite 196.

Wer hilft, wer zahlt?

Auf diese Fragen gibt es inzwischen glücklicherweise Antworten – je nach individueller Situation und je nach Schweregrad der Demenz fallen diese unterschiedlich aus. So kann es sein, dass Sie und der von Ihnen gepflegte Betroffene möglicherweise ein niedrigschwelliges Betreuungsangebot in Anspruch nehmen könnten, einen ambulanten Pflegedienst oder aber eine Kurzzeitpflege. Zu all dem und vor allem zu den Möglichkeiten der finanziellen Unterstützung informiert Sie der nun folgende Abschnitt.

Sie sind nicht allein

In der Pflege und Betreuung eines Menschen mit Demenz sind Sie nicht auf sich allein gestellt. Die Palette an Angeboten zur Unterstützung und Entlastung ist mittlerweile ziemlich umfangreich. So gibt es heute erheblich mehr niedrigschwellige Betreuungsangebo-

Erste Anlaufstellen

▸ **Sozial- und Gesundheitsamt:** Das Sozialamt ist fast überall für die Altenhilfe zuständig. Es springt dabei nicht nur bei finanziellen Notlagen ein, sondern informiert auch über andere Hilfsangebote. Beratung und Auskunft gibt ferner der Sozialpsychiatrische Dienst des Gesundheitsamts.

▸ **Wohlfahrtsverbände:** Die örtlichen Wohlfahrtsverbände, unter anderem Rotes Kreuz, Caritas, Diakonie oder Arbeiterwohlfahrt, sind für ältere Menschen und deren Angehörige zuständig – unabhängig von Religionszugehörigkeit oder Mitgliedschaft.

▸ **Gerontopsychiatrische Zentren:** Viele psychiatrische Kliniken verfügen über gerontopsychiatrische Abteilungen. Neben der Diagnose und teilstationären Betreuungs- und Behandlungsangeboten bieten diese auch Beratung und Informationsmaterial für die pflegenden Angehörigen von Menschen mit Demenz an.

▸ **Alzheimer-Gesellschaften:** Natürlich sind auch sie, als klassische Vereine der Selbsthilfe, unter den ersten Anlaufstellen zu nennen.

te, die ohne große Formalien und Zugangsschwellen in Anspruch genommen werden können. Zudem werden vielerorts Konzepte zur demenzfreundlichen Kommune entwickelt und stationäre sowie ambulante Wohnangebote haben sich positiv verändert. Immer mehr Sozialstationen und Mehrgenerationenhäuser nehmen sich des Themas an und auch die Kirchen »entdecken« Patienten und deren Angehörige – es gibt z. B. Demenz-Gottesdienste, die sehr gut ankommen. Nicht zuletzt und vielleicht am wichtigsten haben sich auch die Leistungen der Pflegeversicherung verbessert. In dem Pflegeneuausrichtungsgesetz, das am 1. Januar 2013 in Kraft tritt, finden sich einige positive – natürlich auch längst fällige – Neuerungen. Genaueres dazu können Sie ab Seite 171 nachlesen.

So hilft Ihnen die Pflegeversicherung

Pflege und Betreuung eines Kranken, nicht nur eines Menschen mit Demenz, bringen hohe Belastungen mit sich – meist in beträchtlichem Ausmaß auch im finanziellen Bereich. Die Pflegeversicherung sichert gegen das Risiko der Pflegebedürftigkeit ab und kann Sie nach dem Pflegeversicherungsgesetz finanziell unterstützen, sofern bestimmte Voraussetzungen erfüllt sind. Auf diese Weise werden Ihre Situation und die des von Ihnen gepflegten Erkrankten verbessert und die Qualität der Pflege gesichert. Allerdings ist die Pflegeversicherung eine so genannte Grundversicherung, deshalb reichen ihre Leistungen mitunter nicht aus, um den kompletten Pflegebedarf abzudecken. Es kann also sein, dass Sie aus Ihren eigenen Ressourcen schöpfen müssen. In bestimmten Fällen können Sie finanzielle Unterstützung nach dem Sozialhilferecht (SGB XII) sowie nach dem Schwerbehindertengesetz beantragen. Informationen dazu erhalten Sie bei den für Sie zuständigen Sozial- und Versorgungsämtern.

Erst wird eingestuft...

Um Leistungen von der Pflegeversicherung zu erhalten, müssen Sie zunächst einen Antrag stellen. Die Formulare und die entsprechenden Informationen dazu bekommen Sie bei der Pflegekasse Ihrer

Krankenkasse. Ist der Antrag bei der Pflegekasse eingegangen, meldet sich der Medizinische Dienst der Krankenversicherung (MDK). Er vereinbart mit Ihnen einen Termin für den Besuch eines Gutachters, der den Menschen mit Demenz bei Ihnen zuhause untersucht und einer entsprechenden Pflegestufe zuordnet. Abgesehen von der Untersuchung, muss der Gutachter detailliert vom genauen Ausmaß und den Einzelheiten der Pflege unterrichtet werden.

Anhand des Gutachtens des MDK trifft die Pflegekasse die Entscheidung, ob und in welche Pflegestufe der Erkrankte eingeordnet wird. Darüber und über die bewilligten Leistungen der Pflegekasse klärt Sie dann der Einstufungsbescheid auf, den Sie per Post erhalten. Sollten Sie mit der Einstufung nicht einverstanden sein, können Sie Widerspruch dagegen einlegen. Wenn sich der Zustand des Menschen mit Demenz verschlechtert und mehr Pflege erforderlich wird, können Sie bei Ihrer Pflegekasse eine höhere Einstufung beantragen.

Übrigens: Die Leistungen werden ab dem Datum bezahlt, an dem Sie den Antrag bei der Pflegekasse gestellt haben. Also machen Sie sich keine Sorgen im Hinblick auf lang andauerndes behördliches Hin und Her.

Die Pflegestufen

Entsprechend des Umfangs des Hilfebedarfs werden die Erkrankten einer der drei Pflegestufen I bis III zugeordnet. Je nach Stufe unterscheidet sich die Höhe der Leistungen, die Sie in Anspruch nehmen können. Bei außergewöhnlich hohem Pflegeaufwand gibt es in der Pflegestufe III noch den so genannten Härtefall (S. 170).

Führen Sie Tagebuch über Ihre Pflege

Vor allem im Hinblick auf die Zuordnung einer Pflegestufe ist sehr zu empfehlen, dass Sie ein Pflegetagebuch führen. Darin tragen Sie über einen gewissen Zeitraum hinweg alle Ihre Tätigkeiten rund um die Pflege und Betreuung des Erkrankten ein und natürlich auch, wie viel Zeit dies beansprucht hat.

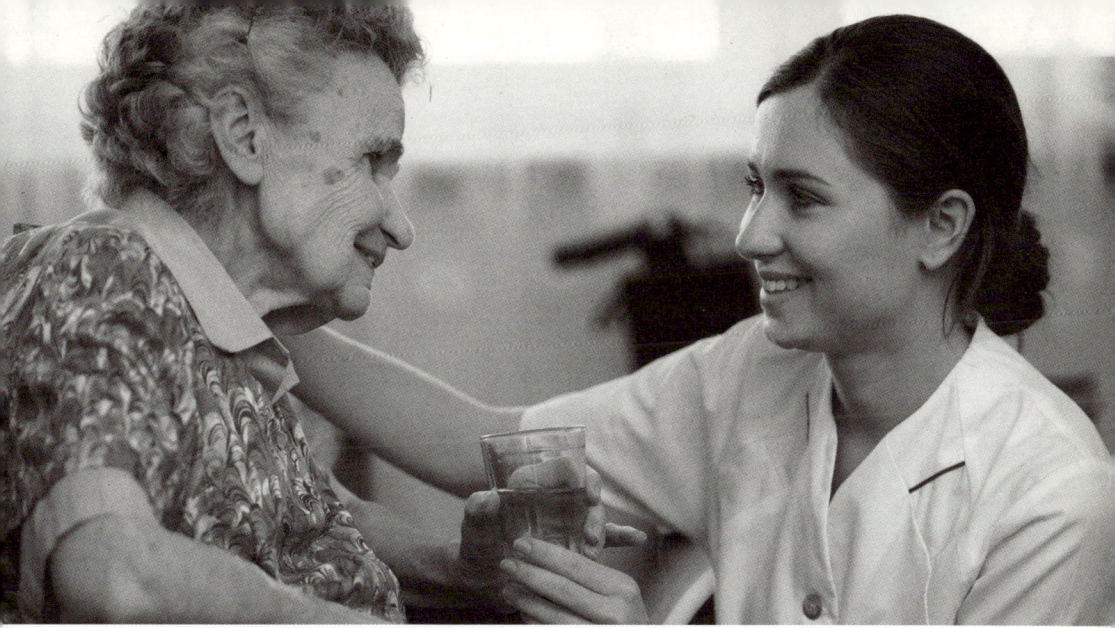

Die Pflegestufe ist ausschlaggebend für die Höhe der Leistungen, die in Anspruch genommen werden können.

Relativ neu ist die Pflegestufe 0, bei der Anspruch auf einen Betreuungsbetrag besteht. Sie gilt für Personen mit erheblich eingeschränkter Alltagskompetenz, die jedoch noch nicht die Voraussetzungen für Pflegestufe I erfüllen.

Nach folgenden Kriterien teilt das Bundesministerium für Gesundheit die einzelnen Pflegestufen ein.

Pflegestufe I: erhebliche Pflegebedürftigkeit

Erhebliche Pflegebedürftigkeit liegt vor, wenn mindestens einmal täglich ein Hilfebedarf bei mindestens zwei Verrichtungen aus einem oder mehreren Bereichen der Grundpflege (Körperpflege, Ernährung oder Mobilität) erforderlich ist. Zusätzlich benötigt der Betroffene mehrfach in der Woche Hilfe bei der hauswirtschaftlichen Versorgung. Der wöchentliche Zeitaufwand muss im Tagesdurchschnitt mindestens 90 Minuten betragen, wobei auf die Grundpflege mehr als 45 Minuten entfallen müssen.

Pflegestufe II: Schwerpflegebedürftigkeit

Schwerpflegebedürftigkeit liegt vor, wenn mindestens dreimal täglich zu verschiedenen Tageszeiten ein Hilfebedarf bei der

Grundpflege (Körperpflege, Ernährung oder Mobilität) erforderlich ist. Zusätzlich wird mehrfach in der Woche Hilfe bei der hauswirtschaftlichen Versorgung benötigt. Der wöchentliche Zeitaufwand muss im Tagesdurchschnitt mindestens drei Stunden betragen, wobei auf die Grundpflege mindestens zwei Stunden entfallen.

Pflegestufe III: Schwerstpflegebedürftigkeit

Hier ist der Hilfebedarf bei der Grundpflege so groß, dass er rund um die Uhr, also auch nachts anfällt. Zusätzlich benötigt die pflegebedürftige Person mehrfach in der Woche Hilfe bei der haus-

Härtefallregelung

Sind die Voraussetzungen der Pflegestufe III erfüllt und liegt ein außergewöhnlich hoher beziehungsweise intensiver Pflegeaufwand vor, kann die Härtefallregelung in Anspruch genommen werden. In diesem Fall gibt es noch höhere Leistungen. Für die Feststellung eines außergewöhnlich hohen Pflegeaufwands im Sinne der Härtefallregelungen ist Voraussetzung, dass die Hilfe bei der Grundpflege (Körperpflege, Ernährung oder Mobilität) mindestens sechs Stunden täglich, davon mindestens dreimal in der Nacht, erforderlich ist. Bei Pflegebedürftigen in vollstationären Pflegeeinrichtungen ist auch die auf Dauer bestehende medizinische Behandlungspflege zu berücksichtigen. Abgesehen davon, kann die Härtefallregelung in Anspruch genommen werden, wenn die Grundpflege für den Pflegebedürftigen auch nachts nur von mehreren Pflegekräften gemeinsam (zeitgleich) erbracht werden kann, etwa das Umlagern einer schweren Person im Bett. Das zeitgleiche Erbringen der Grundpflege des Nachts durch mehrere Pflegekräfte erfordert, dass wenigstens bei einer Verrichtung tagsüber und des Nachts neben einer professionellen Pflegekraft mindestens eine weitere Pflegeperson, die nicht bei einem Pflegedienst beschäftigt sein muss (zum Beispiel Angehörige) tätig werden muss. Zusätzlich muss ständige Hilfe bei der hauswirtschaftlichen Versorgung erforderlich sein.

wirtschaftlichen Versorgung. Der wöchentliche Zeitaufwand muss im Tagesdurchschnitt mindestens fünf Stunden betragen, wobei auf die Grundpflege (Körperpflege, Ernährung oder Mobilität) mindestens vier Stunden entfallen müssen.

Stichtag 1.1.2013

Mit Beginn des Jahres 2013 treten einige Neuerungen im Pflegeversicherungsgesetz in Kraft. Diese sind ihrerseits gesetzlich im Pflegeneuausrichtungsgesetz verankert. Die Gesetzgeber haben hier weitere Dinge festgelegt, um Menschen mit Demenz das Leben zu erleichtern – auch und vor allem in finanzieller Hinsicht. Der folgende Abschnitt informiert Sie darüber, was sich ändert und worauf Sie ab dem 1.1.2013 Anspruch haben.

Wermutstropfen

Der Begriff der Pflegebedürftigkeit wird gesundheitspolitisch rege diskutiert. Die Vorschläge zum neuen Pflegebedürftigkeitsbegriff sehen eine Ausweitung von bisher drei auf dann fünf Pflegestufen vor. Grundlage sollen nicht mehr in Zeitkorridore gefasste Standardminutenwerte für die Hilfeleistungen sein, sondern der Grad der Selbstständigkeit einer Person in Punktwerten. Diese werden bei Aktivitäten in insgesamt acht pflegerelevanten Lebensbereichen, z. B. kognitive und kommunikative Fähigkeiten oder der Umgang mit krankheits- und therapiebedingten Anforderungen, ermittelt. Damit wird auch der besondere Hilfe- und Betreuungsbedarf von Menschen mit kognitiven oder psychischen Einschränkungen berücksichtigt, was bisher nicht möglich ist.

Aus Sicht vieler Experten und Politiker ist diese neue Definition des Pflegebedürftigkeitsbegriffs unerlässlich, um die Betreuungssituation für Menschen mit Demenz zu verbessern und damit die Abkehr von der Minutenpflege zu schaffen. Leider scheitert die Umsetzung des neuen Pflegebedürftigkeitsbegriffs derzeit noch am politischen Willen und an den zu erwartenden höheren Kosten.

Aufschlag

Um für Menschen mit Demenz, die zuhause betreut werden, bereits im Vorfeld des einzuführenden Pflegebedürftigkeitsbegriffs Verbesserungen herbeizuführen, erhalten diese in den Pflegestufen I und II jeweils einen Aufschlag (siehe Tabelle). Versicherte der so genannten Pflegestufe 0 können zusätzlich zu den niedrigschwelligen Angeboten Pflegegeld oder Pflegesachleistungen erhalten.

	(§ 37 SGB XI) in € pro Monat 2013 (Demenz (§ 123 SGB XI))	(§ 36 SGB XI) in € pro Monat 2013 (Demenz § 123 SGB XI n.F.)	Leistungen nach § 45b in € pro Monat 2012/2013
Pflegestufe 0/ Personenkreis § 45a	– (120)	– (225)	100/200
Pflegestufe I	235 (+ 70)	450 (+ 215)	100/200
Pflegestufe II	440 (+ 85)	1.100 (+ 150)	100/200
Pflegestufe III	700	1.550	100/200

Mehr Flexibilität in der häuslichen Pflege

Zukünftig können sich die Erkrankten und ihre Angehörigen flexibler als bisher gemeinsam mit den Pflegediensten auf die Leistungen verständigen, die sie in der häuslichen Pflege auch wirklich benötigen. Das gewünschte Leistungsangebot kann so noch individueller gestaltet und zusammengestellt werden. Zusammen mit den Pflegediensten können Sie dann auch bei den Zeitvolumen freier entscheiden – also welche Leistungen in welchem Zeitkontingent erbracht werden sollen.

Weitere Leistungsart: häusliche Betreuung

Neben Grundpflege und Hauswirtschaft ist nun auch eine häusliche Betreuung möglich. Diese umfasst unter anderem die Unterstützung und Beaufsichtigung im häuslichen Umfeld durch eine anwesende Person einschließlich der Hilfe zur Orientierung und zur Gestaltung des Alltags und sozialer Kontakte.

Einzelpflegekräfte »sollen«

Die Pflegekasse »soll« nun Verträge mit Einzelpflegekräften abschließen. Bisher hieß es, sie »kann«.

Pflegegeld auch bei Kurzzeit- und Verhinderungspflege

Um pflegenden Angehörigen eine Auszeit zu ermöglichen, wird bei Inanspruchnahme von Leistungen der Kurzzeit- oder Verhinderungspflege zugleich das Pflegegeld zur Hälfte weitergezahlt. Das heißt konkret: Die Hälfte des bisher bezogenen Pflegegelds wird während einer Kurzzeitpflege oder einer Verhinderungspflege für bis zu vier Wochen je Kalenderjahr weitergewährt.

Berücksichtigung bei der Rente

Die Pflege von zwei oder mehr Pflegebedürftigen und die daraus resultierende Belastung werden nun ausreichender in der Rentenzahlung gewürdigt. Zukünftig werden rentenrechtlich wirksame Pflegezeiten bei der Pflege von gleichzeitig zwei oder mehr Pflegebedürftigen hinzuaddiert, sofern bei diesen mindestens die Pflegestufe I anerkannt ist.

Förderung neuer Wohn- und Betreuungsformen

Durch die Pflege in Wohngruppen bekommt die ambulante Versorgung einen stärkeren Vorrang vor der stationären. Das ist gut und wichtig, und deshalb werden neue Wohn- und Betreuungsformen durch folgende drei Maßnahmen stärker gefördert. Erstens wird eine zusätzliche, zweckgebundene Pauschale von 200 Euro pro Versichertem ausgezahlt für die Beschäftigung einer

Präsenzkraft, die für die Organisation und Sicherstellung der Pflege in der Wohngruppe sorgt. Auf diese Weise soll den besonderen Aufwendungen Rechnung getragen werden, die in dieser Wohnform entstehen.

Außerdem gibt es ein Initiativ-Programm zur Gründung ambulanter Wohngruppen (S. 174). Und schließlich wird der Einsatz von einzelnen, selbstständigen Kräften in Wohngruppen gezielt unterstützt.

Initiativ-Programm zur Förderung neuer Wohnformen

Dieses Programm dient der Anschubfinanzierung und der Weiterentwicklung von ambulanten Wohngruppen.

Für die Gründung erhalten Pflegebedürftige für die altersgerechte Umgestaltung der gemeinsamen Wohnung pro Kopf eine Förderung von einmalig bis zu 2.500 Euro. Der Gesamtbetrag ist pro Wohngruppe auf 10.000 Euro begrenzt und wird bei mehr als vier Anspruchsberechtigten anteilig auf deren Versicherungsträger aufgeteilt.

Der Antrag für die Anschubfinanzierung muss innerhalb eines Jahres nach Vorliegen der Anspruchsvoraussetzungen gestellt werden. Das gilt auch für die Versicherten der privaten Pflege-Pflichtversicherung.

Zur Weiterentwicklung neuer Wohnformen werden zusätzlich 15 Millionen Euro zur Verfügung gestellt. Konzepte, die auch außerhalb der vollstationären Betreuung eine bewohnerorientierte individuelle Versorgung anbieten, wie eben ambulante Wohngruppen, werden dabei insbesondere gefördert.

Mehr Förderung der Selbsthilfe

Die Selbsthilfe ist ein enorm wichtiger Baustein in der Pflege und Betreuung von Menschen mit Demenz. Aus diesem Grund werden 10 Cent pro Versichertem und pro Kalenderjahr eingesetzt zur Förderung und zum Auf- und Ausbau von Selbsthilfegruppen, -organisationen und -kontaktstellen.

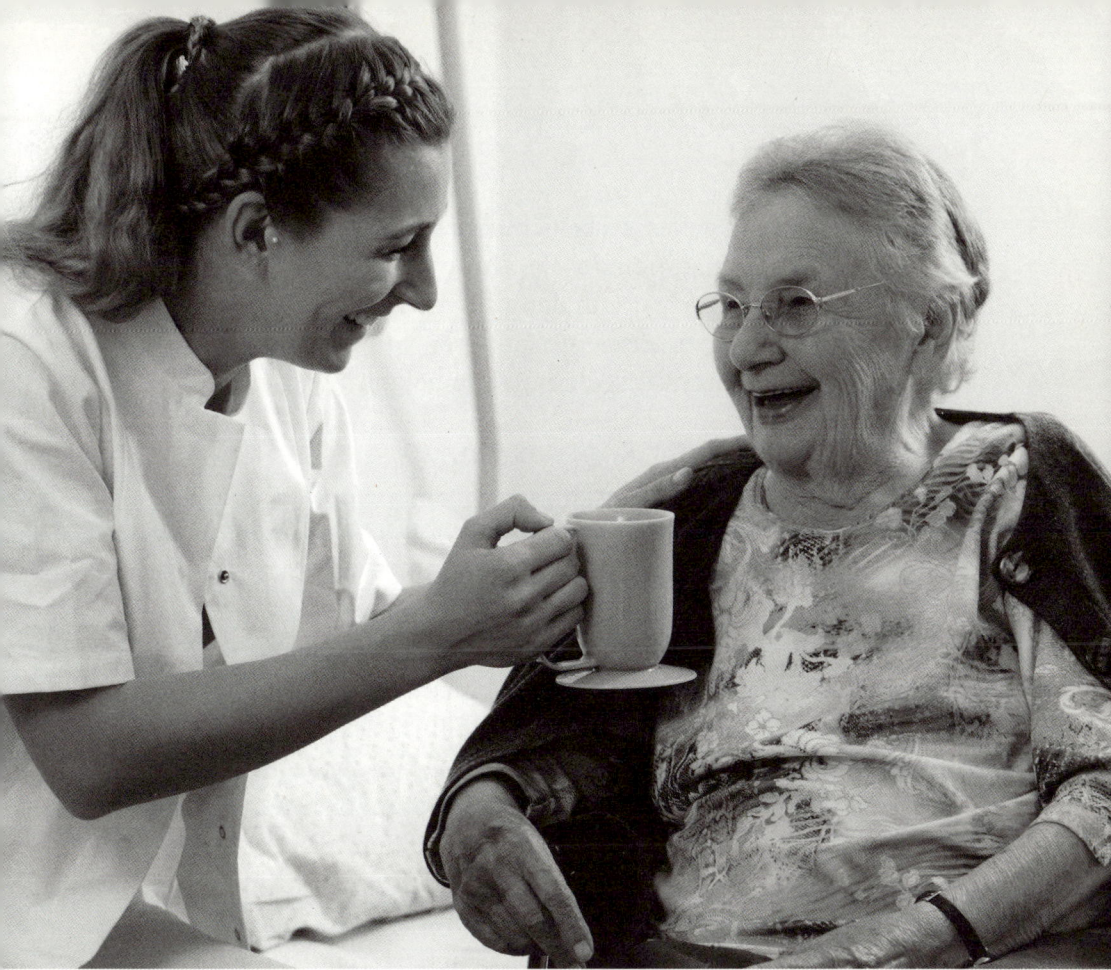

Innovative Konzepte bringen spürbare Fortschritte in der Pflege und Betreuung bei Demenz.

Besserer Service beim MDK

Bei den Dienstleistungen des Medizinischen Dienstes der Krankenversicherung (MDK) ging es mitunter etwas »holprig« zu. Um dies zu ändern, wurde der MDK zur Einführung von Servicegrundsätzen sowie zur Einrichtung eines Beschwerdemanagements verpflichtet. Einfacher gesagt: Der MDK muss mehr und besseren Service bieten. Wird darüber hinaus bei einem Antrag zur Feststellung der Pflegebedürftigkeit die Entscheidungsfrist nicht eingehalten, erhält der Versicherte ab diesem Zeitpunkt einen Betrag von täglich 10 Euro. Diese muss er nicht zurückzahlen und auch später nicht mit den Leistungen verrechnen. Außerdem müssen die Pflegekassen beziehungsweise die Pflegeberater die Versicherten im Rahmen der Beratung darüber informieren, dass die Antragsteller Anspruch darauf haben, das Gutachten des Medizinischen Dienstes oder eines anderen von der Pflegekasse beauftragten Gutachters ausgehändigt zu bekommen.

Bessere Beratung und Koordination

Bei der Information von Menschen mit Demenz und ihren pflegenden Angehörigen gibt es leider noch zahlreiche Defizite: Viele Betroffene wissen gar nicht, dass und worauf sie eigentlich gemäß Pflegeversicherungsgesetz Anspruch haben. Diese Wissenslücken müssen dringend geschlossen werden. Das Pflegeneuausrichtungsgesetz sieht deshalb vor, dass ab Januar 2013 die Pflegekassen innerhalb von zwei Wochen nach Stellung des Antrags einen konkreten Termin für eine umfassende Beratung unter Nennung eines Ansprechpartners anbieten müssen. Können sie das nicht gewährleisten, ist ein Beratungsgutschein zu übermitteln, der es dem Antragsteller ermöglicht, die Beratung durch eine andere qualifizierte Beratungsstelle innerhalb von zwei Wochen in Anspruch zu nehmen. Auf Wunsch des Versicherten muss die Beratung in dessen häuslichem Umfeld stattfinden – das bedeutet, Sie haben ein Anrecht darauf, dass Sie zuhause über Ihre Ansprüche unterrichtet werden.

Bessere medizinische Versorgung in Heimen

Die medizinische Versorgung in Pflegeheimen hat sich in den vergangenen Jahren leider immer wieder als mangelhaft erwiesen. Um dies zu ändern, wurden nun die ersten Schritte eingeleitet. So werden die Vorschriften an die Kassenärztliche Vereinigungen strenger, zur Sicherstellung einer ausreichenden ärztlichen Versorgung der Pflegeheimbewohner Kooperationsverträge mit dafür geeigneten Ärzten anzustreben: Die Kassenärztlichen Vereinigungen werden jetzt verpflichtet, solche Kooperationsverträge zu vermitteln.

Um für Ärzte und Zahnärzte Anreize zu schaffen, Hausbesuche bei Pflegeheimbewohnern durchzuführen, werden im Fall des Abschlusses von Kooperationsverträgen Zuschläge gewährt.

Vollstationäre Pflegeeinrichtungen werden zudem verpflichtet, umfassend darüber zu informieren, wie sie die medizinische Versorgung ihrer Pflegeheimbewohner sicherstellen.

Worauf Sie ebenso Anspruch haben

Wenn Sie als Pflegender Leistungen in Anspruch nehmen, können Sie zwischen Geld- und Sachleistungen wählen. Geldleistungen erhalten Sie, wenn Sie oder andere Angehörige die Pflege komplett übernehmen. Über dieses Geld können Sie frei verfügen. Sachleistungen – die höher ausfallen – bekommen Sie, wenn ein professioneller Pflegedienst mit der Pflege betraut ist. Wird Ihre häusliche Pflege durch professionelle Pflegedienste ergänzt, also kombiniert, sollten Sie Kombinationsleistungen beantragen. Dann wird Ihnen der nicht genutzte Prozentsatz der Sachleistungen anteilig als Pflegegeld ausgezahlt.

Um als Pflegender sozial abgesichert zu sein, erhalten Sie einen Beitrag zur Rentenversicherung – je nach Pflegestufe und nach zeitlichem Aufwand für die Pflege. Bedingung dafür ist, dass Sie den Erkrankten mindestens 14 Stunden in der Woche in dessen häuslichem Umfeld pflegen und betreuen. Zudem dürfen Sie nicht mehr als 30 Stunden in der Woche erwerbstätig sein, also einem bezahlten Beruf nachgehen.

Wichtig zu wissen ist auch, dass Sie als Pflegender automatisch in der gesetzlichen Unfallversicherung versichert sind. Außerdem können Sie kostenlos an Pflegekursen teilnehmen oder aber Einzelschulungen in Ihrer häuslichen Umgebung in Anspruch nehmen. Auch dafür entstehen Ihnen keine Kosten.

Nach dem Pflegeleistungs-Ergänzungsgesetz (PflEG) stehen Ihnen darüber hinaus für die Pflege eines Menschen mit Demenz Betreuungsgelder von bis zu 2.400 Euro pro Kalenderjahr zu. Diese Zahlungen sind von Ihnen für Angebote zu Ihrer Entlastung einzusetzen: etwa für Tages- und Nachtpflege, Kurzzeitpflege oder niedrigschwellige Betreuungsangebote.

Wohin, wenn es zuhause nicht mehr geht?

Irgendwann kommt wahrscheinlich der Moment, an dem die häusliche Pflege des Menschen mit Demenz nicht mehr möglich ist. Dafür gibt es vielerlei Gründe. Vielleicht sind Sie als Pflegender und Betreuender nicht mehr in der Lage, den Erkrankten nach wie vor umfassend zu versorgen – weil Sie selbst krank geworden sind oder die erforderliche Pflegeleistung physisch oder psychisch bedingt nicht mehr alleine erbringen können. Oder vielleicht gibt es in der nächsten Umgebung keine ausreichenden Hilfsangebote wie beispielsweise Betreuungsgruppen, Kurzzeitpflege oder andere Dienste. In ländlichen Regionen ist dies leider noch oft der Fall. Auch medizinische Probleme können dazu führen, dass die Pflege nicht mehr selbst zuhause übernommen werden kann. Bei Bettlägerigkeit oder Harninkontinenz kann vielleicht die medizinische Versorgung nicht mehr ausreichend gewährleistet werden.

Welche Gründe auch immer vorliegen: Den Erkrankten in eine stationäre Einrichtung zu geben, ist eine unglaublich schwere Entscheidung, die leider auch oftmals mit schweren seelischen Belastungen einhergeht.

Es ist meist besser so...

...für alle Beteiligten, also für den Erkrankten genauso wie für die pflegenden Angehörigen. Denn wenn Pflege und Betreuung Ihre Kräfte übersteigen, können Sie diese auch nicht mehr gut und gerne erbringen (S. 187). Nicht in dem Maß, wie Sie es von sich selbst erwarten und wie der Betroffene und Sie es von sich gewohnt sind. Unter dieser Situation leiden dann beide Seiten. Führen Sie sich das bitte vor Augen, wenn Sie darüber nachdenken, Ihre Pflege künftig in professionelle Hände zu geben. Erklären Sie dies, soweit es noch möglich ist, dem Erkrankten.

Schuldgefühle, wenn die Entscheidung für die Heimbetreuung gefallen ist, sind leider sehr häufig und auch nachvollziehbar – jedoch völlig fehl am Platze. Denn Sie lassen den Menschen mit Demenz nicht kaltherzig im Stich, sondern sorgen ganz im Gegenteil dafür, dass es ihm und Ihnen besser gehen wird. Es macht nämlich überhaupt keinen Sinn, sich für die Pflege und Betreuung bis zum Letzten aufzuopfern. Damit schaden Sie dem Erkrankten ebenso wie sich selbst (S. 188).

Vor diesem Hintergrund sollten pflegende Angehörige auch nie Versprechungen machen wie »Du wirst nie in ein Heim müssen«. Das lässt sich zu Beginn einer Demenz keinesfalls absehen. Sie können nicht wissen, wie sich die Krankheit entwickelt und wie es Ihnen in ein paar Jahren geht. Was Sie dem Menschen mit Demenz hingegen zusagen können und sollten, ist, dass Sie das Beste in Ihrer Macht stehende für ihn tun werden. Und das muss nicht immer auf das häusliche Umfeld hinauslaufen.

Bevor es losgeht

Den Umzug in die stationäre Einrichtung können Sie dem Betroffenen leider nicht einfacher machen. Im besten Fall, der leider ziemlich selten ist, hat auch er verstanden, dass es für ihn und Sie die beste Lösung ist.

Versuchen Sie, in Gesprächen gut zu erklären, warum die Entscheidung sinnvoll und wichtig ist. Gehen Sie dabei einfühlsam und liebevoll vor – wie Sie es sicherlich ohnehin sind. Geben Sie dem Erkrankten auch unbedingt zu verstehen, dass Sie ihn nicht »wegstecken« oder »loswerden« wollen. Er soll und muss wissen und darauf vertrauen können, dass Sie weiterhin bei ihm sein werden. Versichern Sie ihm deshalb, dass Sie ihn regelmäßig besuchen, sich stets um sein Wohlergehen bemühen und sich auch weiterhin um ihn kümmern werden.

Halten Sie dem Erkrankten darüber hinaus vor Augen, dass es ihm besser gehen wird, wenn er zukünftig in einer stationären Einrichtung mit noch mehr Möglichkeiten und Wissen versorgt wird.

Beizeiten umsehen

Es empfiehlt sich sehr, einen Umzug des Betroffenen in eine stationäre Einrichtung nicht kategorisch mit »kommt nicht in Frage« zu verdrängen, sondern als im Bereich des Möglichen zu akzeptieren. Das bedeutet in der Praxis, dass Sie sich rechtzeitig und wenn möglich gemeinsam mit Ihrem demenzkranken Angehörigen nach einem passenden neuen Zuhause umsehen sollten. Nehmen Sie das am besten in Angriff, solange es dem Erkrankten noch relativ gut geht, sodass er auch selber noch Entscheidungen treffen kann.

Die Recherche allein bedeutet ja noch lange nicht, dass der Betroffene tatsächlich in eine Pflegeeinrichtung umziehen muss. Vielleicht wird das ja auch nie nötig werden. Doch es bringt viele Vorteile mit sich, wenn man sich rechtzeitig informiert: Sie können sich in Ruhe und ohne Zeitdruck das geeignete Heim für den Betroffenen ansehen und auswählen. Möglicherweise kann Ihr Angehöriger auch in der ins Auge gefassten Einrichtung »probewohnen« – dies wird inzwischen immer häufiger angeboten und auch empfohlen. Nicht zuletzt sorgt eine rechtzeitige Suche auch dafür, dass Sie wirklich einen Platz in der gewünschten Einrichtung bekommen. Leider gibt es meist nämlich ganz beträchtliche Vorlaufzeiten; »von heute auf morgen« kann nur in seltenen Fällen reagiert werden.

Seien Sie kritisch

Die Auswahl einer guten Pflegeeinrichtung mit umfassender und professioneller Fürsorge bedarf großer Sorgfalt, und Sie sollten dabei einige wichtige Punkte beachten. Grundvoraussetzung ist, dass Sie sehr kritisch sind. So sollten Sie z. B. die so genannten Pflegenoten, die für die Einrichtungen vergeben werden, eher zurückhaltend beurteilen. Diese geben nur wenig Sicherheit, da sie die Einrichtungen oft nur ungenau bewerten. Zudem fallen die Benotungen tendenziell zu positiv aus: Über 95 Prozent der Einrichtungen bundesweit werden mit »sehr gut« benotet. Das klingt zu schön, um wahr zu sein.

TÜV für stationäre Einrichtungen

So einen richtigen Rundum-Check-up wie beim TÜV kann der vorliegende Ratgeber leider nicht bieten. Wir möchten aber auf einige wichtige Dinge hinweisen, die Sie bei der Auswahl einer stationären Einrichtung unbedingt beachten sollten.

Eines gleich vorab: Besuchen Sie das Heim vor einem ersten Informationsgespräch prinzipiell unangemeldet. So können Sie sich einen »ungeschönten« Eindruck verschaffen und herausfinden, wie es tatsächlich in der betreffenden Einrichtung zugeht. Denken Sie immer daran, dass ein gutes neues Zuhause für den Erkrankten wesentlich mehr bieten muss als nur »Satt-und-sauber«-Pflege.

Checkliste für die Heimauswahl

Folgende Anforderungen sollten erfüllt beziehungsweise von Ihnen bejaht werden können:

▸ Lassen Sie bei Ihrem ersten Besuch zunächst einfach die Atmosphäre auf sich wirken. Sie sollte freundlich und angenehm sein.
▸ Beobachten Sie, ob das Personal freundlich miteinander umgeht.
▸ Besuche von Angehörigen sind jederzeit willkommen und möglich.
▸ Auf die individuellen Bedürfnisse der Bewohner wird eingegangen.
▸ Eigene Möbel und andere persönliche Dinge dürfen mitgenommen werden.
▸ Auch Haustiere, sofern vorhanden, dürfen mitkommen.

Der Grüne Haken

Die Bundesinteressenvertretung der Heimbewohner, kurz BIVA, schickt seit 2009 ehrenamtliche Gutachter in stationäre Pflegeeinrichtungen. Diese bewerten nach sehr strengen Kriterien und sind bundesweit die einzigen, die auch die Lebensqualität der Bewohner mitberücksichtigen. Sind die hohen Anforderungen erfüllt, geben die BIVA-Gutachter den »Grünen Haken« an die betreffende Einrichtung. Der Infoteil (S. 211ff.) gibt Ihnen Tipps, wo Sie Einrichtungen mit dem Qualitätssiegel »Grüner Haken« finden.

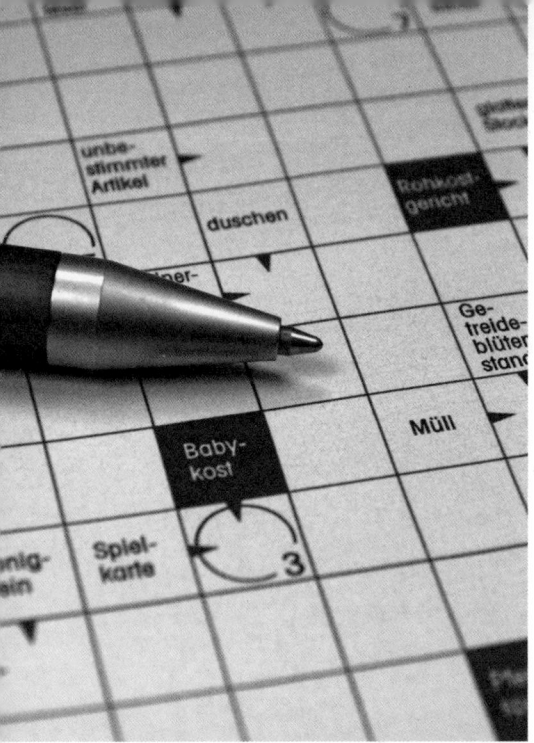

Auch in stationären Einrichtungen muss für den Erhalt der geistigen Fähigkeiten gesorgt werden.

- ▸ Privatsphäre ist möglich und wird geachtet.
- ▸ An den Zimmertüren gibt es jeweils Namensschilder und eine Klingel.
- ▸ Es werden ausreichend und regelmäßig verschiedene Aktivitäten für die Bewohner angeboten.
- ▸ Es gibt Gemeinschaftsräume, in denen man andere treffen kann.
- ▸ Der Umgang miteinander ist liebevoll und geprägt von Herzlichkeit.
- ▸ Das Personal behandelt die Bewohner mit Respekt.
- ▸ Alle Räumlichkeiten sind übersichtlich strukturiert.
- ▸ Innerhalb der Einrichtung gibt es Möglichkeiten zur körperlichen Aktivität.
- ▸ Privat- und Gemeinschaftsräume sind klar voneinander getrennt.
- ▸ Die Einrichtung verfügt über einen Garten oder eine andere Art von Freigelände.
- ▸ Für Menschen mit Demenz gibt es ein spezielles Beschäftigungsangebot.
- ▸ Beim Essen können die Bewohner zwischen verschiedenen Gerichten auswählen.
- ▸ Die Küche der Einrichtung berücksichtigt spezielle Diäten, etwa bei Gluten- oder Histaminunverträglichkeit.
- ▸ Die Familien werden einbezogen, beispielsweise durch Angehörigentreffen.
- ▸ Die Bewohner werden bei für sie wichtigen Entscheidungen mit einbezogen.
- ▸ Die Einrichtung ist gut erreichbar für Sie.

Rechtliches regeln

Auch die rechtlichen Angelegenheiten sollten am besten möglichst frühzeitig geregelt werden. Die Krankheit Demenz macht eine rechtzeitige Vorsorge in diesen Dingen noch dringlicher: Testament und auch Patientenverfügung sollten möglichst noch von dem Betroffenen selbst festgelegt werden können. Folgende rechtlichen Angelegenheiten sollten unbedingt geklärt sein.

Patientenverfügung

In einer Patientenverfügung wird festgelegt, welche ärztlichen Maßnahmen zur medizinischen Versorgung gewünscht und welche abgelehnt werden. So lässt sich vorab das Selbstbestimmungsrecht für den Fall ausüben, dass bei einer schweren Krankheit oder nach einem Unfall der eigene Wille nicht mehr geäußert werden kann. Bis zu diesem Moment kann die Verfügung jederzeit noch ganz oder in Teilen geändert werden.

Seit dem 1.9.2009 ist eine Patientenverfügung per Gesetz uneingeschränkt verbindlich. Das bedeutet, dass sie von den Ärzten umgesetzt werden muss, sobald jene Behandlungs- oder Lebenssituation eintritt, für die sie ausgestellt wurde.

Damit die Verfügung jedoch auch anerkannt wird, muss sie schriftlich vorliegen und hinreichend konkret formuliert sein. Dabei geht es nicht um juristische Formalien, sondern um Entscheidungen zu Krankheitsbildern und entsprechenden medizinischen Behandlungen, die eine gewisse medizinische Fachkenntnis voraussetzen. Aus diesem Grund ist es am besten, sich beraten zu lassen. Es gibt inzwischen zahlreiche Informationsstellen hierzu sowie vorgefertigte Formulare für eine korrekte und damit im Falle des Falles auch gültige Patientenverfügung.

Betreuungsverfügung

Hierbei handelt es sich um eine Willensäußerung, mit der eine Person für den Fall ihrer Betreuungsbedürftigkeit Vorschläge zu einer bestimmten Person ihres Vertrauens oder Wünsche zur Wahrneh-mung der Aufgaben des Betreuers äußert. Wichtig ist, dass die Vor-schläge so genau wie möglich formuliert werden. Denn diese muss der spätere Betreuer unter Beachtung des Wohls des Betroffenen und der Zumutbarkeit für den Betreuer ausführen.

Eine Betreuungsverfügung wird anders als eine Vorsorgevoll-macht vom Betreuungsgericht kontrolliert – ist eine gewisse Person etwa als Betreuer ausgeschlossen worden, muss das Betreuungs-gericht darauf Rücksicht nehmen.

Eine Betreuungsverfügung sollte in Schriftform vorliegen. Die Verfügung sollte mit Ort und Datum versehen und vom Aussteller selbst unterschrieben sein. Anschließend sollte die Betreuungs-verfügung so aufbewahrt werden, dass darauf jederzeit von dem Betroffenen und seinen Angehörigen zugegriffen werden kann. Der Verfügende muss die zum Zugriff befugten Personen natürlich informieren. Wichtig ist ferner, bei Eintritt der Betreuungsnot-wendigkeit das Betreuungsgericht unverzüglich über das Vorliegen der Betreuungsverfügung zu informieren. Denn erst die Bestellung durch das Betreuungsgericht gibt dem ausgewählten Betreuer die nötige rechtliche Grundlage für sein Tun.

Vorsorgevollmacht

Mit einer Vorsorgevollmacht wird eine Person des Vertrauens stell-vertretend für den Betroffenen beauftragt, zu handeln, zu entschei-den und Verträge abzuschließen. Dies kann entweder umfassend oder nur in abgegrenzten Bereichen erfolgen. Die Vollmacht gilt nur dann, wenn der Betreffende Dinge nicht mehr selbst bewälti-gen kann. Sie kann dem Beauftragten auch jederzeit entzogen oder inhaltlich geändert werden.

Geregelt werden mit einer Vorsorgevollmacht meist Verträge, Bankangelegenheiten, Einzug in eine stationäre Einrichtung wie auch ganz persönliche Anliegen. Für gesundheitliche Angelegen-heiten muss der Beauftragte ausdrücklich die Befugnis erhalten, in ärztliche Maßnahmen einzuwilligen oder sie zu untersagen.

Eine Vorsorgevollmacht ist deshalb wichtig, weil Ehepartner oder Kinder nicht automatisch für den Angehörigen entscheiden können: Ohne die Beauftragung durch eine Vollmacht oder den Beschluss der rechtlichen Betreuung ist das nicht möglich. Im Grunde ist dies eine gute Regelung, aber falls keine Vollmacht vorliegt, wenn Sie wichtige Entscheidungen nicht mehr selbst treffen können, wird das Amtsgericht für Sie einen rechtlichen Betreuer einsetzen. Das kann unter Umständen auch ein vollkommen Fremder sein. Die Person, die Sie bevollmächtigen, sollte Sie gut kennen, durchsetzungsfähig, gut erreichbar und vor Ort sein und regelmäßig Kontakt zu Ihnen, den Ärzten, dem Heim oder den Banken haben.

Eine Vorsorgevollmacht sollte vom Notar beglaubigt oder beurkundet sein. Das ist zwar nicht grundsätzlich vorgeschrieben, aber juristisch z. B. dann erforderlich, wenn es um den Kauf oder Verkauf von Grundstücken oder die Aufnahme von Krediten geht.

Testament

Ein Testament ist eine einseitige Anordnung von Todes wegen, durch die der Verstorbene die Weitergabe seines Vermögens an die Verwandten im Fall seines Ablebens verfügt. Ohne die Hinterlegung eines Testaments tritt in Deutschland automatisch die gesetzliche Erbfolge ein.

Ein Testament verfassen kann jemand nur dann, wenn er – wie es im Juristendeutsch heißt – testierfähig ist. Dazu muss er das 16. Lebensjahr vollendet und keine krankhaften Geistes- oder Bewusstseinsstörungen haben. Testierunfähig ist in der Regel nur der, der auch geschäftsunfähig ist.

Der Erblasser kann in seiner letztwilligen Anordnung so viele Erben einsetzen, wie er möchte. Er hat auch die Möglichkeit, einen gesetzlich berechtigten Erben von der ihm zustehenden Erbfolge auszuschließen – vollkommen enterben ist allerdings nur schwer möglich. Zusätzlich zur Einsetzung des Erben kann ein Erblasser auch einem Dritten etwas hinterlassen: Dieser kann die Herausgabe der zugedachten Dinge von den Erben fordern.

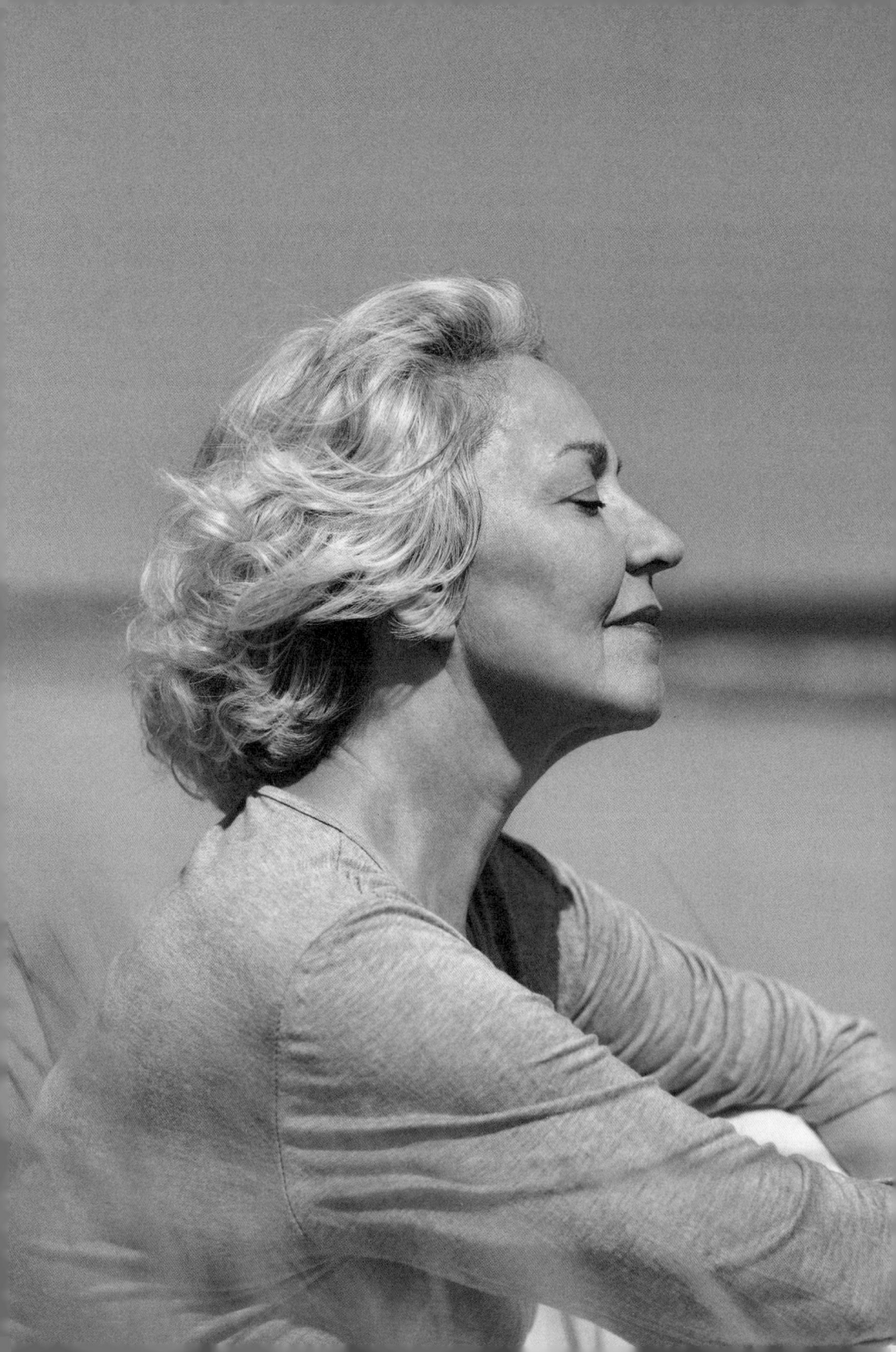

6. Wo bleibe ich?

Dies ist eine immens wichtige Frage, die man sich als pflegender Angehöriger immer wieder stellen sollte, ja muss. Denn das Umfeld des Menschen mit Demenz ist, neben dem Patienten selbst, am meisten betroffen, und zwar auf allen Ebenen. Zum einen ist es oftmals sehr kräftezehrend, einen an Demenz erkrankten Menschen zu begleiten und zu pflegen, weil er mit zunehmender Krankheit rund um die Uhr Hilfe benötigt. Zum anderen kann es frustrierend sein, wenn man Vorwürfe bekommt, man kümmere sich nicht, weil der Kranke einfach vergessen hat, dass man gerade eben bei ihm war. Besonders schmerzhaft ist es, wenn man sich als Angehöriger 24 Stunden liebevoll kümmert und dann von dem Patienten nicht mehr erkannt wird.

Das sind nur einige Aspekte, die zeigen, weshalb die Pflege von Menschen mit Demenz so sehr fordert und zehrt. Und sie machen verständlich, warum die pflegenden Angehörigen von Menschen mit Demenz zu Recht auch als Mitbetroffene bezeichnet werden. Womit wir wieder bei der eingangs gestellten Frage sind: Schauen

Sie stets sehr genau darauf, wo Sie selber bleiben. Denn nicht nur der Betroffene, auch Sie selbst sind überaus wichtig. Das zu erkennen und danach zu handeln, kommt auch dem Patienten zugute. Schließlich ist sein Wohlergehen davon abhängig, ob und wie gut Sie ihn unterstützen.

Anders formuliert: Man kann sich nur gut um andere kümmern, wenn man sich auch gut um sich selbst kümmert. Deshalb achten Sie auf sich, auf Ihre Kräfte und Ihr Wohlbefinden.

Passen Sie auf sich auf

Die Pflege und Betreuung eines Menschen mit Demenz ist um einiges komplexer, als dies bei anderen Erkrankungen bereits der Fall ist. Das liegt an den typischen Symptomen, die eine Demenz begleiten und vor allem auch an der Tatsache, dass die Krankheit stetig fortschreitet – ohne Aussicht auf Heilung oder zumindest

Nicht nur leibliche Verwandte

»Angehörige« sind heutzutage nicht nur Ehegatten und jene Menschen, die mit dem Patienten leiblich verwandt sind, wie etwa Geschwister, Kinder oder Enkelkinder. Dank veränderter Familienstrukturen betreuen den Pflegebedürftigen oftmals auch andere Menschen, die ihm nahestehen. Das können Freunde und Bekannte, ehemalige Lebenspartner sowie nicht-leibliche Kinder aus Partnerschaften sein. In einigen Fällen haben die Pflegenden auch nicht unbedingt eine enge, intensive Beziehung zu dem Kranken. Sie wohnen vielleicht näher an seinem Wohnort.

Wichtig ist, dass sich nicht verwandte Betreuende um eine offizielle Legitimation kümmern, wie beispielsweise eine Generalvollmacht. Denn sie müssen möglicherweise eine Überweisung in eine stationäre Pflegeeinrichtung und Ähnliches verantwortlich organisieren.

Übrigens ist die überwiegende Mehrheit, nämlich über 75 Prozent, der pflegenden Angehörigen weiblich: Ehefrauen, Töchter, Schwiegertöchter…

Besserung. Darüber hinaus ist die Pflege überaus zeitintensiv: Der Erkrankte benötigt im Grunde genommen 24 Stunden pausenlos Betreuung und Schutz.

Diese speziellen Belastungen, denen pflegende Angehörige ausgesetzt sind, wirken sich auf allen Ebenen aus – gesundheitlich und emotional wie auch auf das soziale und berufliche Leben der Pflegenden. Nicht zu vergessen ist das Familienleben. Denn Demenz ist eine Familienkrankheit, die alle betrifft, schon allein deshalb, weil die Familien der größte Pflegedienst sind: Von den bundesweit über zwei Millionen Pflegebedürftigen wird mehr als die Hälfte zuhause von Familienmitgliedern betreut und versorgt.

Achterbahn der Gefühle

Was pflegenden Angehörigen im emotionalen Bereich häufig zu schaffen macht, ist der grundsätzliche Widerspruch, den sie in ihrer Situation aushalten müssen: Sie haben eine meist enge gefühlsmäßige Bindung an den Kranken, den sie betreuen. Das ist auch gut und wichtig, um die nötige Empathie zur Pflege überhaupt entwickeln zu können. Dieser tiefen Verbundenheit steht die krasse Tatsache gegenüber, dass man sich als pflegender Angehöriger tagtäglich ein Stückchen von dem Menschen verabschieden muss, um den man sich kümmert. Denn die Demenz sorgt dafür, dass jener Mensch, den Sie geliebt, geschätzt und geachtet haben, sich immer mehr verändert – die Persönlichkeit von einst wird nach und nach weniger. Erschwerend ist, dass auch dem Erkrankten die pflegende Bezugsperson möglicherweise stetig fremder wird. Irgendwann kommt vielleicht sogar der Tag, an dem der Patient dann jenen Menschen, der sich so aufopfernd um ihn sorgt, gar nicht mehr erkennt. Das ist eine unglaublich frustrierende und traurige Situation, selbst wenn einem als pflegender Angehöriger die Gründe dafür bewusst sind.

Der große Druck, der mit der Pflege von Menschen mit Demenz einhergeht, führt auch oft zu ganz paradoxen Empfindungen. In manchen Situationen gehen z. B. die eigentlich vorhandene Zuneigung und das liebevolle Mitgefühl dem Kranken gegenüber verloren. Oder verwandelt sich in das Gegenteil, man verspürt nur noch Wut auf den Patienten und ist rundum genervt von der gesamten Situation. All diese Reaktionen sind nur allzu verständlich angesichts dessen, was einem Menschen mit Demenz so alles passieren kann: Wieder einmal hat er alles »falsch« gemacht, war aggressiv oder laut, hat nichts gegessen oder mal wieder das Bett mit der Toilette verwechselt...

Unter dem nachvollziehbaren Groll, der sich aus solchen Situationen entwickelt, leidet nicht nur der Pflegende, sondern auch der Erkrankte enorm. Schließlich spürt er deutlich die Emotionen, die ihm entgegengebracht werden – positive wie negative. Dies ist eines

Pflegestress kann krank machen

Pflegende können nicht selten selbst zu einem Pflegefall werden. Wer einen Angehörigen zuhause umsorgt und betreut, ist enormen körperlichen und seelischen Belastungen ausgesetzt und pendelt zwischen Scham- oder Schuldgefühlen. Viele pflegende Angehörige fühlen sich deshalb überfordert, können nicht mehr richtig schlafen, sind ratlos oder verzweifelt. All das schraubt natürlich ihr gesundheitliches Risiko immens in die Höhe, was auch statistische Erhebungen und unzählige Erfahrungsberichte belegen: Pflegende Angehörige haben erheblich mehr physische und psychische Beschwerden als andere Menschen gleichen Alters und Geschlechts. Sie fehlen auch überproportional häufig an ihrem Arbeitsplatz oder müssen ihren Beruf mitunter sogar ganz aufgeben.

Dieser ernüchternde Befund trifft besonders für die pflegenden Angehörigen von Menschen mit Demenz zu. Denn sie müssen zum einen mehr Zeit in die Pflege und Betreuung des Kranken investieren. Zum anderen sind sie deutlich höheren emotionalen Belastungen ausgesetzt als Pflegende von Menschen mit anderen Erkrankungen. Als problematisch erweisen sich vor allem die Verhaltensstörungen (S. 74) von Menschen mit Demenz, die den täglichen Umgang mit ihnen zum Teil sehr belastend machen können.

der vielen schlimmen Dinge im Zuge einer Demenz-Erkrankung: Die Betroffenen merken sehr wohl, dass sie sich scheinbar falsch verhalten und dass ihre Umgebung deshalb verärgert über sie ist. Aber sie können gar nichts dafür und können es auch nicht ändern. Das Wissen darüber einerseits und das wiederkehrende Aushalten- müssen der anstrengenden Verhaltensweisen andererseits ist ein weiterer Zwiespalt, in dem Pflegende stecken.

Angst, Trauer und Wut

Aus diesen drei Zutaten entsteht ein scheußlicher Cocktail, den die Pflegenden von Menschen mit Demenz beinahe tagtäglich serviert bekommen. Angst ist ein treuer Begleiter rund um die Uhr: Der Patient könnte stürzen, sich verletzen oder gar einen Unfall haben. Dazu addiert sich die Sorge darum, was aus dem oder der Erkrank- ten wird, wenn einem selbst etwas zustoßen sollte.

Auch die Trauer lauert stets in der Nähe. Denn das Betreuen und Zusammensein mit einem an Demenz erkrankten Menschen bedeutet einen langen, schmerzvollen Abschied. Die Person, die Ihnen einst so vertraut war, ihr Wesen und Humor, ihr Wissen und ihre Fähigkeiten – alles das rückt nach und nach in immer weitere Ferne. Trauer entsteht aber auch durch das Abschiednehmen von Lebensperspektiven: Viele Menschen haben große Pläne für ihr Al- ter und müssen dann durch eine diagnostizierte Demenz ihre Pläne ändern.

Die letzte Zutat im Cocktail der Emotionen ist die Wut. Ange- sichts des ständigen Hinterherlaufens, den unzähligen Wiederho- lungen von Sätzen, der Aggressivität und der falschen Anschuldi- gungen versagen die normalen, oftmals über Jahre eingespielten, Konfliktbewältigungsstrategien logischerweise mitunter: Der berühmte Geduldsfaden reißt, der Kranke wird angeschrien oder beschimpft. Derartige »Anfälle« rufen danach wieder Scham und Schuldgefühle hervor. Das ist nur zu verständlich, endet aber meis- tens in einem Teufelskreis, aus dem nur schwer zu entkommen ist. Denn um den »Ausrutscher« wiedergutzumachen, strengen sich

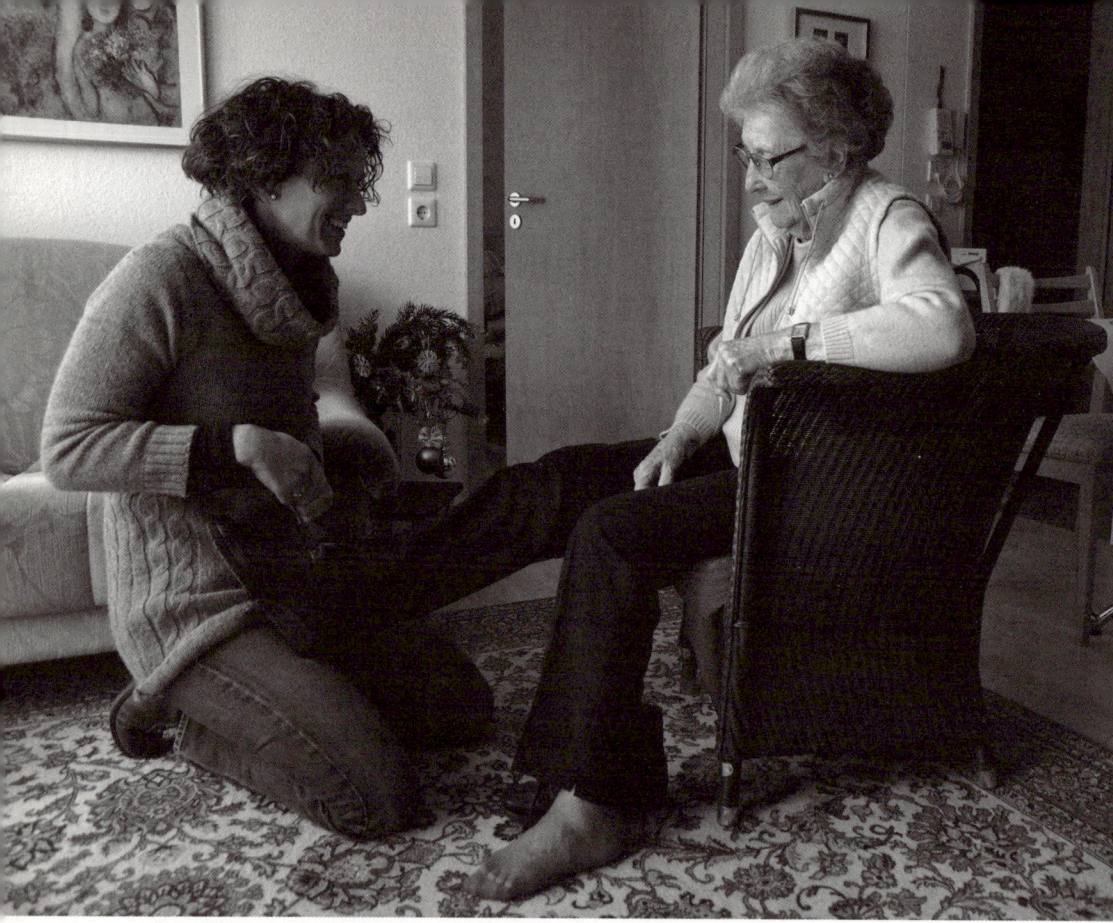

Die Pflege nimmt mit Fortschreiten der Demenz immer mehr Zeit und Aufmerksamkeit in Anspruch.

die pflegenden Angehörigen noch mehr an. Damit steigt ihre immense Belastung wiederum an und der Geduldsfaden reißt erneut, und zwar diesmal noch schneller und vielleicht noch lauter.

Angebundensein macht einsam

Je weiter fortgeschritten die Erkrankung ist, desto weniger können Demenzerkrankte allein gelassen werden. Früher oder später benötigen sie schließlich rund um die Uhr Aufmerksamkeit, Betreuung und Orientierung. So haben die pflegenden Angehörigen immer weniger Zeit für sich: Die eigenen Interessen und Hobbys bleiben auf der Strecke, Gleiches gilt für die sozialen Kontakte. Treffen mit Freunden und Bekannten werden immer seltener, und das nicht nur aus Zeitmangel. Auch die Scham über das »unangemessene« Verhalten des Menschen mit Demenz führt häufig dazu, dass die Beziehungen zu Freunden und Verwandten vernachlässigt oder aufgegeben werden. So wächst die Gefahr, durch die aufwändige intensive Pflege zunehmend zu vereinsamen und in die soziale Isolation zu geraten. Ein Prozess, dem dringend möglichst früh Einhalt geboten werden sollte und muss – vor allem auch im Sinne des zu Pflegenden (S. 199).

Die ganze Familie ist betroffen

Demenz ist eine Familienkrankheit, weil die Pflege des Erkrankten nur noch sehr wenig Zeit für andere sozialen Kontakte, Familienleben oder Partnerschaft übrig lässt. Somit zieht die Krankheit immer weitere Kreise, die das gesamte Privatleben des Betreuenden beeinträchtigen und dessen ohnehin immense Last weiter steigern.

Demenz ist auch deshalb eine Familienkrankheit, weil sie die bisherigen Beziehungsgeflechte und Rollen innerhalb des Familienverbunds komplett auf den Kopf stellt. Diese Erkenntnis und ihre Tragweite sind noch gar nicht so lange bekannt. Die Tatsache, z. B. als Kind einem Elternteil wegen dessen Demenz-Erkrankung das Autofahren zu untersagen oder ihm gar den Führerschein wegnehmen zu lassen, muss erst einmal verarbeitet werden. Ebenso ist es unsagbar schwer, seinem erkrankten Partner sagen zu müssen, was er zu tun hat oder nicht, ihn zu waschen, anzuziehen und eventuell zu füttern.

Besonders die Rollenwechsel, die sich durch die zunehmende Hilfsbedürftigkeit der Betroffenen ergeben, bringen erhebliche Belastungen mit sich. Denn Aufgaben und Verantwortlichkeiten müssen neu verteilt und frühere Rollenverhältnisse aufgegeben werden: Aus der Rolle des Kindes oder des Ehepartners muss in die Rolle desjenigen geschlüpft werden, der für seine Eltern oder seinen Partner die Verantwortung trägt. Eine Frau, die erstmals sämtliche finanziellen Angelegenheiten regeln muss, oder ein Mann, der mit einem Mal den kompletten Haushalt organisieren muss, kann sich da leicht überfordert fühlen. Das klingt möglicherweise ein bisschen antiquiert, ist aber die Realität. Man darf nicht vergessen, dass die heutigen Betroffenen in der Regel jener Generation angehören, in der die Rollenverteilung zwischen Männern und Frauen noch sehr traditionell war.

Nicht nur der Rollenwechsel zwischen den Geschlechtern, sondern mehr noch der zwischen Eltern und Kindern ist emotional belastend: Die Eltern werden durch die Demenz immer abhängiger und hilfsbedürftiger, bleiben aber dennoch die Eltern. Für sie und ihr Verhalten muss man nun die komplette Verantwortung übernehmen – ein schwieriger Widerspruch.

Schlechtes Gewissen – der ständige Begleiter

Das Schuldbewusstsein meldet sich leider ständig zu Wort: »Tue ich genug?«, »Kümmere ich mich wirklich ausreichend?«, »Gebe ich genug Zuwendung, Verständnis und Geduld?« Quälende Zweifel, die zusätzlich an der Kraft zehren und typisch sind. Schuldgefühle von Pflegenden sind sehr häufig. Objektiv betrachtet sind sie fast immer unbegründet, dennoch können sie durchaus bis zu einer Depression führen.

Das schlechte Gewissen verstärkt sich meist noch, wenn der Pflegebedürftige eines Tages »abgegeben« werden muss. Dann nagen die Schuldgefühle noch mehr an der Seele: Die Tatsache, die Pflege nicht mehr alleine zu schaffen, stürzt so manchen Angehörigen in eine Krise. Schließlich deuten sie den Umzug ihres Schützlings in eine Einrichtung insgeheim nicht nur als Zeichen von Lieb- und Herzlosigkeit, sondern auch als Beweis des persönlichen Versagens und mangelnden Willens. So entsteht wiederum eine gefährliche Spirale.

Denn vielfach nimmt man selbst gar nicht mehr wahr, wie tief man im dauerhaft schlechten Gewissen bereits verstrickt ist. Es ist bereits »normal« geworden, sich kaum mehr etwas Gutes zu tun oder etwas Entspannung zu gönnen – man vergisst sich beinahe selbst.

Nehmen Sie Hilfe an

Wenn man gewohnt ist, ständig zu helfen und zur Seite zu stehen, fällt es oft noch schwerer, sich selbst einmal helfen zu lassen. Das lässt sich gerade bei den pflegenden Angehörigen von Menschen mit Demenz häufig beobachten. Vielfach spielen dabei auch Versagensängste und Schamgefühle eine Rolle.

Doch es ist enorm wichtig, Hilfe bei der Pflege und Betreuung anzunehmen – auch wenn man es vielleicht erst lernen muss. Denn nur durch regelmäßige Entlastung können Pflegende ihre schwere Aufgabe so erfüllen, wie sie es möchten und von sich erwarten. Somit profitiert auch der Schützling sehr davon. Als Motivation, das Wagnis »fremde Hilfe in Anspruch nehmen« einzugehen, sei an dieser Stelle noch eines erwähnt: Nahezu alle Pflegenden bedauern es im Nachhinein, nicht bereits weitaus früher Angebote zur Hilfe genutzt zu haben. Die Erfahrungen, die sie damit machen durften, waren durchweg gut und ein Gewinn.

Zeitweise Unterstützung bei der Pflege, etwa durch ambulante Dienste, ist eine wertvolle Hilfe.

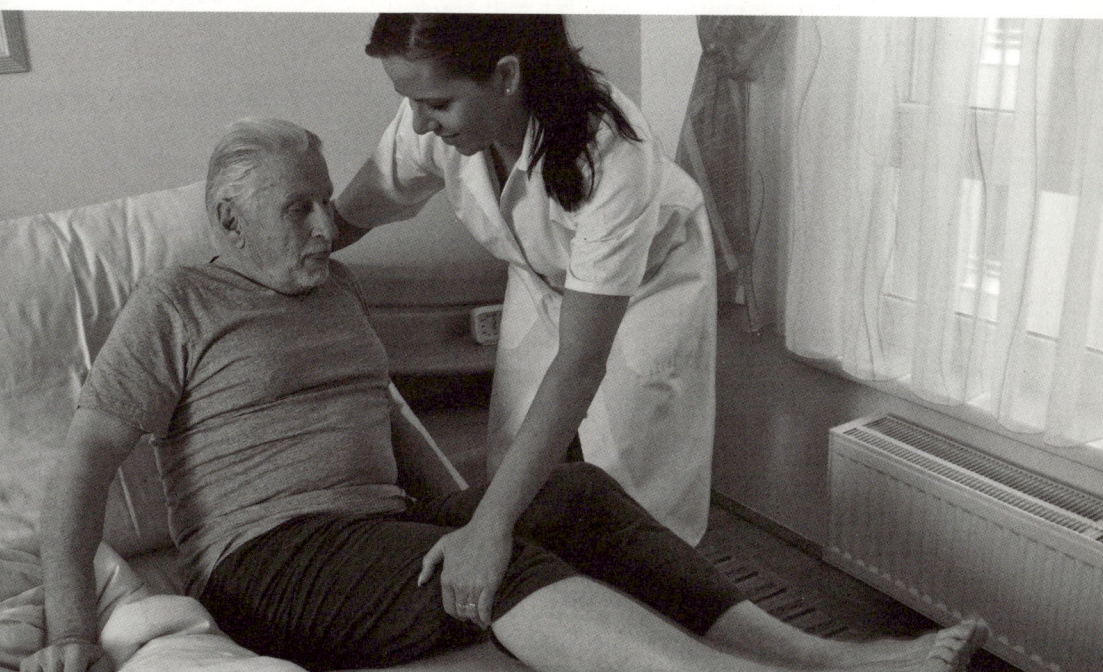

Inzwischen gibt es eine ganze Reihe von Möglichkeiten, sich bei der häuslichen Pflege eines Menschen mit Demenz wirksam unterstützen zu lassen. Viele sind leider noch gar nicht so bekannt. »Ach, so etwas gibt es?« ist eine oft gehörte Reaktion in Beratungsstellen und Selbsthilfegruppen. Damit Ihnen das nicht passiert, lesen Sie im folgenden Abschnitt, welche Hilfsangebote es gibt.

Einiges im Angebot

Welche Art der Unterstützung sinnvoll und angemessen ist, hängt natürlich auch vom Stadium der Demenz ab. In der frühen Phase können ambulante Angebote wie Nachbarschaftshilfe und Essen auf Rädern ausreichend sein, um einem als pflegenden Angehörigen die notwendige Entlastung zu bringen. Mit dem Fortschreiten der Krankheit muss die Unterstützung dann eventuell intensiver und weitreichender sein. Zusätzlich zur ambulanten Hilfe kann bei Bedarf Tages- oder Kurzzeitpflege in stationären Einrichtungen in Anspruch genommen werden. Informationen zu den Finanzierungsmöglichkeiten von ambulanten Hilfen und anderen Entlastungsangeboten finden Sie ab Seite 166, Adressen und Ansprechpartner für die genannten Angebote ab Seite 211.

Beratungsstellen zur ersten Orientierung

In vielen Städten und Kommunen gibt es inzwischen Beratungsstellen oder so genannte Pflegestützpunkte, wo Fachleute rund um das Thema Demenz, über die Möglichkeiten der Hilfe bei der Betreuung und über Unterstützungsangebote informieren. Auf diese Weise erhält man einen ersten Einblick auch im Hinblick auf rechtliche und finanzielle Fragen.

Solche Beratungsstellen werden von unterschiedlichen Trägern unterhalten, z. B. von den regionalen Alzheimer-Gesellschaften (S. 213ff.). Als Vereine der Selbsthilfe helfen sie Ihnen gerne weiter und können Sie besonders mit vielen nützlichen Tipps zu Ihrer Region versorgen.

Angehörigengruppen

Das A und O: Sie sind so hilfreich und wohltuend, dass man sie nicht mehr missen möchte, wenn man einmal dabei war. In Angehörigengruppen kann man persönliche Erfahrungen austauschen, sich gegenseitig helfen und Tipps geben. Das Miteinander mit Menschen, die sich in der gleichen Situation befinden wie man selbst, erlaubt es auch, Gefühle wie Trauer, Ärger oder Enttäuschung in einer Atmosphäre der Anteilnahme und des Verständnisses zu äußern.

Betreuungsgruppen

In Betreuungsgruppen werden Menschen mit Demenz für einen Vor- oder Nachmittag – in der Regel einmal pro Woche – von ehrenamtlichen Helfern und einer Fachkraft betreut. So sind die pflegenden Angehörigen für ein paar Stunden entlastet und können sich ausruhen oder ihren Interessen nachgehen. Diese Betreuungsform wurde in den 1990er Jahren von Angehörigen Betroffener entwickelt und ist mittlerweile ein etabliertes und viel genutztes Angebot. Die regionalen Alzheimer-Gesellschaften können in der Regel Auskunft geben, wo und wann diese Betreuungsgruppen in Ihrer Nähe stattfinden. Der Besuch wird finanziell von der Pflegekasse gefördert.

Ambulante Hilfen

Einzelne Entlastungsangebote im Rahmen der ambulanten Hilfe sind beispielsweise die Nachbarschaftshilfe oder Essen auf Rädern. Letzteres wird unter anderem von Wohlfahrtsverbänden angeboten. Sie liefern die gewünschten Mahlzeiten fertig zubereitet oder als Tiefkühlkost ins Haus. Die Nachbarschaftshilfe bietet z. B. Besuchs- und Einkaufsdienste sowie Hilfe bei kleineren Hausarbeiten an. Träger sind vielfach Kirchengemeinden und ebenfalls Wohlfahrtsverbände. An einigen Orten gibt es zudem so genannte Helferinnen-Kreise. Sie schicken geschulte ehrenamtliche Helferinnen gegen eine Aufwandsentschädigung zur stundenweisen Entlastung in die Haushalte der betroffenen Familien. Auch dieses Angebot erfährt finanzielle Förderung durch die Pflegekasse.

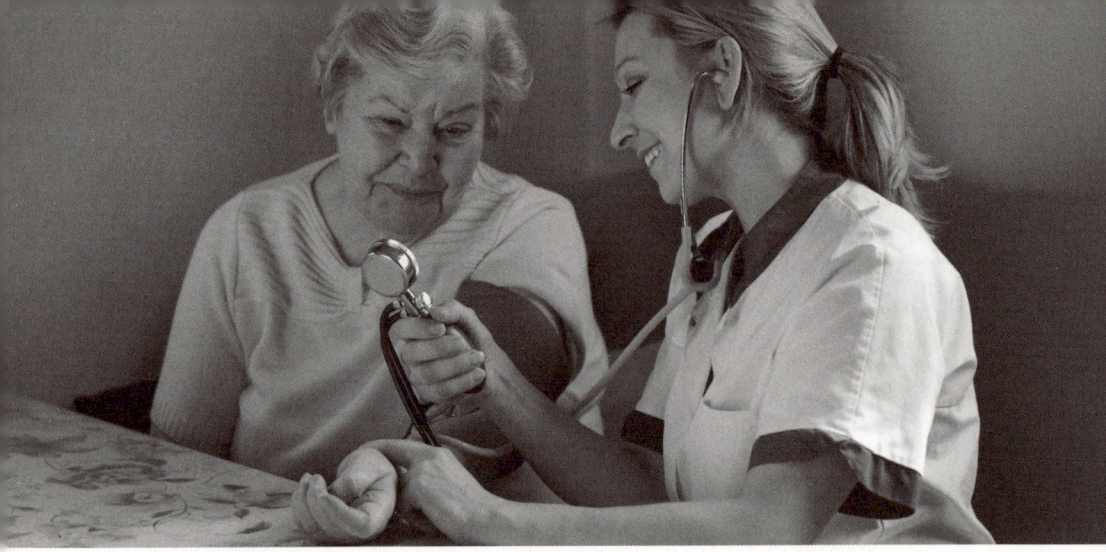

Inzwischen gibt es immer mehr Angebote zur Entlastung der Pflegenden –
auch im privaten Umfeld.

Mobile soziale Dienste

Die so genannten mobilen sozialen Dienste werden von Wohl-
fahrtsverbänden, vom Sozialamt oder von freien Vereinen oder
Initiativen organisiert. Zu ihrem Angebot gehören unter anderem
Hilfe bei der Haushaltsführung, Reinigung, Reparaturen, Fahr- und
Begleitservice sowie Vorlese- und Schreibdienste.

Kurzzeitpflege

Immer mehr stationäre Pflegeeinrichtungen bieten die Möglichkeit, Menschen mit Demenz vorübergehend für einige Wochen
aufzunehmen. Diese kurzzeitige Pflege bietet den Angehörigen
Entlastung, wenn sie möglicherweise einmal selbst krank sind oder
verreisen möchten oder müssen.

Tagespflege

In Tagespflegeeinrichtungen werden die Erkrankten an den Werk-
tagen tagsüber betreut. Abends und am Wochenende kehren sie
dann zu ihren Angehörigen zurück. Das Programm der Tagespflege
umfasst meist Beschäftigung in der Gemeinschaft sowie körperliche und geistige Aktivierung sowie natürlich gemeinsames Essen
und die pflegerische Versorgung. Die meisten Tagespflegedienste
bieten zudem das Abholen und Heimbringen der Patienten an.

Sorgen Sie auch für sich selbst

Sich um einen Menschen mit Demenz liebevoll und verantwortungsbewusst zu kümmern, ist gut und richtig. Doch damit ist nicht gemeint und niemand verlangt, dass sich die Pflegenden dabei selbst aufgeben. Es ist keinem der Beteiligten damit gedient, wenn Sie auf Grund permanenter Überforderung und Anspannung selbst krank werden. Wer soll und kann sich dann in so einem Fall kurzfristig um den Patienten kümmern? Diesen Punkt sollten Sie im Kopf behalten.

Machen Sie sich selbst also noch einmal klar: Nur wer sich gut um sich selber kümmert, kann sich gut um andere kümmern.

Sie sind auch mal dran

Wer einen Schwerkranken pflegt und betreut, und das sind Menschen mit Demenz im fortgeschrittenen Stadium, ist enormen Anforderungen ausgesetzt. Diese lassen sich jedoch nur erfüllen, wenn die Selbstpflege, also das, was Sie für sich selber tun, nicht zu kurz kommt. Die Pflege wird nämlich früher oder später zu einem 24-Stunden-Job. Sie sind aber kein Roboter, der rund um die Uhr funktioniert und seinen Dienst tut. Nehmen Sie sich also Zeit für sich selbst. Damit sind nicht nur die Nachtruhe oder das Annehmen der eben vorgestellten Hilfsangebote gemeint.

Erlauben Sie sich ganz bewusste Auszeiten. Zeiten, in denen Sie sich etwas Gutes tun, sich gezielt vom Pflegealltag entspannen, Ihren Hobbys nachgehen oder auch mal »nur« faulenzen. Zweifelsohne mag das schwerfallen, denn Pflichtgefühl und Sorge flüstern gerne »Darf ich das?« oder »Ich muss doch...« ins Ohr. Doch die richtigen Antworten lauten: Ja, Sie dürfen, und nein, Sie müssen nicht.

Auf den folgenden Seiten finden Sie einige Anregungen zur Selbstpflege, aber auch Hinweise darauf, was Sie besser vermeiden sollten. Darüber hinaus gibt es Tipps zur so wichtigen Entspannung und wie man diese überhaupt wieder zulassen kann. Manche müssen nämlich die Kunst der Entspannung erst wieder lernen.

Dos und Don'ts

Reden Sie darüber

Frust, Ärger und Traurigkeit – leider »treue« Begleiter im Pflegealltag – brauchen ein Ventil: Eines der besten ist es, darüber zu reden.
Jemandem davon erzählen zu können, was heute wieder besonders
anstrengend oder traurig war, wirkt wie Balsam für die Seele. Hierfür sind unter anderem Angehörigengruppen der ideale Ort.

Lassen Sie sich nicht auffressen

Nicht wenige pflegende Angehörige neigen dazu, sich aus Pflichtgefühl vollkommen aufzuopfern. Sie fürchten beispielsweise, dass die
Nachbarn sich darüber echauffieren könnten, wenn sie einmal ohne
ihren kranken Angehörigen spazieren gehen. Oder sie haben Angst,
beim Eisessen in der Eisdiele um die Ecke »erwischt« zu werden,
während sich mal jemand anderes um ihren Schützling kümmert.

Sie müssen unbedingt vermeiden, dass die Fürsorge für den
Betroffenen Sie derartig auffrisst. Greifen Sie dazu ruhig regelmäßig und tief in die Schublade mit der Aufschrift »gesunder Egois-
mus«.

Mach mal Pause

Regelmäßig und spätestens nach zwei Stunden sollte eine kleine
Unterbrechung der Tätigkeiten erfolgen.

Das muss nicht lange sein, eine Auszeit von fünf Minuten bringt
bereits sehr viel: einfach mal bequem hinsetzen und die Füße hoch-
legen, das Fenster aufmachen und tief durchatmen oder hinaus
auf den Balkon gehen. Oder machen Sie etwas, das Ihnen immer
Freude bereitet hat, z. B. Kreuzworträtsel lösen, in Kochrezepten
für das Abendessen stöbern oder für Ordnung in den Blumenkästen
sorgen. Wenn Sie sich einmal ein wenig Zeit für sich und Ihre Wünsche nehmen, wird Ihnen sicher etwas einfallen, das Sie schon lange
mal (wieder) tun wollten.

Inseln zur Erholung schaffen

Wir alle, und Pflegende ganz besonders, benötigen Inseln der Entspannung und Ruhe, auf denen sich wieder Energie tanken lässt. Sie sollten als feste Rituale in den Terminkalender eingetragen werden. Solche Inseln zum Abschalten können ein Spaziergang sein, ein Vollbad mit duftenden Badezusätzen, das Anhören einer schönen Musik-CD oder ein gemeinsames Treffen mit Freunden. Jeder Mensch hat eine Vorstellung davon, was ihm guttut und entspannt – unterdrücken oder vernachlässigen Sie diese bitte auf keinen Fall.

Verzeihen Sie sich selbst

Gelegentliche Aggressivität und Reizbarkeit sind kein Zeichen mangelnder Zuneigung gegenüber dem Erkrankten. Vielmehr zeigen diese Emotionen, besonders wenn sie gehäufter auftreten, dass Sie offensichtlich derzeit überfordert sind. Verzeihen Sie es sich deshalb, wenn Ihnen gelegentlich der Geduldsfaden reißt: Das ist eine ganz normale Reaktion auf die schwierige Situation, in der Sie sich tagtäglich befinden.

Verlernen Sie das Lachen nicht

Es ist sicherlich nicht einfach, beim täglichen Umgang mit Leiden und stetigem Abbau geistiger und körperlicher Fähigkeiten ein Lächeln auf den Lippen zu behalten. Aber es ist unglaublich hilfreich und wichtig: Denn Lachen entspannt, setzt Glückshormone frei und schafft zudem etwas mehr Distanz zu der belastenden Situation. Humor ist deshalb unerlässlich in der Pflege und Betreuung – nicht nur von Menschen mit Demenz.

Gemeinsam freuen

Versuchen Sie immer wieder, sich gemeinsam mit dem Erkrankten an dem zu freuen, was noch möglich ist. Dabei geht es darum, dem Gegenwärtigen positiv gegenüberzustehen und die Trauer um die fortschreitenden Verluste nicht überhandnehmen zu lassen.

Die Kunst der Muße

Für pflegende Angehörige ist es extrem wichtig, sich regelmäßig und gezielt zu entspannen. Doch auch wenn es auf den ersten Blick eine simple Übung zu sein scheint, ist dies gar nicht so einfach. Immer mehr Menschen haben Schwierigkeiten damit, sich zu entspannen. Sie müssen erst (wieder) lernen, wie dieses »Entspannen« funktioniert. Denn wer stets aktiv und leistungsbereit sein muss beziehungsweise glaubt, es sein zu müssen, hat verständliche Mühe damit, exakt das Gegenteil davon zu tun. Das trifft vor allem für jene zu, die durch die Pflege eines Schwerkranken rund um die Uhr gefordert sind – Entspannung ist für sie zu einem Fremdwort geworden.

Entspannen lernen

Bis das Tabu »sich etwas Ruhe gönnen« gebrochen werden kann, dauert es oft einige Zeit. Denn ein meist bereits über Jahre abgespultes Programm der hingebungsvollen Pflege lässt sich nicht von heute auf morgen ändern. Bei der Verwirklichung des Prinzips Entspannung kommt es ganz wesentlich darauf an, diese nicht als für sich stehende »Anti-Stress-Maßnahme« zu begreifen. Sonst bewirkt das Bemühen um Stressabbau genau das Gegenteil, nämlich erneute Anspannung. So mancher, der sich zum gezielten Abbau von Stress aufmacht, muss feststellen, dass dadurch weniger die erhoffte Entspannung, als vielmehr zusätzliche Belastung entsteht.

Kleine Fluchten

Der Hamster im Laufrad weiß es besser. Wenn er müde ist vom vielen Strampeln, legt er sich in sein Häuschen und schläft. Wir Menschen hingegen kreisen, diktiert von Zeitdruck und Terminen, ständig weiter im Getriebe des Alltags. Warum sich nicht ein Beispiel am Hamster nehmen und in der Tretmühle kurz innehalten? Der geringe Aufwand solcher kleinen Fluchten verhält sich umgekehrt proportional zum Gewinn an Lebensfreude: Der nämlich ist groß. Und davon profitieren körperliches und seelisches Wohlbefinden enorm.

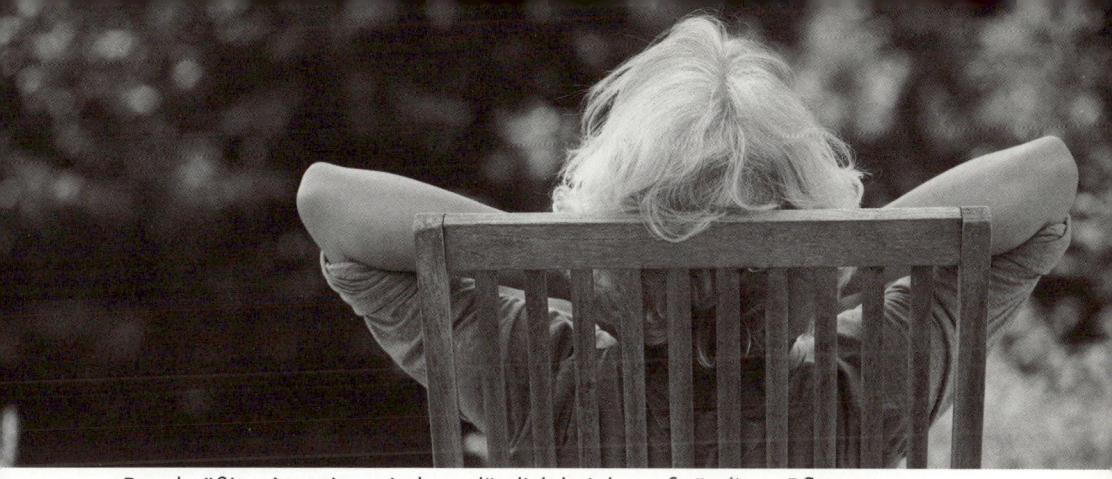

Regelmäßige Auszeiten sind unerlässlich bei der aufwändigen Pflege von Menschen mit Demenz.

Passende Entspannungstechniken

Ebenso wie es unterschiedliche Bewegungstypen gibt, spricht jeder Mensch auf andere Erholungsstrategien an. Sie sollten also für sich persönlich herausfinden, was Sie am besten zur Ruhe bringt. Allgemein zu empfehlen und vielfach bewährt ist Autogenes Training. Für »bewegtere« Menschen ist das »progressive Muskelentspannungsverfahren« nach Jacobson oft besser geeignet. Dabei wird die Seele durch gezieltes An- und anschließendes Entspannen bestimmter Muskelgruppen zur Ruhe geführt. Eine weitere Möglichkeit, Körper und Geist zur Ruhe kommen zu lassen, ist Yoga.

Autogenes Training

Genau genommen müsste es Autosuggestion heißen – denn was sich der deutsche Psychologe Johannes Heinrich Schultz Mitte der 1930er Jahre ausdachte, verfolgt das Ziel, sich selbst in einen Zustand der tiefen Entspannung zu versetzen. Seine Methode ist heute international als wirksame Technik zur Entspannung anerkannt. In zahlreichen Studien ist die umfassende Wirksamkeit des Autogenen Trainings nachgewiesen worden – kaum eine alternative Heilmethode ist so eingehend untersucht worden wie diese Ruheformeln. Sie befähigen nicht nur dazu, sich zu entspannen und so mehr Lebensqualität zu finden, sondern sind auch eine wirksame Therapie bei vielen körperlichen und psychischen Krankheiten.

Zum Ausprobieren

Nachfolgend werden einige Grundübungen des Autogenen Trainings erklärt, die Sie selber ausprobieren können. Um jedoch binnen weniger Minuten in den gewünschten Entspannungszustand hinübergleiten zu können, bedarf es einiger Übung. Deshalb sollte man die Technik auch unter professioneller Regie im Rahmen eines Kurses erlernen. Volkshochschulen bieten beispielsweise solche Veranstaltungen an, die meist recht gut und dabei nicht teuer sind. Für die Übungen liegt man entspannt auf dem Rücken und stellt sich ein bestimmtes Körpergefühl vor – beispielsweise »mein linkes Bein wird ganz schwer«. Nach einiger Zeit der Konzentration auf dieses Gefühl empfindet man es dann tatsächlich: Der Körper hat reagiert. Auf diese Weise lässt sich eine Muskelentspannung am ganzen Körper herbeiführen, die meist als Wärme und Schwere erlebt wird und Herzschlag, Atmung und Organfunktionen enorm positiv beeinflusst.

Das vegetative Nervensystem überlisten

Beim Autogenen Training findet statt, was biologisch prinzipiell nicht möglich ist: Atmung, Herzschlag, Blutdruck und andere Prozesse werden willentlich beeinflusst. Diese Funktionen unterliegen der Kontrolle des vegetativen Nervensystems, das autonom agiert, sich also nicht bewusst beeinflussen lässt. Man kann z. B. sein Herz nicht willentlich langsamer schlagen lassen. Es sei denn, man geht, wie Schultz es entdeckt hat, einen Umweg über das Gehirn. So nämlich können körperliche Vorgänge beeinflusst werden, indem Nervenimpulse den Spannungszustand der Muskeln verändern. Eine Abfolge von Reaktionen, ausgehend vom Gehirn, sorgt dafür, dass körperliche Funktionen wie Atmung oder Verdauungstätigkeiten entspannter ablaufen. Das vegetative Nervensystem wird also gewissermaßen ausgetrickst – bis das klappt, bedarf es allerdings einiger Übung. Rund zehn Sitzungen zu Anfang und dann dreimal täglich einige Minuten, so raten Experten, ermöglichen es, dem vegetativen Nervensystem vorübergehend das Kommando abzunehmen.

▸ **Schwere-Übung:** Konzentrieren Sie sich auf einen bestimmten Körperteil, z. B. einen Arm oder ein Bein. Die Formel dafür könnte lauten: »Mein Arm/mein Bein ist ganz schwer.« Diese Schwere dehnt man dann nach und nach auf andere Körperteile und schließlich auf den gesamten Körper aus.

▸ **Wärme-Übung:** Wie bei der Schwere-Übung konzentriert man sich auf ein Körperteil, das sich diesmal ganz warm anfühlt. Diese wohltuende Wärme verbreitet man dann nach und nach über den ganzen Körper.

▸ **Atem-Übung:** Die Formel lautet »Mein Atem ist ganz ruhig«.

▸ **Bauch-Übung:** Nun richtet man die Konzentration auf den Oberbauch: Dabei wird Wärme in diesen Bereich des Körpers geleitet.

▸ **Herz-Übung:** Durch die Konzentration auf den Takt des eigenen Herzschlages wird dieser gleichmäßig und ruhig.

Entspannen Sie progressiv

Eine weitere sehr empfehlenswerte Technik zur Entspannung ist die progressive Muskelentspannung oder Muskelrelaxation, die auf den amerikanischen Physiologen Edmund Jacobson (1885–1976) zurückgeht. Er entdeckte bereits vor neunzig Jahren, dass anhaltender Stress sich negativ auf die körperliche und psychische Gesundheit auswirkt. Basierend auf jahrelangen Beobachtungen etablierte er seine Methode: Jacobson war zu dem richtigen Schluss gekommen, dass die permanente Überforderung und die damit einhergehende dauerhafte Ausschüttung von Stresshormonen zu Verspannungen der Muskeln führt. Darauf baute er sein Therapiekonzept: Das gezielte Anspannen und abrupte Entspannen bestimmter Muskelgruppen kann eine tiefgehende »Relaxation« herbeiführen. Ein einfaches Prinzip: Durch die kräftige Anspannung kommt es zu einer verstärkten Durchblutung des betreffenden Muskels. In der anschließenden Entspannungsphase empfindet man das als angenehme Wärme. Diese durchströmt schließlich den gesamten Körper und bewirkt rundum Entspannung. Auch hier zeigen viele wissenschaftliche Untersuchungen, welche positiven Effekte der Wechsel von An- und Entspannung ausübt. Die Übungen nach Jacobson sind schnell und einfach zu lernen – am besten unter fachkundiger Anleitung. Kurse werden von Bewegungstherapeuten, Psychologen, Ärzten oder Sportlehrern angeboten.

Yoga: Urlaub für Körper und Seele

Was den Geist auf Reisen schickt und die Seele zur Ruhe bringt, regeneriert auch den Körper. Das haben über Jahrhunderte hinweg zahllose Menschen selbst erfahren, nicht nur in der Heimat des Yoga. Auch der Westen hat es schon vor einiger Zeit entdeckt und viele wollen mittlerweile auf ihr tägliches Yoga nicht mehr verzichten. Das hat gute Gründe: Regelmäßiges Yoga-Training ist eine der wirksamsten Methoden zur aktiven Entspannung. Die Ausschüttung der Stresshormone wird gedrosselt, die Konzentration verbessert sich, man wird zusehends ausgeglichener und gelassener. So fällt es wesentlich leichter, die Probleme rund um die Demenz mit mehr Distanz zu betrachten – und damit einige Last von den Schultern zu nehmen.

Zusammen mit der Psyche profitiert auch der Körper: Muskeln, Sehnen, Bänder und Gelenke werden durch die Yoga-Übungen beweglicher und geschmeidiger. Der gesamte Körper wird besser durchblutet, Muskelverspannungen gelöst, Rücken, Beine und Bauch gekräftigt. Die Übungen schulen das Körperbewusstsein und die Konzentration auf die Bewegungsabläufe verstärkt die tiefe Entspannung.

Yoga lässt sich vor allem als Einsteiger am besten in Kursen praktizieren. Das gemeinsame »Yogitum« macht zudem viel Freude und der Lehrer sorgt dafür, dass die Übungen richtig durchgeführt werden. Als kleine Anregung finden Sie hier eine sehr einfache Übung aus dem Yoga, die sich leicht und jederzeit selbst zur Entspannung durchführen lässt.

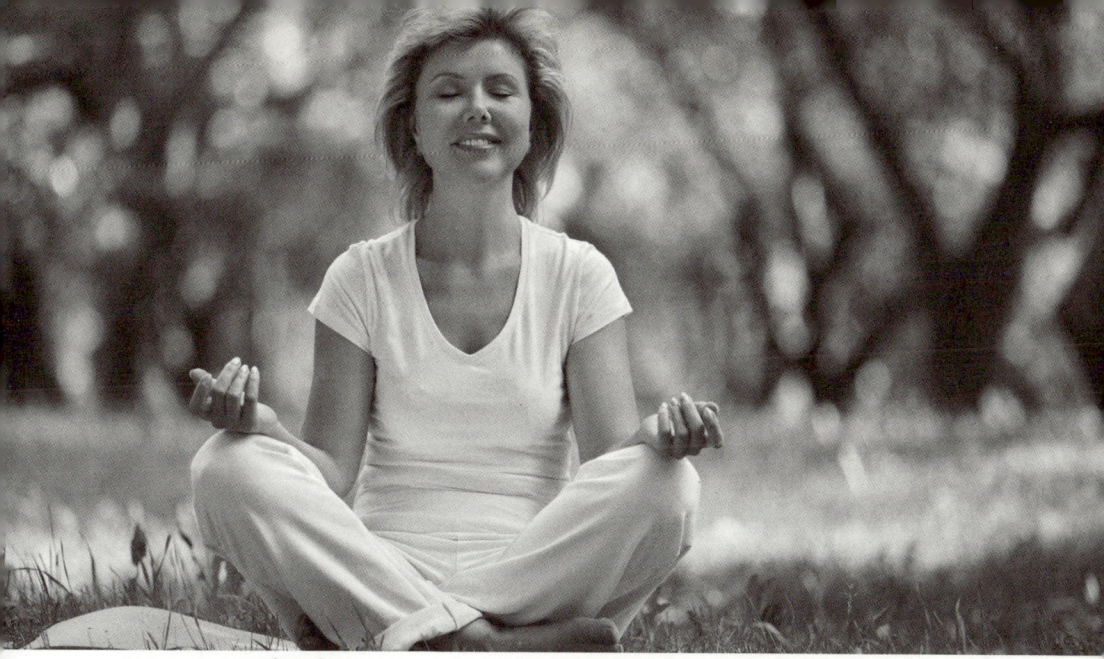

Yoga sorgt auf einfache Weise für tiefe und nachhaltige Erholung im anstrengenden Pflegealltag.

Pranamaya

Eine einfache Atemübung, die herrlich entspannt und ideal ist, wenn man zwischendurch einen »toten Punkt« hat und schnell wieder fit werden will.

▸ Setzen sie sich bequem auf einen Stuhl oder im Schneidersitz auf den Boden und atmen Sie mehrmals hintereinander ruhig ein und aus. Versuchen Sie, Kopf und Rücken möglichst gerade zu halten – Kopf, Schultern und Hüften sollten eine Linie bilden – und legen Sie Ihre linke Hand vor den Bauch.

▸ Nun verschließen Sie mit dem rechten Daumen das rechte Nasenloch und atmen langsam durch das linke Nasenloch ein. Wenn Sie eingeatmet haben, verschließen Sie das linke Nasenloch mit Ihrem Ringfinger, öffnen das rechte wieder und atmen langsam aus.

▸ Atmen Sie nun durch das rechte Nasenloch ein. Wenn Sie eingeatmet haben, verschließen Sie mit dem Daumen das rechte Nasenloch, öffnen das linke und atmen dadurch aus.

▸ Diesen Zyklus – links einatmen, rechts ausatmen und rechts einatmen, links ausatmen – wiederholen Sie insgesamt viermal.

Machen Sie den Stress-Test

Wie geht es Ihnen wirklich? Wie sehr belastet Sie die Pflege? Um Ihr persönliches Belastungs-Niveau zu überprüfen, können Sie hier den Stress-Test machen.

	Immer	Oft	Manchmal	Kaum	Nie
Ich mache mir Sorgen.	◯	◯	◯	◯	◯
Ich fühle mich bereits morgens beim Aufstehen erschöpft.	◯	◯	◯	◯	◯
Ich bin gehetzt und habe Angst, nicht alles zu schaffen.	◯	◯	◯	◯	◯
Meine Gedanken kreisen darum, was ich für meinen demenzkranken Angehörigen noch tun kann.	◯	◯	◯	◯	◯
Ich schlafe schlecht und bin nach dem Aufwachen nicht erholt.	◯	◯	◯	◯	◯
Ich habe stark ab- oder zugenommen.	◯	◯	◯	◯	◯
Ich fühle mich allein und im Stich gelassen.	◯	◯	◯	◯	◯
Mitunter weiß ich nicht mehr, wie es weitergehen soll.	◯	◯	◯	◯	◯

	Immer	Oft	Manchmal	Kaum	Nie
Meine Freunde und Bekannte sehe ich kaum noch.	○	○	○	○	○
Ich habe gesundheitliche Probleme.	○	○	○	○	○
Es fällt mir schwer, Entscheidungen zu treffen.	○	○	○	○	○
Ich habe keine Zeit mehr für mich selbst.	○	○	○	○	○
Häufig kommen mir die Tränen.	○	○	○	○	○
Ich habe Angst vor der Zukunft.	○	○	○	○	○
Oft reagiere ich gereizt und ärgerlich über das Verhalten des Erkrankten.	○	○	○	○	○
Sein Verhalten macht mir mitunter Angst.	○	○	○	○	○

Wenn Sie mehr als zehn der Fragen mit »immer« oder »oft« beantworten mussten, sind Sie bereits auf einem viel zu hohen Level an Belastungen angelangt.

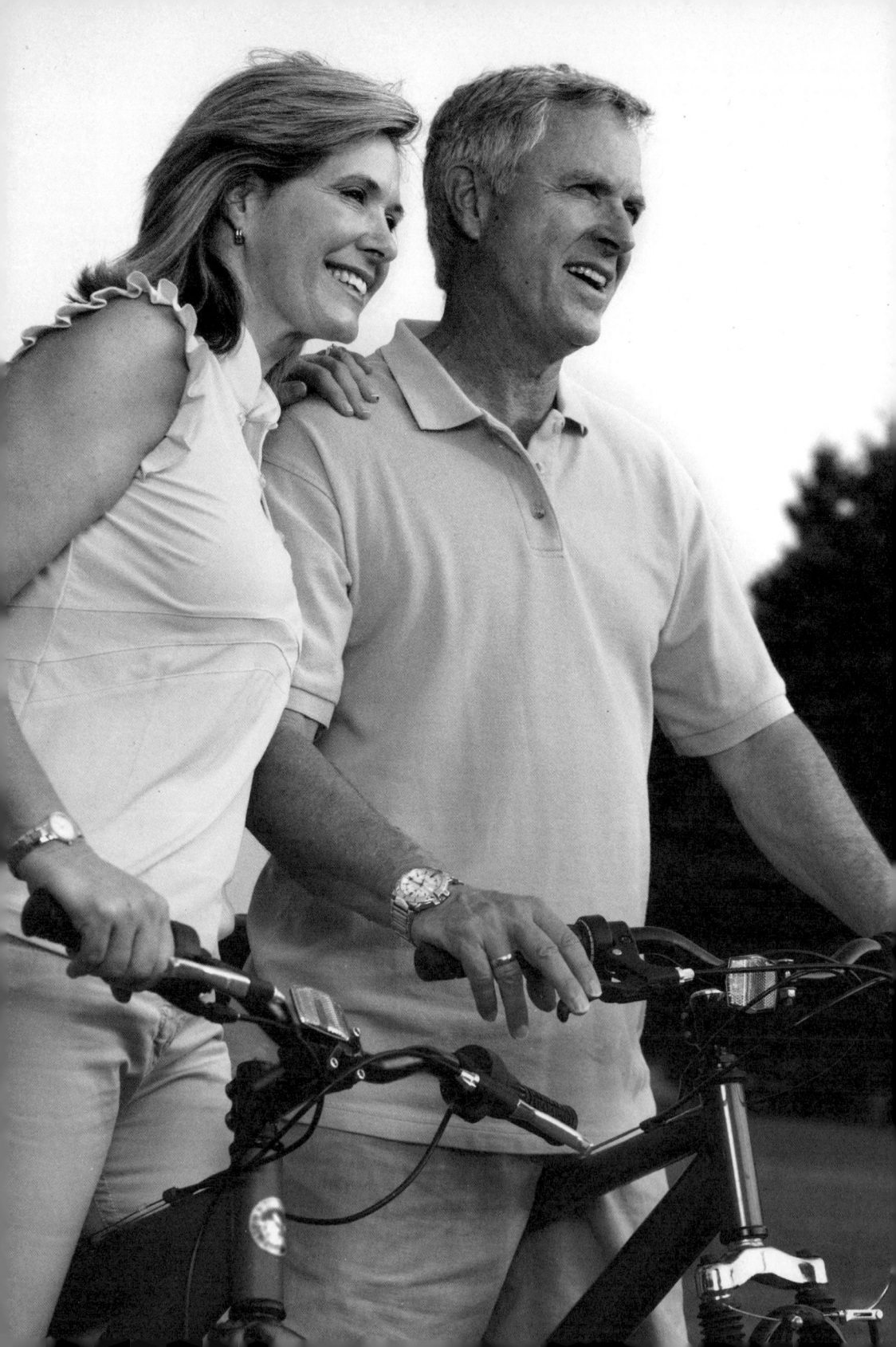

Hier wird Ihnen geholfen

In den vorangegangenen Kapiteln haben Sie an vielen Stellen Hinweise auf Ansprechpartner, Informationsstellen und hilfreiche Lektüre gefunden. Diese sind hier für Sie im Einzelnen aufgeführt.

Ihre Ansprechpartner

Auf den folgenden Seiten finden Sie bundesweit die Kontaktdaten der regionalen Landesverbände der Alzheimer-Gesellschaften und weitere wichtige Anlaufstellen wie vor allem Pflegestützpunkte.

Hilfe in meiner Nähe

Die Datenbank »Hilfe in meiner Nähe« des Wegweisers Demenz ermöglicht den Zugang zu lokalen und regionalen Beratungs- und Hilfsangeboten. Hier finden Sie unter anderem Adressen von Selbsthilfegruppen, Pflegeeinrichtungen und Beratungsstellen in Ihrer Nähe. Der Wegweiser Demenz wurde erstellt vom Bundesministerium für Familien, Senioren, Frauen und Jugend. Die Datenbank finden Sie unter www.wegweiser-demenz.de/hilfe-in-meiner-naehe.html.

Deutschland

Deutsche Alzheimer Gesell-
schaft/Selbsthilfe Demenz e.V.
Friedrichstr. 236
10969 Berlin
Tel. 0 30 / 25 93 79 50
www.deutsche-alzheimer.de

Deutsche Expertengruppe
Dementenbetreuung e.V.
Haberkamp 3
22399 Hamburg
Tel. 0 32 21 / 1 05 69 79
Mail: info@demenz-ded.de
www.demenz-ded.de

Hirnliga e.V. Geschäftsstelle
Postfach 13 66
51657 Wiehl
Tel. 0 22 62 / 9 99 99 17
Mail: buero@hirnliga.de
www.hirnliga.de

Bundesarbeitsgemeinschaft für
Alten- und Angehörigenbera-
tungsstellen e.V.
Friedrichstraße 236
10969 Berlin
Tel. 0 30 / 89 09 43 57
Mail: info@baga.de
www.baga.de

Deutscher Caritasverband e.V.
Karlstraße 40
79104 Freiburg
Tel. 07 61 / 20 00
Mail: info@caritas.de
www.caritas.de

Deutsches Rotes Kreuz
Carstennstraße 58
12 205 Berlin
Tel. 0 30 / 85 40 40
Mail: drk@drk.de
www.drk.de

Regionale Alzheimergesellschaften

PLZ-Bereich 00000–09999

Alzheimer Gesellschaft
Dresden e.V.
Mike Ohnesorge
Krenkelstraße 22
01309 Dresden
Tel. 03 51 / 4 41 35 72
Fax 03 51 / 4 41 35 79

Meißner Selbsthilfegruppe
Demenz e.V.
Steffen Kummerlöw
Köhlerstr. 1
01662 Meißen
Tel. 0 35 21 / 40 89 00
Mobil 01 74 / 301 65 87
Fax 0 35 21 / 40 89 011

Alzheimer Angehörigen-
Initiative Leipzig e.V.
Dr. Josef Hille
Höltystr. 30
04289 Leipzig
Tel. 03 41 / 86 32 99 06
Fax 03 41 / 8 63 27 96

Alzheimer-Gesellschaft
Plauen-Vogtland e.V.
Selbsthilfe Demenz
Klaus Wudmaska
Kopernikusstr. 31
08523 Plauen

Tel. 0 37 41 / 7 00 15
Tel. 0 37 41 / 13 12 71 priv.
Fax 0 37 41 / 70 09-21

Deutsche Alzheimer Gesellschaft
Chemnitz und Umgebung e.V.
Arbeitskreis Demenz
Susanne Biltz
Müllerstr. 12
09113 Chemnitz
Tel. 0 18 03 / 5 51 81 03 28
(9 Cent/Min.)
Fax 0 18 03 / 5 51 81 03 28

Alzheimer Gesellschaft
Sachsen e.V.
Knut Bräunlich
Markt 7
09306 Rochlitz
Tel. 03 73 7 / 78 52 22
Mobil 01 72 / 3 64 00 03
Fax 0 37 37 / 78 52 24

PLZ-Bereich 10000–19999

Alzheimer-Gesellschaft
Berlin e.V.
Christa Matter
Friedrichstr. 236
10969 Berlin
Tel. 0 30 / 89 09 43 57
Fax 0 30 / 25 79 66 96

Alzheimer Angehörigen-
Initiative e.V.
Rosemarie Drenhaus-Wagner
Reinickendorfer Str. 61 (Haus 1)
13347 Berlin
Tel. 0 30 / 47 37 89 95
Fax 0 30 / 47 37 89 97

Alzheimer-Gesellschaft
Brandenburg e.V.
Angelika Winkler – weitere
Selbsthilfegruppen in Branden-
burg über die Homepage
Stephensonstr. 24–26
14482 Potsdam
Tel. 03 31 / 7 40 90 08
Fax 03 31 / 7 40 90 09

Alzheimer Ges. Ostvorpommern
Selbsthilfe Demenz e.V.
Helga Karin Walser
Gützkower Landstr. 69
17489 Greifswald
Tel. 0 38 34 / 54 34 58
Mobil 01 71 / 2 35 07 34

Deutsche Alzheimer Gesell-
schaft Landesverband Mecklen-
burg-Vorpommern e.V.
Selbsthilfe Demenz
Ute Greve
Goerdelerstr. 50
18069 Rostock
Tel. 03 81 / 8 00 82 20

PLZ-Bereich 20000–29999

Alzheimer Gesellschaft
Landkreis Harburg e.V.
Joachim Paulun, Axel Wachtlin
Steinbecker Str. 44
21244 Buchholz
Tel. 0 41 81 / 13 36 36

Alzheimer Selbsthilfegruppe
Hollenstedt e.V.
Gerhard Strich, Jutta Schmidt
Wennersdorfer Kirchweg 15
21279 Hollenstedt
Tel. 0 41 65 / 8 09 21
Tel. 0 41 65 / 97 11 44

Alzheimer Gesellschaft
Lüneburg e.V.
Kathrin Benecke
Apfelallee 3 a
21337 Lüneburg
Tel. 0 41 31 / 76 66 56
Fax 0 41 31 / 76 66 58

Alzheimer Gesellschaft Kreis
Herzogtum Lauenburg e.V.
Sibylle Kircher
Schüttberg 12a
21502 Geesthacht
Tel. 0 41 52 / 83 87 27
Fax 0 41 52 / 34 92

Alzheimer-Gesellschaft
Cuxland e.V.
Monika Kirsch
Bahnhofstr. 15
21762 Otterndorf
Tel. 0 47 51 / 30 14
Tel. 0 47 21 / 2 91 23
Fax 0 47 51 / 30 26

Alzheimer Gesellschaft
Hamburg e.V.
Klaus Krüsmann
Wandsbeker Allee 68
22041 Hamburg
Tel. 0 40 / 68 91 36 25
Tel. 0 40 / 47 25 38
Fax 0 40 / 68 26 80 87

Alzheimer Gesellschaft
Schleswig-Holstein/LV e.V.
Swen Staack
Alter Kirchenweg 33–41
22844 Norderstedt
Tel. 0 40 / 30 85 79 87
Fax 0 40 / 30 85 79 86

Alzheimer Gesellschaft
Norderstedt-Segeberg e.V.
Ulrich Mildenberger
Heidbergstr. 28
22846 Norderstedt
Tel. 0 40 / 52 88 38 30
Fax 0 40 / 52 88 38 32

Alzheimer Gesellschaft
Stormarn e.V.
Helma Schuhmacher
Manfred-Samusch-Str. 9
22926 Ahrensburg
Tel. 0 41 02 / 82 22 22
Fax 0 41 02 / 82 22 23

Alzheimer Gesellschaft
Lübeck und Umgebung e.V.
Heidi Damberg
Hansering 3
23558 Lübeck
Tel. 04 51 / 38 94 93 11
Fax 04 51 / 38 94 93 15

Alzheimer-Gesellschaft-
Ratzeburg im Herzogtum
Lauenburg e.V.
Michael Stark, Pia Meifert,
Barbara Kollenbrandt
Schmilauer Straße 108
23909 Ratzeburg
Tel. 0 45 44 / 13 77 oder
Tel. 01 75 / 11 25 900
(Sorgentelefon)
Fax 0 45 41 / 13 21 95

Alzheimer Gesellschaft Kiel e.V.
Marion Karstens
Gneisenaustr. 2
24105 Kiel
Tel. 04 31 / 7 05 51 91

Alzheimer Gesellschaft Kreis
Plön – Selbsthilfe Demenz e.V.
Christina Balzer
Jittbuschtwiete 14
24306 Kossau
Tel. 0 45 22 / 5 92 70 50

Alzheimer Gesellschaft
in der Region Schleswig e.V.
Herr Hahneberg
Königstr. 1
24837 Schleswig
Tel. 0 46 21 / 29 05 95

Alzheimer Gesellschaft
Flensburg und Umgebung e.V.
Margarete Tappenbeck
Wrangelstr. 18
24937 Flensburg
Tel. 04 61 / 4 14 05
Fax 04 61 / 5 03 26 19

Alzheimer Gesellschaft
Kreis Pinneberg e.V.
Rita Rohwedder
Heinrich-Christiansen-Straße 45
25421 Pinneberg
Tel. 0 41 01 / 84 23 31
Fax 0 41 01 / 59 97 97

Alzheimer Gesellschaft
Dithmarschen e.V.
Steffi Kemink
Große Westerstr. 7
25746 Heide
Tel. 04 81 / 3 72 36 53

Alzheimer Gesellschaft
Nordfriesland e.V.
Dr. Carsten Thoroe
Stadtweg 44
25813 Husum
Mobil 01 63 / 6 30 66 91

Alzheimer Gesellschaft
Oldenburg e.V.
Brunhilde Becker,
Johanna Erfeling
Lindenstr. 12a
26123 Oldenburg
Tel. 04 41 / 9 26 69 39

Alzheimer Gesellschaft
Wilhelmshaven-Friesland e.V.
Rosemarie Groß
Siedlerweg 10
26384 Wilhelmshaven
Tel. 0 44 21 / 7 04 43
Fax 0 44 21 / 7 04 43

Alzheimer Gesellschaft Emden/
Ostfriesland Selbsthilfe Demenz
Hildegard Krüger
Memmostr. 29
26725 Emden
Mobil 01 75 / 9 78 91 00

Alzheimer Gesellschaft
Papenburg/Emsland e.V.
Jürgen Kothe
Rathausstr. 13
26871 Papenburg
Tel. 0 49 61 / 30 30
Fax 0 49 61 / 93 16 01

Alzheimer Gesellschaft
Bremerhaven e.V.
Stefan Kolb
Brommystr. 5
27570 Bremerhaven
Tel. 04 71 / 20 78 87
Fax 04 71 / 2 89 72

Alzheimer Gesellschaft
Bremen e.V.
Axel Kelm
Warfer Landstr. 3 D
28357 Bremen
Tel. 04 21 / 69 67 65 70

Pro Dem e.V. zur regionalen
Versorgung alter Menschen
mit Hirnleistungsstörungen
Eberhard Hesse
Bremer Str. 7
28816 Stuhr
Tel. 04 21 / 8 98 33 44
Fax 04 21 / 8 78 54 99

Alzheimer Gesellschaft
Lilienthal und Umzu e.V.
Ingeborg Manowski
Viehreihe 20
28865 Lilienthal
Mobil 01 73 / 6 78 47 77
Mobil 01 51 / 24 25 30 48

Alzheimer-Gesellschaft
Lüchow-Dannenberg e.V.
Selbsthilfe Demenz
Ute Jannes
Waldweg 3
29475 Gorleben-Meetschow
Tel. 0 58 82 / 98 79 81
Fax 0 58 82 / 98 79 96

Alzheimer- und
Demenzkrankengesellschaft
Schneverdingen e.V.
Marion Borchardt
Am Brink 1
29640 Schneverdingen
Tel. 0 51 93 / 98 26 88
Fax 0 51 93 / 98 26 98

PLZ-Bereich 30000–39999

Alzheimer Gesellschaft
Niedersachsen e.V.
Dr. Jürgen Brommer
Osterstr. 27
30159 Hannover
Tel. 05 11 / 2 15 74 65

Alzheimer Gesellschaft
Hannover e.V.
Theresia Urbons
Osterstr. 27
30159 Hannover
Tel. 05 11 / 7 26 15 05
Fax 05 11 / 7 26 74 76

Alzheimergesellschaft e.V.
für Stadt und Landkreis
Hildesheim
Helga Kassebom
Bahnhofsallee 16
31134 Hildesheim
Tel. 0 51 21 / 7 59 75 30

Alzheimer Gesellschaft
Hameln-Pyrmont e.V.
Dr. Willmut Wolf
Kaiserstr. 80
31785 Hameln
Tel. 0 51 51 / 57 61 13

Alzheimer Gesellschaft Region
Herford-Bad Salzuflen e.V.
Karin Alex
Bertold-Brecht-Str. 11
32120 Hiddenhausen
Tel. 0 52 21 / 66 77 9
Fax 0 52 21 / 67 58 4

Leben mit Demenz –
Alzheimergesellschaft
Kreis Minden-Lübbecke e.V.
Harriet Heier
Goethestr. 42
32427 Minden
Tel. 05 71 / 9 74 29 67
Fax 05 71 / 9 74 29 68

Alzheimer-Gesellschaft
Paderborn e.V.
Peter Lamczick
Mallinckrodtstr. 22
33098 Paderborn
Mobil 01 75 / 8 41 31 51
Fax 0 52 51 / 14 28 39

Alzheimer Gesellschaft
Kreis Gütersloh e.V.
Dr. Gerhard Nübel
Hermann-Simon-Str. 3
33334 Gütersloh
Tel. 0 52 41 / 5 02 28 50

Alzheimer Gesellschaft
Bielefeld e.V.
Michael Busse-Bekemeier
Niederwall 65
33602 Bielefeld
Tel. 05 21 / 8 43 47

Alzheimer Gesellschaft
Marburg-Biedenkopf e.V.
Angela Schönemann
Biegenstr. 7
35037 Marburg
Tel. 0 64 21 / 69 03 93
Fax 0 64 21 / 69 04 31

Alzheimer Gesellschaft
Mittelhessen e.V.
Bettina Rath
Geiersberg 15
35578 Wetzlar
Tel. 0 64 41 / 4 37 42
Fax 0 64 41 / 4 38 13

Alzheimer Gesellschaft Dill e.V.
Hans-Joachim Wagner
Auf der Bitz 2
35767 Breitscheid
Tel. 0 27 77 / 66 60
Fax 0 27 77 / 69 49

Alzheimer Gesellschaft
Osthessen e.V.
Herr Dr. W. Behringer
Buttlarstr. 74
36039 Fulda
Tel. 06 61 / 1 55 01
Fax 06 61 / 1 55 09

Alzheimer Gesellschaft
Göttingen e.V.
Markus Gerlach
Rosdorfer Weg 70
37081 Göttingen
Tel. 0 18 05 / 45 25 65 (14 Cent/Min.)
Fax 05 51 / 4 02 20 92

Alzheimer Gesellschaft
Werra-Meißner e.V.
Elke Hengse
Vor dem Brückentor 4
37269 Eschwege
Tel. 0 56 51 / 3 35 41 79
Tel. 0 56 51 / 1 02 25
Fax 0 56 51 / 95 27 75

Alzheimer Gesellschaft
Region Harz e.V.
Jutta Kindereit,
Dr. Manutschehr Daneschdar
Harzstr. 47
37447 Wieda
Tel. 0 55 86 / 80 40
Tel. 0 55 86 / 80 06 17
Fax 0 55 86 / 80 06 20

Alzheimer Gesellschaft
Braunschweig e.V.
Gertrud Terhürne
Triftweg 73
38118 Braunschweig
Tel. 05 31 / 2 56 57 40
Fax 05 31 / 2 56 57 99

Alzheimer Gesellschaft
im Landkreis Gifhorn e.V.
Dr. Hannelore Demski
Braunschweiger Str. 137
38518 Gifhorn
Tel. 0 53 71 / 89 56 97

Alzheimer Gesellschaft
Sachsen-Anhalt e.V.
Birgitt Opitz
Am Denkmal 5
39110 Magdeburg
Tel. 03 91 / 2 58 90 60
Fax 03 91 / 2 58 90 61

PLZ-Bereich 40000–49999

Landesverband der
Alzheimer Gesellschaften
Nordrhein-Westfalen e.V.
Dr. Wilhelm Stuhlmann
Bergische Landstr.2
40629 Düsseldorf
Tel. 02 11 / 24 08 69 10
Fax 02 11 / 24 08 69 11

Alzheimer Gesellschaft Düssel-
dorf & Kreis Mettmann e.V.
Monika Boot
Bergische Landstr.2
40629 Düsseldorf
Tel. 02 11 / 2 80 17 59
Fax 02 11 / 2 20 84 27

Alzheimer Gesellschaft
Mönchengladbach e.V.
Heidi Pastuschka-Schmidt
Königstr. 151
41236 Möchengladbach
Tel. 021 66 / 45 51 02
Fax 021 66 / 45 51 97

Alzheimer Gesellschaft
Kreis Neuss/Nordrhein e.V.
Sandra Menge
Mohnstr. 48
41466 Neuss
Tel. 0 21 31 / 22 21 10
Fax 0 21 31 / 29 17 51

Alzheimer Gesellschaft
Dortmund e.V.
Heide Römer
Kattenkuhle 49
44269 Dortmund
Tel. 0 2 31 / 7 24 66 11

Alzheimer Gesellschaft
Bochum e.V.
Christel Schulz
Universitätsstr. 77
44789 Bochum
Tel. 02 34 / 33 77 72
Fax 02 34 / 33 24 43

Alzheimer Selbsthilfegruppe
Essen e.V.
Margarete Sager
Schroertal 20
45257 Essen
Tel. 02 01 / 45 13 91 99
Fax 02 01 / 48 41 12

Alzheimer Gesellschaft
Essen e.V.
Dr. Hartmut Fahnenstich
Germaniastr. 1–3
45356 Essen
Tel. 02 01 / 8 97-61 33
Fax 02 01 / 8 97-61 39

Alzheimer Gesellschaft
Mülheim an der Ruhr e.V.
Stefan Mühlenbeck
Tourainer Ring 4
45468 Mülheim
Tel. 02 08 / 99 10 76 70
Fax 02 08 / 3 00 48 10

Alzheimer Gesellschaft
Hattingen und Sprockhövel e.V.
Maria-Elisabeth Warnecke
Bredenscheider Str. 58, Haus D
45525 Hattingen
Tel. 0 23 24 / 68 56 20
Fax 0 23 24 / 68 56 20

Alzheimer Gesellschaft
Vest Recklinghausen e.V.
Patrick Schmidt
Mühlenstraße 27
45659 Recklinghausen
Tel. 0 23 61 / 4 85 80 88
Fax 0 23 61 / 5 89 09 91

Alzheimer Gesellschaft
Gelsenkirchen/proDem e.V.
Astrid Kaiser
Vattmannstr. 2–8
45879 Gelsenkirchen
Tel. 02 09 / 1 69 35 38
Fax 02 09 / 5 00 94

Alzheimer Gesellschaft
Duisburg e.V.
Dagmar Körner
Wintgensstr. 63-71
47058 Duisburg
Tel. 02 03 / 3 09 51 04
Fax 02 03 / 3 09 53 99

Alzheimergesellschaft
im Kirchenkreis Moers
für den Niederrhein e.V.
Michael Ziebuhr, Albert Sturtz
Gabelsbergerstr. 2
47441 Moers
Tel. 0 28 41 / 10 01 79
Tel. 0 28 41 / 10 01 53
Fax 0 28 41 / 10 01 90

Alzheimer-Gesellschaft
Krefeld e.V.
Dr. H.-J. von Giesen
Dießemer Bruch 79–81
47805 Krefeld
Tel. 0 21 51 / 3 34 71 56
Fax 0 21 51 / 3 34 71 00

Alzheimer Gesellschaft
Münster e.V.
Beate Nieding
Tannenbergstr. 1
48153 Münster
Tel. 02 51 / 78 03 97
Fax 02 51 / 3 90 97 61

Alzheimer Gesellschaft
im Kreis Coesfeld e.V.
Ulla Eing
Am Schlossgarten 10
48249 Dülmen
Tel. 0 25 94 / 92 01
Fax 0 25 94 / 92 19 00

Alzheimer Gesellschaft
im Kreis Steinfurt e.V.
Monika Erben
Burgstr. 7
48268 Greven
Tel. 0 25 71 / 46 80

Alzheimer Selbsthilfegruppe
Osnabrück e.V.
Ingrid Schaal
Am Pingelstrang 75
49134 Wallenhorst
Tel. 0 54 07 / 85 91 31

Alzheimer Gesellschaft
Lohne/Dinklage e.V.
Dr. Andreas Rahn
Franziskusstr. 6
49393 Lohne
Tel. 0 44 42 / 81-0
Fax 0 44 42 / 81-3 10

PLZ-Bereich 50000–59999

Alzheimer-Gesellschaft
AUFWIND Brühl e.V.
Christa Dirks-Isselmann
Kölnstr. 74–84
50321 Brühl
Tel. 0 22 32 / 70 00
Mobil 01 63 / 3 36 36 90
Fax 0 22 32 / 70 04 99

Alzheimer Gesellschaft
Rhein-Erft-Kreis e.V.
Dr. Sibylle Schreckling
Bonnstr. 195a
50354 Hürth
Mobil 01 71 / 9 38 88 00

Alzheimer Gesellschaft Köln e.V.
Wolfgang Schneider,
Gabriela Zander-Schneider
Lübecker Str. 6
50858 Köln
Tel. 0 22 34 / 97 90 12
Fax 0 22 34 / 97 90 13

Alzheimer Gesellschaft
im Bergischen Land e.V.
Ursula Wolf
Marie-Juchacz-Str. 7
51645 Gummersbach
Tel. 0 22 61 / 81 55 75
Fax 0 22 61 / 81 55 76

Alzheimergesellschaft
StädteRegion Aachen e.V.
Selbsthilfe Demenz
Jörg Limbrock,
Dr. Andreas Theilig
Alexianergraben 33
52062 Aachen
Tel. 02 41 / 44 59 92 07
Fax 02 41 / 53 68 61

Alzheimer Gesellschaft
Kreis Düren e.V.
Helmut Rüttgers
Baptist-Palm-Platz 1
52393 Hürtgenwald-Vossenack
Tel. 0 24 29 / 940 60
Mobil 01 62 / 945 94 41

Alzheimer Gesellschaft
Kreis Heinsberg e.V.
Dr. Christian Isensee
Valkenburger Str. 45
52525 Heinsberg
Tel. 0 24 52 / 13 53 11
Fax 0 24 52 / 13 53 95

Alzheimer Gesellschaft
Bonn e.V.
Christiane Schneider
Lohrbergweg 13
53227 Bonn
Tel. 02 28 / 46 06 01

Alzheimer Gesellschaft
Kreis Euskirchen e.V.
Dagmar Harder
Augenbroicher Str. 54
53879 Euskirchen
Tel. 0 22 51 / 806 66
Mobil 01 60 / 99 67 74 84

Alzheimer Gesellschaft
Region Trier e.V.
Ulrike Berg
Graf-Siegfried-Str. 32
54439 Saarburg
Tel. 0 65 81 / 9 98 58 82
Fax 0 65 81 / 9 98 58 83

Alzheimer Initiative
Rheinland-Pfalz e.V.
Ute Halman
Kurt-Schumacher-Str. 20–22
55124 Mainz
Tel. 0 61 31 / 94 33 40
Fax 0 61 31 / 943 34 34

Alzheimer Gesellschaft
Westerwald e.V.
Ramona Mika-Lorenz
Birkenweg 9
56269 Marienhausen
Tel. 026 89 / 9 25 98 01
Mobil 01 70 / 8 35 65 66
Fax 0 26 81 / 98 40 50

Alzheimer Gesellschaft
nördliches Rheinland-Pfalz e.V.
Sigrun Martini
Schulstr. 24a
56736 Kottenheim
Tel. 0 26 51 / 40 90 12
Fax 0 26 51 / 49 87 20

Alzheimer Gesellschaft
Siegen e.V.
Liselotte Zabel
Birkenweg 18
57234 Wilnsdorf
Tel. 02 71 / 39 05 21
Fax 02 71 / 39 98 78

Alzheimer Gesellschaft
Hochsauerlandkreis e.V.
Petra Vollmers-Frevel
An der Lied 1
57392 Bad Fredeburg
Tel. 0 29 74 / 67 95

Alzheimer – Demenz
Selbsthilfegruppe Hagen e.V.
Horst Schmikowski,
Claudine Scharfenberg
Frankstr. 4
58135 Hagen
Tel. 0 23 31 / 2 04 67 58
Mobil 01 74 / 5 13 72 57
Fax 0 23 31 / 2 04 67 59

Alzheimer Gesellschaft
Hamm e.V.
Dr. Helmut Kahlert
Alter Uentroper Weg 24
59071 Hamm
Tel. 0 23 81 / 8 76 88 59
Fax 0 23 81 / 8 76 88 61

Alzheimer Gesellschaft
im Kreis Warendorf e.V.
Martin Kamps
Wilhelmstraße 5
59227 Ahlen
Tel. 0 23 82 / 40 90
Fax 0 23 82 / 40 28

Alzheimer-Gesellschaft
im Kreis Soest e.V.
Monika Ismar
Schwemeckerweg 1
59494 Soest
Tel. 0 29 21 / 9 81 05 12
Fax 0 29 21 / 9 81 05 76

PLZ-Bereich 60000–69999

Alzheimer Gesellschaft
Frankfurt/M. e.V.
Ruth Müller
Heinrich-Hoffmann-Str. 10
60528 Frankfurt
Tel. 0 69 / 63 01 51 96
Fax 0 69 / 63 01 58 11

Selbsthilfe Demenz
Alzheimer Gesellschaft
Wetteraukreis e.V.
Melanie Griffiths
Johann-Peter-Schäfer-Str. 3
61169 Friedberg
Tel. 0 60 31 / 89 11 90

Alzheimer Gesellschaft
Region Offenbach e.V.
Stephan Detig
Elisabethenstr. 51
63071 Offenbach
Tel. 0 69 / 87 87 65 06
Fax 0 69 / 80 65 55 59

Alzheimer Gesellschaft
Main-Kinzig-Kreis e.V.
Bärbel Gregor
Barbarossastr. 24
63571 Gelnhausen
Tel. 0 60 51 / 8 51 61 60
Fax 0 60 51 / 85 91 61 60

Alzheimer Gesellschaft
Untermain e.V.
Selbsthilfe Demenz
Sabine Geipel
Schwabenstr. 22
63785 Obernburg
Tel. 0 60 22 / 5 08 76 93

Beratungsstelle der Alzheimer
Gesellschaft Kahlgrund e.V.
Barbara Fleckenstein,
Ingeborg Pfaff
Laudenbacherstr. 16
63825 Schöllkrippen
Tel. 0 60 24 / 18 44
Tel. 0 60 24 / 72 87

Demenz Forum Darmstadt e.V.
Dorothee Munz-Sundhaus
Bad Nauheimer Str. 9
64289 Darmstadt
Tel. 0 61 51 / 96 79 96
Fax 0 61 51 / 9 67 08 24

Alzheimer Gesellschaft
Wiesbaden e.V.
Stephan Hoffmann
Rheingaustr. 114
65203 Wiesbaden
Tel. 06 11 / 6 02 98 81
Fax 06 11 / 4 11 56 72

Alzheimer Gesellschaft
Hessen e.V.
Thomas Zickgraf
Rheingaustr. 114
65203 Wiesbaden
Tel. 06 11 / 6 02 98 81
Fax 06 11 / 37 89 32

Alzheimer und Demenzkranken-
gesellschaft Rüsselsheim e.V.
Mathilde Schmitz
Frankfurter Str. 12
65428 Rüsselsheim
Tel. 0 61 42 / 21 03 73
Fax 0 61 42 / 21 03 74

Deutsche Alzheimer
Gesellschaft Landesverband
Saarland e.V.
Michael Rösler
Universitätsklinik,
Gebäude 90/3
66421 Homburg
Tel. 0 18 05 / 33 63 69
(Alzheimer-Telefon)
Fax 0 68 31 / 16 263 35

Demenz-Verein Saarlouis e.V.
Gerald Schlupp
Ludwigstr. 5
66740 Saarlouis
Tel. 0 68 31 / 4 88 18 14
Tel. 0 180 5 / 33 63 69
Fax 0 68 31 / 4 88 18 23

Alzheimer Gesellschaft
Rheinland-Pfalz e.V.
Gudrun Andres
Mundenheimer Straße 239
67061 Ludwigshafen am Rhein
Tel. 06 21 / 56 98 60
Fax 06 21 / 58 28 32

PLZ-Bereich 70000–79999

Alzheimer Gesellschaft
Baden-Württemberg e.V.
Sylvia Kern – weitere Selbsthilfe-
gruppen in Baden-Württemberg
über die Homepage
Friedrichstr. 10
70174 Stuttgart
Tel. 07 11 / 24 84 96-60
Fax 07 11 / 24 84 96-66

Alzheimer Gesellschaft
Mittelbaden e.V.
Michael Scholz
Rheinstr. 48
76532 Baden-Baden
Tel. 0 72 21 / 30 21 70
Fax 0 72 21 / 3 02 17 20

PLZ-Bereich 80000–89999

Alzheimer Gesellschaft
München e.V.
Christine Zarzitzky
Josephsburgstr. 92
81673 München
Tel. 0 89 / 47 51 85
Fax 0 89 / 4 70 29 79

Alzheimer Gesellschaft
Landkreis München Süd e.V.
Selbsthilfe Netzwerk Demenz
Jürgen Hoerner
Münchner Str. 1
82008 Unterhaching
Tel. 0 89 / 99 24 81 16
Fax 0 89 / 99 24 81 17

Alzheimer Gesellschaft
Pfaffenwinkel e.V.
Petra Stragies, Antje Lau,
Vlasta Dostalova
Schützenstr. 26 b
82362 Weilheim
Tel. 08 81 / 9 27 60 91
Fax 08 81 / 9 23 21 20

Alzheimer Gesellschaft
Berchtesgadener Land –
Traunstein e.V.
Roswitha Moderegger, Eva
Scharold, Ilse Schwemmer
Sammerlweg 8
83471 Schönau a. Königssee
Tel. 0 86 52 / 97 80 42
Fax 0 86 52 / 97 80 42

Alzheimer Gesellschaft
Oberland e.V. Selbsthilfe
Demenz
Nadine Holzer, Bettina Schiebel
Tölzer Str. 13
83607 Holzkirchen
Tel. 0 80 24 / 4 70 18 37

Alzheimer Gesellschaft
Ingolstadt e.V.
Ewa Meier, Sarah Strasser
Fauststr. 5
85051 Ingolstadt
Tel. 08 41 / 881 77 32
Fax 08 41 / 881 77 34

Alzheimer Gesellschaft
Landkreis Ebersberg e.V.
Dr. Hans Gnahn
Paulhuberweg 2–4
85560 Ebersberg
Tel. 0 80 92 / 2 24 45

Alzheimer Gesellschaft
Augsburg e.V.
Dr. Jens Schneider
Heilig-Kreuz-Str. 22
86152 Augsburg
Tel. 08 21 / 3 19 31 10
(Alzheimer-Telefon)
Tel. 08 21 / 3 19 31 30
(Geschäftsstelle)

Alzheimer Gesellschaft
Allgäu e.V.
Silvia Schley
Reichsstr. 11
87435 Kempten
Tel. 08 31 / 52 72 61 63
Fax 08 31 / 1 86 24

PLZ-Bereich 90000–99999

Alzheimer Gesellschaft
Mittelfranken e. V.
Dr. Elmar Gräßel
Adam-Klein-Str. 6
90429 Nürnberg
Tel. 09 11 / 26 61 26
Fax 09 11 / 2 87 60 80

Deutsche Alzheimer Gesell-
schaft Landesverband Bayern e.V.
Anne Höcker
Wallensteinstr. 63
90431 Nürnberg
Tel. 09 11 / 4 46 67 84
Fax 09 11 / 2 72 35 01

Alzheimer Gesellschaft Stadt
& Landkreis Ansbach e.V. (AGA)
Ivanka Perisic
Nürnberger Str. 32
91522 Ansbach
Tel. 09 81 / 5 12 37
Fax 09 31 / 3 57 53 52

Alzheimer Gesellschaft
Oberpfalz e.V.
Dr. Sigrid Woll
Prüfeninger Str. 86
93049 Regensburg
Tel. 09 41 / 9 45 59 37
Fax 09 41 / 9 45 59 37

Alzheimer Gesellschaft e.V.
Regionalgruppe Hof/Wunsiedel
Martha Link
Schillerstr. 7
95126 Schwarzenbach a.d.Saale
Mobil 01 71 / 6 78 84 55

Alzheimer Gesellschaft
Bayreuth-Kulmbach e.V.
Dr. Michael Schüler
Nordring 2
95445 Bayreuth
Tel. 09 21 / 2 83 30 03
Fax 09 21 / 2 83 30 05

Alzheimer Gesellschaft
Würzburg Unterfranken e.V.
Sabine Seipp
Bahnhofstr. 11
97070 Würzburg
Tel. 09 31 / 28 43 57
Fax 09 31 / 2 17 97

Alzheimer Gesellschaft
Thüringen e.V.
Heidemarie Hawel, Doreen
Seidler – weitere Selbsthilfe-
gruppen in Thüringen über die
Homepage
Pfeiffersgasse 12
99084 Erfurt
Tel. 03 61 / 21 03 15 55

Österreich

Alzheimer Austria
Obere Augartenstrasse 26–28
Tel./Fax +43 (1) 3 32 51 66
A – 1020 Wien
Mail: alzheimeraustria@aon.at
www.alzheimer-selbsthilfe.at

Schweiz

Schweizerische
Alzheimervereinigung
Rue des Pêcheurs 8 E
CH – 1400 Yverdon-les-Bains
Tel. +41 (24) 4 26 20 00
Tel. +41 (24) 4 26 06 06
(Alzheimer-Telefon)
Fax +41 (24) 4 26 21 67
Mail: info@alz.ch
www.alz.ch

Hilfe in gedruckter Form

Nachfolgend finden Sie Bücher und Broschüren, deren Lektüre
Ihnen wertvolle Tipps und Hilfestellungen zum Leben mit Demenz
geben.

Veröffentlichungen der Deutschen Alzheimer Gesellschaft e.V.

Praxisreihe der Deutschen Alzheimer Gesellschaft e.V., Band 5
Christa Matter, Hans-Jürgen Freter
Leben mit Demenzkranken
Hilfen für schwierige Verhaltensweisen und Situationen im Alltag
Deutsche Alzheimer Gesellschaft e.V., Berlin 2012

Praxisreihe der Deutschen Alzheimer Gesellschaft e.V., Band 12
Miteinander aktiv
Alltagsgestaltung und Beschäftigungen für Menschen mit Demenz
Deutsche Alzheimer Gesellschaft e.V., Berlin 2012

Schriftenreihe der Deutschen Alzheimer Gesellschaft e.V., Band 2
Eva Gratzl u.a.
Ratgeber in rechtlichen und finanziellen Fragen
Deutsche Alzheimer Gesellschaft e.V., Berlin 2010

Schriftenreihe der Deutschen Alzheimer Gesellschaft e.V., Band 5
Ratgeber Häusliche Versorgung Demenzkranker
Deutsche Alzheimer Gesellschaft e.V., Berlin 2010

Literatur aus anderen Verlagen

Alzheimer Europe (Hrsg.)
Handbuch der Betreuung und Pflege von Alzheimer-Patienten
Georg Thieme Verlag 2005
ISBN 978-3-13-105392-5

Bundesministerium für Gesundheit (Hrsg.)
Broschüre: Wenn das Gedächtnis nachlässt
Bestell-Nummer: BMG-P-G504

Bundesministerium für Gesundheit (Hrsg.)
Broschüre: Ratgeber zur Pflege
Bestell-Nummer: BMG-P-07055

Jochen Gust
Phänomen Hinlauftendenz
Books on Demand 2010
ISBN 978-3-839153-60-4

Dorothea Muthesius, Jan Sonntag, Britta Warme, Martina Falk
Musik – Demenz – Begegnung
Mabuse Verlag 2010
ISBN 978-3-940529-55-8

Svenja Sachweh
Spurenlesen im Sprachdschungel
Huber Verlag 2008
ISBN 978-3-456-84546-3

Peter Sauer, Peter Wißmann
Niedrigschwellige Hilfen für Familien mit Demenz
Mabuse Verlag 2007
ISBN 978-3-938304-92-1

Swen Staack
Milieutherapie
Ein Konzept zur Betreuung demenziell Erkrankter
Vincentz Verlag 2004
ISBN 978-3-87870-118-7

Ratgeber für die richtige Ernährung bei Demenz
Reinhardt Verlag 2006
ISBN 978-3-497-01845-7

Jan Wojnar
Die Welt der Demenzkranken. Leben im Augenblick
Vincentz Verlag 2007
ISBN 978-3-87870-657-1

Dr. Bettina Wollesen, Andreas Argubi-Wollesen
Mobil & Vital im Alter und bei Demenz
Alzheimer Gesellschaft Schleswig-Holstein e.V.
ISBN 978-3-8448-2535-0

Stichwortverzeichnis

Bibliografische Information
der Deutschen Nationalbibliothek
Die Deutsche Nationalbibliothek verzeichnet diese
Publikation in der Deutschen Nationalbibliografie;
detaillierte bibliografische Daten sind im Internet
über http://dnb.d-nb.de abrufbar.

Birgit Frohn & Swen Staack
Demenz: Leben mit dem Vergessen
ISBN 978-3-86374-059-7
1. Auflage 2012

Mankau Verlag GmbH
Postfach 13 22, D-82413 Murnau a. Staffelsee
Im Netz: www.mankau-verlag.de
Internetforum: www.mankau-verlag.de/forum

Lektorat: Willi Haas, München
Endkorrektorat: Dr. Thomas Wolf, MetaLexis
Gestaltung: Sebastian Herzig, Mankau Verlag GmbH

Fotos: Eva-Katalin - iStockphoto.com (U1), Tryfonov
- Fotolia.com (U2, 4), MAST - Fotolia.com (U2, 40),
Kurhan - Fotolia.com (U2, 210), auremar -
Fotolia.com (U2), Peter Maszlen - Fotolia.com (4, 45,
89, 158, 192), detailblick - Fotolia.com (5, 31), Ana Bla-
zic Pavlovic - Fotolia.com (5, 28), libzia - Fotolia.com
(8), Sebastian Kaulitzki - Fotolia.com (11, 99), Monkey
Business - Fotolia.com (18), ep stock - Fotolia.com
(23), Naumann82 - Fotolia.com (32), thingamajiggs -
Fotolia.com (35), Tom - Fotolia.com (57), m-buehner

- Fotolia.com (59), GordonGrand - Fotolia.com (62),
Starpics - Fotolia.com (67), Text und Gestaltung -
Fotolia.com (70), berc - Fotolia.com (79), gilles lougas-
si - Fotolia.com (82), fotos4people - Fotolia.com (92),
Robert Kneschke - Fotolia.com (107), Gina Sanders -
Fotolia.com (123, 195), contrastwerkstatt - Fotolia.com
(130), somenski - Fotolia.com (135), BeTa-Artworks
- Fotolia.com (137), Alexander Raths - Fotolia.com (146,
169), Osterland - Fotolia.com (151), Kzenon -
Fotolia.com (175), M. Schuppich - Fotolia.com (182),
jd-photodesign - Fotolia.com (186, 203), Miriam Dörr -
Fotolia.com (198), Deklofenak - Fotolia.com (207)

Druck: Westermann Druck Zwickau GmbH,
Zwickau/Sachsen

Wichtiger Hinweis des Verlags:
Die Gedanken, Methoden, Anregungen und Rat-
schläge in diesem Buch stellen die Meinung bzw.
die Erfahrung der Verfasser dar. Sie wurden von
den Autoren nach bestem Wissen erstellt und mit
größtmöglicher Sorgfalt geprüft. Dennoch kann
keine Garantie übernommen werden. Sie bieten
auch keinen Ersatz für kompetenten medizinischen
Rat. Bei ernsthaften und/oder länger anhaltenden
Beschwerden sollten Sie auf jeden Fall wie bisher
einen Arzt oder Heilpraktiker Ihres Vertrauens zurate
ziehen. Jede Leserin, jeder Leser ist für das eigene
Tun auch weiterhin selbst verantwortlich. Eine
Haftung der Autoren und des Verlages für Personen-,
Sach- und Vermögensschaden ist ausgeschlossen.

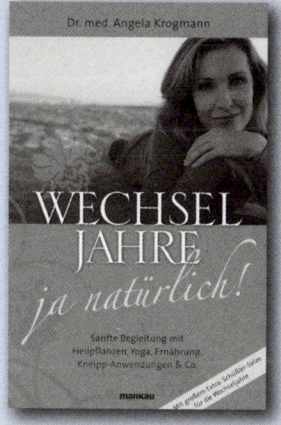

Dr. med. Angela Krogmann

WECHSELJAHRE – ja natürlich!

Sanfte Begleitung mit Heilpflanzen, Yoga, Ernährung, Kneipp-Anwendungen & Co.

Mit großem Extra: Schüßler-Salze für die Wechseljahre

14,95 € (D) / 15,40 € (A)

ISBN 978-3-86374-043-6

„Ein informatives und lesenswertes Buch für alle Frauen, die nach natürlichen Wegen und neuen Impulsen suchen, mit sich und dem eigenen Körper umzugehen."   Mir geht`s gut!

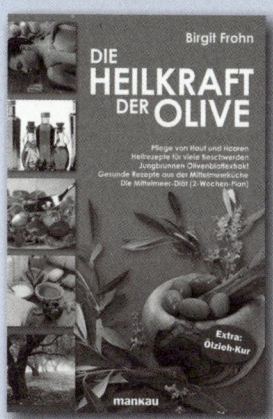

Birgit Frohn

DIE HEILKRAFT DER OLIVE

14,95 € (D) / 15,40 € (A)

ISBN 978-3-86374-046-7

Olivenöl ist aus keiner Küche mehr wegzudenken, doch es kann noch viel mehr: Heute ist wissenschaftlich erwiesen, dass das „Gold des Südens" eines der gesündesten Nahrungsmittel überhaupt und zugleich ein Heilmittel ist. Birgit Frohn gibt umfassend Rat, wie Olivenöl Ihre Gesundheit stärken, Beschwerden lindern sowie Haut und Haare pflegen kann. Darüber hinaus können Sie mit der „Mittelmeer-Diät" viel Gutes für Ihre Gesundheit und Ihre Figur tun.

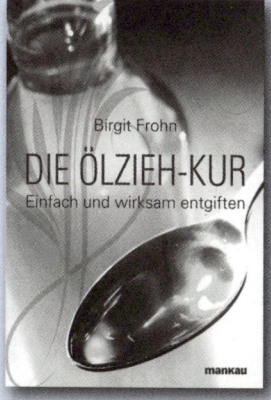

Birgit Frohn

DIE ÖLZIEH-KUR

Einfach und wirksam entgiften

8,95 € (D) / 9,20 € (A)

ISBN 978-3-86374-051-1

Ölziehen dient der umfassenden Gesundheitspflege. Die angesichts ihrer Einfachheit erstaunlich effektive Methode entfaltet ihre positiven Wirkungen auf allen Ebenen des Organismus und hilft Ihnen sowohl bei der Vorbeugung als auch bei der Behandlung zahlreicher gesundheitlicher Beschwerden.

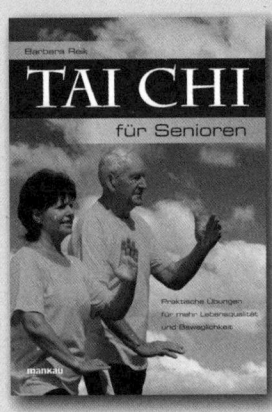
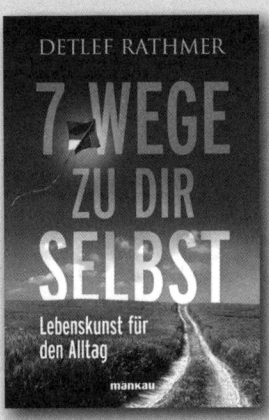
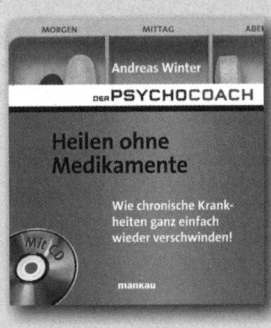